医療情報技師

能力検定試験 過去問題・解説集

2024

編 集

一般社団法人日本医療情報学会

医療情報技師育成部会

南江堂

一般社団法人日本医療情報学会　医療情報技師育成部会　編集

【過去問題】【解答】
■ 編　集
一般社団法人日本医療情報学会　医療情報技師育成部会

【解説】
■ 編集者（五十音順）
谷川　琢海　　北海道科学大学保健医療学部診療放射線学科
仲野　俊成　　関西医科大学大学情報センター
平松　治彦　　国立循環器病研究センター情報統括部
堀　　謙太　　兵庫医科大学医学部医療情報学教室
武藤　晃一　　藤田医科大学医療科学部教育企画ユニット教育企画分野

■ 執筆者（五十音順）
岩穴口　孝　　鹿児島大学病院医療情報部[21]
上杉　正人　　北海道情報大学医療情報学部医療情報学科[16, 17, 19, 20, 21]
上村　幸司　　国立循環器病研究センター研究推進支援部研究情報基盤管理室[21]
大佐賀　敦　　東北医科薬科大学医学部医療情報学教室[16, 17, 19, 20, 21]
太田　吉夫　　香川県病院局県立病院課[16, 17, 19, 20]
大原　貴裕　　東北医科薬科大学老年・地域医療学[21]
岡田　武夫　　大阪がん循環器病予防センター循環器病検診部[16, 17, 19, 20, 21]
鎌田智恵子　　東京医科大学病院看護部[16, 17, 19, 20, 21]
木村　知史　　東京医療保健大学医療保健学部医療情報学科[21]
小西　正一　　小西歯科医院[16, 17, 19, 20, 21]
近藤　博史　　鳥取大学名誉教授／協立記念病院[16, 17, 19, 20, 21]
笹川　紀夫　　広島国際大学健康科学部医療経営学科[16, 17, 19, 20, 21]
佐瀬　雄治　　北海道情報大学医療情報学部医療情報学科[16, 17, 19, 20, 21]
佐藤　　大　　東北医科薬科大学医学部救急・災害医療学教室[19, 20, 21]
瀬戸　僚馬　　東京医療保健大学医療保健学部医療情報学科[16, 17, 19, 20, 21]
立石　憲彦　　長崎県立大学看護栄養学部看護学科[16, 17, 19, 20, 21]
玉井　郁夫　　国立がん研究センターがんゲノム情報管理センター[21]
玉川　裕夫　　前 大阪大学歯学部附属病院医療情報室[16, 17, 19, 20]
中島　典昭　　国立がん研究センター中央病院医療情報部[16, 17, 19, 20, 21]
中西　寛子　　前 神戸市立医療センター中央市民病院看護部[16, 19]
仲野　俊成　　関西医科大学大学情報センター[16, 17, 19, 20, 21]
長山　貴紀　　公立学校共済組合中国中央病院医事課[21]
野崎　一徳　　大阪大学歯学部附属病院[21]
服部　建大　　広島国際大学健康科学部医療経営学科[16, 17, 19, 20, 21]
花田　英輔　　佐賀大学理工学部理工学科数理・情報部門[16, 17, 19, 20, 21]
平松　治彦　　国立循環器病研究センター情報統括部[16, 17, 19, 20]
堀　　謙太　　兵庫医科大学医学部医療情報学教室[16, 17, 19, 20, 21]
堀場　文彰　　藤田医科大学医療科学部[16, 17, 19, 20, 21]
前田　英一　　神戸大学医学部附属病院医療情報部[16, 17, 19, 20, 21]
政岡　祐輝　　国立循環器病研究センター医療情報部[17, 19, 20, 21]
三上　史哲　　香川大学医学部附属病院医療情報部[21]
武藤　晃一　　藤田医科大学医療科学部教育企画ユニット教育企画分野[16, 17, 19, 20, 21]
山内　一史　　前 岩手県立大学[16, 17]
山田　　寛　　東亜大学医療学部医療工学科[16]
山ノ内祥訓　　熊本大学病院総合臨床研究部研究データ管理センター[21]
山本　　剛　　大阪警察病院情報管理課[21]

16：第16回試験「解説」執筆
17：第17回試験「解説」執筆
19：第19回試験「解説」執筆
20：第20回試験「解説」執筆
21：第21回試験「解説」執筆

刊行にあたって

　日本医療情報学会では医療情報に関する専門人材として『医療情報技師』を育成しており、医療情報技師に求められる能力を検定するための試験を行っている。医療情報技師として求められる能力は、「医学・医療」、「情報処理技術」および「医療情報システム」の3領域の知識と技術で体系づけられており、医療情報技師育成部会のホームページに到達目標（GIO・SBOs）を掲載している。

　医療情報技師は「保健医療福祉の質と安全の向上のために、医療の特質をふまえ、最適な情報処理技術を用い、医療情報を安全かつ適切に管理・活用・提供することができる保健医療福祉分野の専門職」として、診療業務をよく理解し、1）情報処理技術の業務改善への活用を担える、2）医療情報の安全で適切な管理を担える、3）診療データの利活用を担えることが期待されている。さらに、実際に医療現場で活躍していくためには、他職種との意思疎通をはかるコミュニケーション力、他職種と協力して対応できる力および部門間や職種間の調整をできる能力【医療情報技師の3C：Communication, Collaboration, Coordination】が必要とされる。

　わが国は、現在、医療分野の情報化が進められており、特に2022年秋には医療DX（デジタルトランスフォーメーション）推進本部が内閣に設置され、「全国医療情報プラットフォームの創設」「電子カルテ情報の標準化等」「診療報酬改定DX」などの施策が推進されているところである。このような最近の状況のなかで、診療業務をよく理解して、医療情報基盤の整備からデータ利活用の実践までを担える能力を有する人材は、医療機関や企業などにおいて、今後ますます必要になるであろう。

　医療情報技師能力検定試験を受検する方は医療機関に所属する医療従事者、企業の技術者、大学生や専門学校生など多岐にわたり、2003年の育成事業の開始から2023年の第21回医療情報技師能力検定試験までに累計26,963名を認定してきた。本書を活用して、多くの方が医療情報技師能力検定試験に合格し、医療情報技師として活躍されることを願っている。

　2024年3月

一般社団法人日本医療情報学会医療情報技師育成部会

本問題・解説集の掲載内容について

　本問題・解説集は、一般社団法人日本医療情報学会医療情報技師育成部会が実施している医療情報技師能力検定試験の第16回（2018年度）から第21回（2023年度）までの5回分の試験問題、ならびに解答と解説を掲載したものです（第18回（2020年度）はコロナ禍のため中止されました）。

　試験問題は、試験当日に配付した問題を原則としてそのまま掲載しています。ただし、試験中に訂正通知を流した問題や表現・表記が適切でない箇所は、訂正しています。また、解答は、能力検定試験の採点に用いた解答をそのまま掲載しています。

　一部、現在では、問題が適切とはいえなくなっている場合や、解答が正しくなくなっている場合があります。

目 次

刊行にあたって
本問題・解説集の掲載内容について

問 題

解 答

［解答と解説］

※第18回（2020年度）はコロナ禍のため中止され
ました

日本医療情報学会

第 21 回医療情報技師能力検定試験

（2023 年度）

問　題
医学・医療系

問 1 第二次予防にあたるのはどれか。番号を解答記入欄（ 1 ）にマークしなさい。

1) 健康増進
2) 事故予防
3) 疾病予防
4) 早期発見
5) リハビリテーション

問 2 住まい・医療・介護・予防・生活支援が一体的に提供される仕組みはどれか。番号を解答記入欄（ 2 ）にマークしなさい。

1) 地域連携パス
2) 地域包括ケアシステム
3) オンライン資格確認システム
4) ヘルスケアデリバリシステム
5) PHR（Personal Health Record）

問 3 医療ならびに医学研究における倫理について正しい組み合わせはどれか。番号を解答記入欄（ 3 ）に2つマークしなさい。

1) リスボン宣言 ― パターナリズム
2) ヘルシンキ宣言 ― 患者参画医療
3) リビングウィル ― DNAR（do not attempt resuscitation）
4) インフォームドコンセント ― 個人情報保護
5) GCP（Good Clinical Practice） ― 薬剤治験

問 4 インフォームドコンセントに基づいた医療について正しいのはどれか。番号を解答記入欄（ 4 ）にマークしなさい。

1) 患者本人にのみ決定権がある。
2) 患者の家族には病状を伝えない。
3) 患者や家族が説明内容を理解する。
4) 専門家による医学的検討は不要である。
5) 合意・決定した後の治療方針の変更は避ける。

問 5 国民健康保険に加入している50歳本人の自己負担割合はどれか。番号を解答記入欄（ 5 ）にマークしなさい。

1) 0割
2) 1割
3) 2割
4) 3割
5) 10割

問 6 日本の医療・福祉制度について正しいのはどれか。番号を解答記入欄（ 6 ）にマークしなさい。

1) 介護保険料は65歳から徴収される。
2) 国民健康保険は国が直轄管理している。
3) 後期高齢者医療は70歳から適用される。
4) 診療報酬請求は約50%が電子レセプトで行われている。
5) 保険者は特定健診を40〜74歳の被保険者に実施する義務がある。

問 7 保険資格確認に使用できるのはどれか。番号を解答記入欄（ 7 ）にマークしなさい。

1) 診察券
2) 運転免許証
3) HPKIカード
4) 住民基本台帳カード
5) マイナンバーカード

問 8 歯科の診療報酬請求について正しいのはどれか。番号を解答記入欄（ 8 ）にマークしなさい。

1) 入院・入院外の区別がある。
2) 社保・国保を隔月で交互に行う。
3) 未コード化傷病名の問題は生じない。
4) 整合性チェックは医科に比べ容易である。
5) 電子レセプトの請求方法は電子媒体よりオンラインが多い。

問 9 保険医療機関での「療養の給付」に含まれるのはどれか。番号を解答記入欄（ 9 ）に2つマークしなさい。

1) 診察
2) 画像診断
3) 健康診断
4) 自然分娩
5) 疲労回復のための入院

問 10 健康保険法等に基づき作成された指導大綱による、医療機関に対する指導・監査はどれか。番号を解答記入欄（ 10 ）に2つマークしなさい。

1) 会計監査
2) 集団指導
3) 特定共同指導
4) 病院機能評価
5) 保健所立入検査

問 11 介護保険制度に基づく要介護状態区分について正しいのはどれか。番号を解答記入欄（　11　）にマークしなさい。

選択肢	要支援	要介護
1)	1〜2	1〜4
2)	1〜2	1〜5
3)	1〜3	1〜4
4)	1〜3	1〜5
5)	1〜3	1〜7

問 12 嚥下訓練を主に担当する職種はどれか。番号を解答記入欄（　12　）にマークしなさい。

1) 管理栄養士
2) 言語聴覚士
3) 作業療法士
4) 歯科衛生士
5) 理学療法士

問 13 2020年における日本の死因別死亡数でもっとも多いのはどれか。番号を解答記入欄（　13　）にマークしなさい。

1) 肺炎
2) 心疾患
3) 悪性新生物
4) 脳血管疾患
5) 不慮の事故

問 14 削除

問 15 診療情報管理業務はどれか。番号を解答記入欄（　15　）にマークしなさい。

1) 医薬品購買
2) 経営計画策定
3) 診療情報監査
4) 診療報酬請求
5) 診療録の修正

問 16 インシデントレポートについて正しいのはどれか。番号を解答記入欄（ 16 ）に 2つマークしなさい。

1) 紙媒体による報告が必須である。
2) 当事者以外から報告してもよい。
3) 匿名での報告も認められている。
4) 法令で書式が詳細に決められている。
5) 有害事象が発生した時にのみ報告する。

問 17 SHEL モデルの「S」にあたるのはどれか。番号を解答記入欄（ 17 ）にマークしなさい。

1) 医療機器
2) 教育方法
3) 作業環境
4) 自分自身
5) 上司や同僚

問 18 医療面接（問診）で取得する項目とその説明の組み合わせで適切なのはどれか。番号を解答記入欄（ 18 ）にマークしなさい。

1) 主訴　　― 収縮期の心雑音
2) 家族歴 ― 20年前に結婚。妻、息子2人との4人暮らし。
3) 既往歴 ― 母親が高血圧で薬物療法中である。
4) 現病歴 ― 狭心症の疑いで他院から当院へ紹介された。
5) 生活歴 ― 過去に2回、中足骨の骨折歴あり。

問 19 クリニカルパスにおいてアウトカムの判断基準を示すのはどれか。番号を解答記入欄（ 19 ）にマークしなさい。

1) バリアンス
2) アセスメント
3) アルゴリズム
4) アウトカムマネジメント
5) クリティカル・インディケーター

問 20 新生児を集中的に管理・治療する集中治療室の名称はどれか。番号を解答記入欄（ 20 ）にマークしなさい。

1) CCU
2) HCU
3) ICU
4) SCU
5) NICU

問 21 図は身体のさまざまな断面を示している。Aの名称はどれか。番号を解答記入欄（　21　）にマークしなさい。

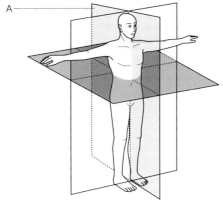

1) 横断面
2) 冠状断面
3) 矢状断面
4) 前頭断面
5) 前額断面

問 22 カテーテルによるアブレーション（焼灼）治療の対象となるのはどれか。番号を解答記入欄（　22　）にマークしなさい。

1) 不整脈
2) 弁膜症
3) 心筋梗塞
4) 拡張型心筋症
5) 感染性心内膜炎

問 23 消化管に発生する疾患はどれか。番号を解答記入欄（　23　）にマークしなさい。

1) クローン病
2) バセドウ病
3) パニック障害
4) メニエール病
5) ネフローゼ症候群

問 24 口腔領域の疾患について正しいのはどれか。番号を解答記入欄（　24　）にマークしなさい。

1) 歯髄炎は可逆性である。
2) 歯周疾患は糖尿病と関連がある。
3) 周術期の口腔ケアは控えるべきである。
4) 進行した歯周炎では歯牙組織の吸収が生じる。
5) 歯周炎の進行は口腔内の好気性菌と関連している。

問 25 薬の主な排泄経路はどれか。番号を解答記入欄（　25　）に2つマークしなさい。

1) 汗
2) 尿
3) 糞
4) 呼気
5) 唾液

問 26 処方するにあたり、医師免許に加え、他の免許が必要なのはどれか。番号を解答記入欄（　26　）にマークしなさい。

1) 劇薬
2) 毒薬
3) 麻薬
4) 向精神薬
5) 抗悪性腫瘍薬

問 27 電子処方箋について正しいのはどれか。番号を解答記入欄（　27　）に2つマークしなさい。

1) 全ての病院・薬局で利用できる。
2) マイナンバーカードがないと利用できない。
3) 労災等医療保険対象外の処方薬も対象である。
4) 重複投薬や飲み合わせをチェックすることができる。
5) これまで紙で発行していた処方箋を電子化したものである。

問 28 看護実践用語標準マスターに含まれるのはどれか。番号を解答記入欄（　28　）に2つマークしなさい。

1) 看護観察
2) 看護行為
3) 看護診断
4) 看護成果
5) 看護必要度

問 29 看護必要度について正しいのはどれか。番号を解答記入欄（　29　）に2つマークしなさい。

1) 翌日に予定されている業務が指標となる。
2) 入院・外来の看護の必要量を推定している。
3) 評価項目はA項目とB項目の2種類である。
4) レセプト電算コードを活用した評価方法がある。
5) 回復期リハビリテーション病棟では、日常生活機能評価表が用いられる。

問 30 スクリーニング検査のカットオフ値調整において重視されるのはどれか。番号を解答記入欄（ 30 ）に2つマークしなさい。

1) 感度
2) 特異度
3) 陰性的中率
4) 陽性的中率
5) 陽性予測値

問 31 血液ガス検査で測定しないのはどれか。番号を解答記入欄（ 31 ）にマークしなさい。

1) 1秒量
2) 血液 pH
3) 酸素分圧
4) 重炭酸濃度
5) 炭酸ガス分圧

問 32 血液を検体とする検査が診断に有用な疾病はどれか。番号を解答記入欄（ 32 ）に2つマークしなさい。

1) 胃がん
2) 高血圧
3) 糖尿病
4) 脳出血
5) 心筋梗塞

問 33 造影剤を使わずに血管撮影ができるのはどれか。番号を解答記入欄（ 33 ）にマークしなさい。

1) CT 検査
2) MRI 検査
3) 負荷心電図検査
4) 心臓カテーテル検査
5) 脳血流シンチグラフィ検査

問 34 IVR（Interventional Radiology）で使用されない診断装置はどれか。番号を解答記入欄（ 34 ）にマークしなさい。

1) CT
2) MRI
3) PET
4) 超音波
5) X線透視

問 35 上部消化管内視鏡検査の観察範囲に含まれるのはどれか。番号を解答記入欄（ 35 ）にマークしなさい。

1) 回腸
2) 空腸
3) 結腸
4) 盲腸
5) 十二指腸

問 36 診療報酬点数表に定める処置分類と処置行為の組み合わせで正しいのはどれか。番号を解答記入欄（ 36 ）に<u>2つ</u>マークしなさい。

1) 一般処置 ― 吸引
2) 眼科処置 ― 酸素吸入
3) 救急処置 ― 胃洗浄
4) 耳鼻科処置 ― 鼻腔栄養
5) 皮膚科処置 ― 結膜異物除去

問 37 心身がリラックスした状態を一種の自己催眠法を用いて作り出そうとする精神専門療法はどれか。番号を解答記入欄（ 37 ）にマークしなさい。

1) 支持療法
2) 認知療法
3) 森田療法
4) 自律訓練法
5) 精神分析療法

問 38 膜型人工肺により静脈から脱血した血液のガス交換を行い、送血することによって肺機能を代替するのはどれか。番号を解答記入欄（ 38 ）にマークしなさい。

1) ECMO
2) IABP
3) 血液透析
4) 血漿交換
5) 人工呼吸器

問 39 法で定められている保存期間がもっとも短いのはどれか。番号を解答記入欄（ 39 ）にマークしなさい。

1) 医師が作成した診療録
2) 助産師が作成した助産録
3) 薬剤師が作成した調剤録
4) 歯科衛生士が作成した業務記録
5) 病院管理者が作成した病院日誌

問 40 問題指向型医療記録で経過記録を SOAP 形式で記載する場合、A 欄に記載するのはどれか。番号を解答記入欄（ 40 ）にマークしなさい。

1) 血液生化学検査の結果
2) 次回来院時の画像検査の予定
3) 診察・検査から考えられた鑑別診断
4) 来院時の患者の痛みスケールの得点
5) 患者から聴取した薬物アレルギーの有無

問 41 研修医の診療記録を指導医あるいは上級医が点検し、承認する行為を示す用語はどれか。番号を解答記入欄（ 41 ）にマークしなさい。

1) アウトカム
2) オプトイン
3) サインアウト
4) ベンチマーク
5) カウンターサイン

問 42 ある検査の結果とある疾病の有無との関係を表に示す。この検査における特異度はどれか。番号を解答記入欄（ 42 ）にマークしなさい。

		疾病		
		あり	なし	計
検査結果	陽性	33	2	35
	陰性	18	56	74
	計	51	58	109

1) 0.65
2) 0.76
3) 0.88
4) 0.94
5) 0.97

問 43 エビデンスレベルがもっとも低いのはどれか。番号を解答記入欄（ 43 ）にマークしなさい。

1) コホート研究
2) 症例対照研究
3) 専門家委員会報告
4) ランダム化比較試験
5) システマティックレビュー

問 44 臨床上の疑問を定式化するために用いられる PICO（PECO）の要素について正しいのはどれか。番号を解答記入欄（　44　）にマークしなさい。

1) P：Plan（計画）
2) I：Intervention（介入）
3) E：Environment（環境）
4) C：Check（評価）
5) O：Observation（観察）

問 45 次に示す演算が<u>できない</u>のはどれか。番号を解答記入欄（　45　）に<u>2つ</u>マークしなさい。

1) 順序変量同士の足し算
2) 離散変量同士の足し算
3) 連続変量同士の足し算
4) 名義変量同士の足し算
5) 順序変量同士の比較演算

問 46 統計・検定についての記述で<u>誤っている</u>のはどれか。番号を解答記入欄（　46　）にマークしなさい。

1) 仮説検定では一般に p 値（有意確率）0.05 未満をもって有意と判定する。
2) 正規分布する標本では平均値 ± 2 ×標準偏差内に全体の約 70％が含まれる。
3) 正規分布を想定した集団の平均値を比較するためには t 検定が用いられる。
4) 測定値のなかに外れ値が存在する場合、代表値は平均値より中央値がふさわしい。
5) 感度 0.8、特異度 0.9 の検査法は、感度 0.5、特異度 0.4 の検査法より優れている。

問 47 次の箱ひげ図の矢印があらわす統計量はどれか。番号を解答記入欄（　47　）にマークしなさい。

1) 最大値
2) 最頻値
3) 中央値
4) 平均値
5) 第 1 四分位

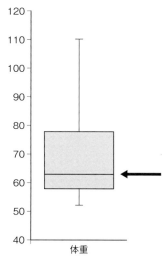

問 48 DPC 調査データの各様式とそれに含まれるデータ内容の組み合わせで正しいのはどれか。番号を解答記入欄（ 48 ）にマークしなさい。

1) 様式 1 ― 施設情報
2) 様式 3 ― 退院サマリをイメージしたカルテ情報
3) D ファイル ― 医科点数表による出来高レセプト情報
4) EF ファイル ― 診断群分類点数表による包括レセプト情報
5) H ファイル ― 重症度、医療・看護必要度に係る評価票の評価値

問 49 NDB に格納されているのはどれか。番号を解答記入欄（ 49 ）に<u>2つ</u>マークしなさい。

1) 自由診療情報
2) 特定健診情報
3) 要介護認定情報
4) 臨床調査個人票
5) 医療保険レセプト情報

問 50 保健医療情報分野のデータベースのうち顕名データベースはどれか。番号を解答記入欄（ 50 ）にマークしなさい。

1) NCD
2) MID-NET
3) DPC データベース
4) 介護保険総合データベース
5) 全国がん登録データベース

日本医療情報学会

第 21 回医療情報技師能力検定試験

（2023 年度）

問　題

情報処理技術系

問 1 2進数「100」と16進数の「10」の合計を10進数で表したのはどれか。番号を解答記入欄（ 1 ）にマークしなさい。

1) 16
2) 18
3) 20
4) 22
5) 24

問 2 単位の接頭辞が小さい順に並んでいるのはどれか。番号を解答記入欄（ 2 ）にマークしなさい。

1) E < T < P < G
2) G < T < P < E
3) P < E < G < T
4) P < T < E < G
5) T < G < P < E

問 3 漢字を扱えない文字コードはどれか。番号を解答記入欄（ 3 ）にマークしなさい。

1) ASCII
2) UTF-8
3) EUC-JP
4) Shift-JIS
5) ISO-2022-JP

問 4 画像データをグレースケール10ビットで量子化した場合、表現可能な階調数はどれか。番号を解答記入欄（ 4 ）にマークしなさい。

1) 256
2) 512
3) 1,024
4) 2,048
5) 4,096

問 5 サンプリング周波数20Hz、16bitで量子化された2秒分のデータ量はどれか。番号を解答記入欄（ 5 ）にマークしなさい。

1) 40Bytes
2) 80Bytes
3) 160Bytes
4) 320Bytes
5) 640Bytes

問 6 ファイルの種類を識別する、ファイル名の末尾の文字列を表すのはどれか。番号を解答記入欄（ 6 ）にマークしなさい。

1) タグ
2) 演算子
3) 拡張子
4) フォルダ
5) 文字コード

問 7 シンクライアントの特徴はどれか。番号を解答記入欄（ 7 ）にマークしなさい。

1) サーバの負荷軽減
2) 情報漏洩対策が困難
3) 大量データの一括処理
4) ピアツーピア型の通信
5) 端末にデータを持たない

問 8 半導体メモリに記録するのはどれか。番号を解答記入欄（ 8 ）にマークしなさい。

1) BD
2) CD
3) DVD
4) HDD
5) SSD

問 9 ディスプレイの規格でもっとも解像度が高いのはどれか。番号を解答記入欄（ 9 ）にマークしなさい。

1) 4K
2) HD
3) FHD
4) XGA
5) WUXGA

問 10 ストライピングしたデータとパリティ値を各ディスクに分散して記録する方式はどれか。番号を解答記入欄（ 10 ）にマークしなさい。

1) RAID0
2) RAID1
3) RAID5
4) RAID01
5) RAID10

問 11 アナログ出力するコネクタはどれか。番号を解答記入欄（ 11 ）にマークしなさい。

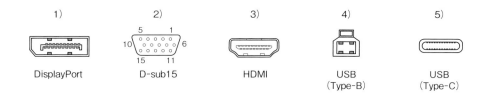

1)	2)	3)	4)	5)
DisplayPort	D-sub15	HDMI	USB （Type-B）	USB （Type-C）

問 12 図の空欄（A）に入るのはどれか。番号を解答記入欄（ 12 ）にマークしなさい。

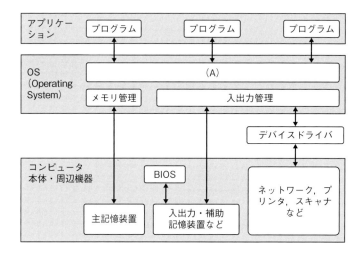

1) 時刻管理
2) タスク管理
3) ユーザ管理
4) ネットワーク管理
5) ファイルシステム管理

問 13 1行ごとに翻訳と実行を行いながらプログラム全体の処理を進める方式はどれか。番号を解答記入欄（ 13 ）にマークしなさい。

1) アセンブラ
2) コンパイラ
3) インタプリタ
4) オブジェクト
5) マークアップ

問 14 リスト構造のキューの説明として正しいのはどれか。番号を解答記入欄（ 14 ）にマークしなさい。

1) 先に入れた要素と比較する。
2) 入れられた要素を並べ替える。
3) 先に入れた要素を先に取り出す。
4) 最後に入れた要素を先に取り出す。
5) 任意の位置の要素を追加・削除できる。

問 15 次のフローチャートを実行して出力される値はどれか。番号を解答記入欄（ 15 ）にマークしなさい。
ただし、mod 関数は x÷y の剰余（割った余り）を表す。

1) 1
2) 2
3) 3
4) 6
5) 18

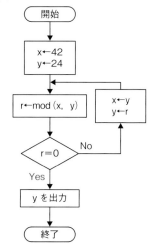

問 16 データベース管理システム（DBMS）の機能に<u>含まれない</u>のはどれか。番号を解答記入欄（ 16 ）にマークしなさい。

1) 電源管理
2) データの更新
3) セッション管理
4) データ照会への対応
5) データへのアクセス権限の管理

問 17 データベース設計で実装のためのリレーショナルモデルなどを構築する作業を指すのはどれか。番号を解答記入欄（ 17 ）にマークしなさい。

1) 概念設計
2) 外部設計
3) 物理設計
4) 論理設計
5) 耐障害設計

問 18 表「検査結果」に対して以下の SQL 文を実行したとき、得られる結果の行数はどれか。番号を解答記入欄（　18　）にマークしなさい。
ただし、検査1～3のデータ型は整数型とする。

SELECT * FROM 検査結果 WHERE 検査2 > 300;

表　「検査結果」

患者番号	氏名	検査年月日	検査1	検査2	検査3
81001	北 耕治	7 月 1 日		366	8
81002	西 早希	7 月 3 日	15	144	1
81010	東 尚子	7 月 6 日	4	210	9
81001	北 耕治	7 月 10 日		206	
81007	中 恵子	7 月 13 日		450	13
81008	守山 小次郎	7 月 16 日	1	285	23
81003	熱田 幸男	7 月 18 日	8		3
81005	南 良子	7 月 20 日	12	399	34
81009	緑 治	7 月 21 日	14	377	24
81003	熱田 幸男	7 月 27 日	10		36
81008	守山 小次郎	7 月 27 日	6	462	43
81001	北 耕治	7 月 30 日		251	

1)　2
2)　3
3)　4
4)　5
5)　6

問 19 トランザクションを中断した状態を指すのはどれか。番号を解答記入欄（　19　）にマークしなさい。

1)　アボート
2)　コミット
3)　リカバリ
4)　ロールバック
5)　フェイルオーバー

問 20 複数の業務システムに格納されたデータの検索や分析を可能とするように統合したデータベースはどれか。番号を解答記入欄（　20　）にマークしなさい。

1)　DWH
2)　ETL
3)　OLAP
4)　BI ツール
5)　ダッシュボード

問 21 確定したトランザクションの結果が障害等で失われないことを意味する性質はどれか。番号を解答記入欄（　21　）にマークしなさい。

1) 一貫性
2) 隔離性
3) 原子性
4) 耐久性
5) 不可分性

問 22 OSI 参照モデルにおける「ネットワーク層」で処理されるプロトコルはどれか。番号を解答記入欄（　22　）にマークしなさい。

1) IP
2) TCP
3) UDP
4) DHCP
5) SMTP

問 23 NAPT で変換されるのはどれか。番号を解答記入欄（　23　）にマークしなさい。

1) SSID
2) ホスト名
3) ポート番号
4) MAC アドレス
5) サブネットマスク

問 24 Web ブラウザと Web サーバの間でデータの送受信を行うために使用される通信プロトコルはどれか。番号を解答記入欄（　24　）にマークしなさい。

1) DNS
2) SSH
3) SNMP
4) HTTPS
5) SMTPS

問 25 IMAP4 の用途はどれか。番号を解答記入欄（　25　）にマークしなさい。

1) 音声通話
2) 動画配信
3) Web 会議
4) メール閲覧
5) ルーティング

問 26 サブネットマスク 24 ビットで、IP アドレスを 192.168.3.10 と設定した端末がある。この端末と同一のサブネットに接続する端末の IP アドレスとして適切なのはどれか。番号を解答記入欄（　26　）にマークしなさい。

1) 192.168.2.10
2) 192.168.3.10
3) 192.168.3.24
4) 192.168.4.10
5) 192.168.4.24

問 27 通信先端末の反応を確認するコマンドはどれか。番号を解答記入欄（　27　）にマークしなさい。

1) arp
2) ping
3) netstat
4) ipconfig
5) nslookup

問 28 PoE の機能はどれか。番号を解答記入欄（　28　）にマークしなさい。

1) ワイヤレス給電
2) 光信号と電気信号の変換
3) LAN ポートからの電源供給
4) アクセスポイントの遠隔設定
5) ネットワーク機器の遠隔監視

問 29 ネットワークに接続されている機器の時刻を同期するプロトコルはどれか。番号を解答記入欄（　29　）にマークしなさい。

1) NTP
2) RTP
3) DHCP
4) LDAP
5) PPPoE

問 30 無線 LAN で接続先のネットワークの識別に用いられるのはどれか。番号を解答記入欄（　30　）にマークしなさい。

1) UDID
2) ESSID
3) ユーザ ID
4) IP アドレス
5) MAC アドレス

問 31 情報セキュリティの3要素の組み合わせについて正しいのはどれか。番号を解答記入欄（ 31 ）にマークしなさい。

1) 機密性 ― 安全性 ― 可用性
2) 機密性 ― 完全性 ― 可用性
3) 真正性 ― 安全性 ― 可用性
4) 真正性 ― 完全性 ― 可用性
5) 真正性 ― 機密性 ― 可用性

問 32 リスクマネジメントにおいてリスクを発見、確認および記録するプロセスはどれか。番号を解答記入欄（ 32 ）にマークしなさい。

1) リスク対応
2) リスク特定
3) リスク評価
4) リスク分析
5) リスク保有

問 33 情報セキュリティ対策のうち、物理的対策にあたるのはどれか。番号を解答記入欄（ 33 ）にマークしなさい。

1) 入退室管理
2) アクセス権の設定
3) セキュリティ教育
4) ファイアウォールの設定
5) セキュリティポリシーの策定

問 34 SSL／TLS に関する記述として、適切なのはどれか。番号を解答記入欄（ 34 ）にマークしなさい。

1) 通信を高速化する。
2) 通信データの暗号化を行う。
3) 公的認証機関が通信を中継する。
4) 不正な通信を遮断して通知する。
5) 通信データの改ざんを検出して通知する。

問 35 DoS 攻撃についての説明はどれか。番号を解答記入欄（ 35 ）にマークしなさい。

1) データを改ざんする攻撃
2) サービスを不正利用する攻撃
3) データを不正に取得する攻撃
4) サーバを過負荷状態にする攻撃
5) サーバの管理者権限を奪取する攻撃

問 36 公開鍵基盤（PKI）における認証局（CA）の役割として正しいのはどれか。番号を解答記入欄（ 36 ）にマークしなさい。

1) 電子証明書の発行
2) 加入者の秘密鍵の発行
3) 利用者の公開鍵の発行
4) メッセージの改ざん検出
5) メッセージへの電子署名

問 37 本人確認の多要素認証の組み合わせとして適切なのはどれか。番号を解答記入欄（ 37 ）にマークしなさい。

1) 氏名と生年月日
2) 指紋認証と顔認証
3) 暗証番号と秘密の質問
4) 職員証 IC カードとパスワード
5) メールアドレスとパスフレーズ

問 38 図のように攻撃者が納入業者側のシステムを介して病院の医療情報システムに侵入・攻撃することを表すのはどれか。番号を解答記入欄（ 38 ）にマークしなさい。

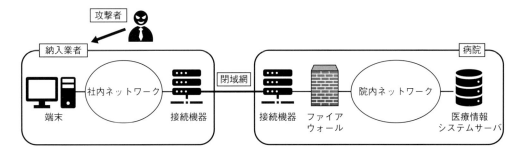

1) スパイウェア
2) ランサムウェア
3) サプライチェーン攻撃
4) ブルートフォース攻撃
5) SQL インジェクション

問 39 「実体」と「関係」の組み合わせによって図式化するデータモデル図はどれか。番号を解答記入欄（ 39 ）にマークしなさい。

1) DFD
2) UML
3) E-R 図
4) 状態遷移図
5) ユースケース図

問 40 システムの開発モデルにおいて、スクラム、XP などの手法を用いて重要な部分から細かい単位での開発を繰り返す手法はどれか。番号を解答記入欄（ 40 ）にマークしなさい。

1) アジャイル開発
2) スパイラルモデル
3) インクリメンタルモデル
4) プロトタイピングモデル
5) ウォーターフォールモデル

問 41 システム開発における検証テストのうち、同値分割や境界値分析の手法を用いるのはどれか。番号を解答記入欄（ 41 ）にマークしなさい。

1) 確認テスト
2) 評価テスト
3) 負荷テスト
4) ブラックボックステスト
5) ホワイトボックステスト

問 42 必要な作業を洗い出し、各作業に必要な人員、工数を算出して積み上げるソフトウェア見積もり手法はどれか。番号を解答記入欄（ 42 ）にマークしなさい。

1) 概算法
2) 積算法
3) 類推法
4) COCOMO
5) ファンクションポイント法

問 43 タスクの処理順序の関係をグラフ化し、タスクの流れと日数を可視化するのはどれか。番号を解答記入欄（ 43 ）にマークしなさい。

1) 管理図
2) PERT
3) ABC 分析
4) パレート図
5) ガントチャート

問 44 接続端末数を監視して制限するライセンス契約はどれか。番号を解答記入欄（　44　）にマークしなさい。

1) コアライセンス契約
2) サイトライセンス契約
3) サブスクリプション契約
4) ボリュームライセンス契約
5) デバイスクライアントアクセスライセンス契約

問 45 コールドスタンバイの説明はどれか。番号を解答記入欄（　45　）にマークしなさい。

1) 障害発生時に自動的にシステムを停止すること
2) 地理的に離れた場所にバックアップデータを保管すること
3) 本番系と同一構成の予備システムを停止状態で待機させること
4) 障害発生時には一部機能を停止し、最小限の機能を維持すること
5) 本番系と同一構成の予備システムを常に同期をとった状態で待機させること

問 46 情報システムの運用管理における PDCA サイクルのうち、「D」にあたるのはどれか。番号を解答記入欄（　46　）にマークしなさい。

1) 教育の実施
2) パフォーマンス評価
3) マネジメントの計画
4) 問題個所の是正、改善
5) セキュリティポリシーの見直し

問 47 信頼性評価指標 RASIS において平均故障間隔（MTBF）で評価する指標はどれか。番号を解答記入欄（　47　）にマークしなさい。

1) 安全性
2) 可用性
3) 完全性
4) 信頼性
5) 保守性

問 48 性能監視項目のうち、ネットワークを対象とした測定項目はどれか。番号を解答記入欄（　48　）にマークしなさい。

1) 輻輳回数
2) CPU 使用率
3) ジョブ処理件数
4) スワッピング数
5) トランザクション件数

問 49 非意図的なシステム障害発生要因はどれか。番号を解答記入欄（　49　）にマークしなさい。

1) 機器故障
2) 内部不正
3) 不正侵入
4) 情報の詐取
5) ウイルス攻撃

問 50 センサネットワークを想定して開発された、メッシュネットワークの構成にも対応する低消費電力、低速、低コストの近距離通信規格はどれか。番号を解答記入欄（　50　）にマークしなさい。

1) 5G
2) LTE
3) RFID
4) ZigBee
5) Bluetooth

日本医療情報学会

第 21 回医療情報技師能力検定試験

（2023 年度）

問　題

医療情報システム系

問 1 医療情報の一次利用に該当しないのはどれか。番号を解答記入欄（ 1 ）にマークしなさい。

1) 検査結果の即時確認
2) 薬局での処方指示参照
3) 多職種によるカルテ情報共有
4) 遠隔地の専門医からの診療助言
5) 診療情報管理士によるがん登録

問 2 医療情報担当者倫理綱領における医療情報担当者が負う責務について、下記の記述が該当するのはどれか。番号を解答記入欄（ 2 ）にマークしなさい。

"必要な医療記録に適切かつ時期を得て安全にアクセスできるよう援助しなければならない。"

1) 社会的な責務
2) 自身に関する責務
3) 患者に対する責務
4) 医療従事者に関わる責務
5) 施設・雇用者に対する責務

問 3 救急時等で、患者IDが空欄でも運用することができるのはどれか。番号を解答記入欄（ 3 ）に2つマークしなさい。

1) モダリティ
2) 重症系システム
3) 薬剤部門システム
4) 医事会計システム
5) 電子カルテシステム

問 4 図は病院情報システムの主要なシステムと情報の流れを示している。図の (B) に
あたるシステムはどれか。番号を解答記入欄（ 4 ）にマークしなさい。

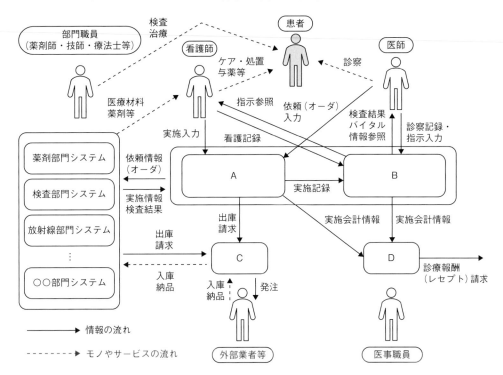

1) 医事会計システム
2) 物流管理システム
3) 電子カルテシステム
4) 患者案内表示システム
5) オーダエントリシステム

問 5 病院情報システムの構築に利用されるシンクライアントシステムについて誤ってい
るのはどれか。番号を解答記入欄（ 5 ）にマークしなさい。

1) セキュリティが向上する。
2) 複数画面の端末を利用できる。
3) 患者データを端末に保存できない。
4) ネットワークの通信量を減らせる。
5) ネットワークプリンタが利用できない。

問 6 内視鏡検査オーダに実装する機能として適切なのはどれか。番号を解答記入欄（ 6 ）に2つマークしなさい。

1) 検査の費用を計算する機能
2) 検査予約の枠を管理する機能
3) 検査結果報告書を作成する機能
4) 病理検査オーダを連動して依頼する機能
5) 検査で使用する薬剤の在庫を管理する機能

問 7 患者毎に医薬品アレルギーを登録し、薬剤オーダをするときに自動チェックするシステムを開発した。仕様や運用について適切でないのはどれか。番号を解答記入欄（ 7 ）にマークしなさい。

1) 薬剤名をフリーテキストでも登録できるようにした。
2) 「アレルギーの症状・程度」を入力できるようにした。
3) アレルギーを起こした医薬品と同系統の医薬品もチェック対象とした。
4) 医薬品アレルギーの既往がないことを確認した日付を入力できるようにした。
5) 電子問診票で患者が入力したアレルギー情報はそのまま反映しないようにした。

問 8 病床管理機能との関連がもっとも弱いのはどれか。番号を解答記入欄（ 8 ）にマークしなさい。

1) 食事
2) 緊急時の注射
3) 緊急時の転棟
4) 入退院オーダ
5) 定期注射の払い出し

問 9 歯科診療に関するシステムの機能について誤っているのはどれか。番号を解答記入欄（ 9 ）にマークしなさい。

1) 処置の履歴は一口腔単位で保存する。
2) 歯科の入院医療費は DPC の対象外とする。
3) 患者基本情報は医科と同様の項目が必要である。
4) 会計は保険請求対象のものと保険給付外のものに対応する。
5) レセプト電算処理では医科と共通の「傷病名マスター」を用いる。

問 10 医療安全管理部門の業務でないのはどれか。番号を解答記入欄（ 10 ）にマークしなさい。

1) 医療事故への対応
2) 安全管理体制の構築
3) 医療事故を防止するための情報収集
4) 医療情報システムの安全管理対策の立案
5) 医療安全に関する職員への教育・研修の実施

問 11 医療安全管理部門システムの機能でないのはどれか。番号を解答記入欄（ 11 ）にマークしなさい。

1) レポート管理機能
2) レポート作成機能
3) レポート分析機能
4) 教育・研修支援機能
5) サーベイランス機能

問 12 医事会計システムで管理される情報はどれか。番号を解答記入欄（ 12 ）に2つマークしなさい。

1) DESIGN-R®
2) 特定健診の検査値
3) インプラント装着の有無
4) 限度額適用認定証の所得区分
5) リハビリテーションの起算日

問 13 医事会計システムに登録されないのはどれか。番号を解答記入欄（ 13 ）にマークしなさい。

1) 保険情報
2) 患者の住所
3) 緊急連絡先
4) 未収金情報
5) マイナンバー

問 14 看護業務支援システムの機能はどれか。番号を解答記入欄（ 14 ）に2つマークしなさい。

1) 看護計画
2) 看護勤務管理
3) 病棟管理日誌
4) ワークシート
5) クリニカルパス

問 15 処方オーダシステムの機能について適切でないのはどれか。番号を解答記入欄（ 15 ）にマークしなさい。

1) 前回処方を閲覧できる。
2) 他医師の処方の流用を禁止する。
3) 内服薬は1回量と1日服用回数で表記する。
4) 常用量の1.5〜2倍以上の処方で警告を発する。
5) 患者に重大な影響を及ぼす医薬品を強調表示する。

問 16 検体検査部門に関連した業務のうちオーダエントリシステムの機能で運用するのはどれか。番号を解答記入欄（ 16 ）にマークしなさい。

1) 極異常値の検出
2) 検査結果の精度管理
3) 検査依頼項目セットの作成
4) 外来迅速検体検査加算の算定
5) 採血管への検体ラベルの自動貼付

問 17 生理機能検査部門業務に関するシステムの機能として関連がもっとも弱いのはどれか。番号を解答記入欄（ 17 ）にマークしなさい。

1) 画像管理
2) 患者受付
3) 精度管理
4) 予約管理
5) レポート作成

問 18 病理診断業務を支援するシステムにおいて、報告書の運用管理に関する機能でないのはどれか。番号を解答記入欄（ 18 ）にマークしなさい。

1) 進捗管理
2) 版数管理
3) 標本管理
4) 未読管理
5) 診断者管理

問 19 PACSの機能はどれか。番号を解答記入欄（ 19 ）に2つマークしなさい。

1) RDSRの保存
2) 照射録の作成
3) 検査画像の共有
4) 使用した造影剤の登録
5) 物流システムへの使用物品情報の送信

問 20 輸血におけるコンピュータクロスマッチについて正しいのはどれか。番号を解答記入欄（ 20 ）にマークしなさい。

1) ABO 血液型の確認は不要である。
2) RhD 血液型の確認は不要である。
3) 自己血輸血に対して実施される。
4) 不規則抗体がない患者に適用される。
5) 患者血液と血液製剤とで交差適合試験を実施する。

問 21 リハビリテーション部門システムの労務管理機能により管理するのはどれか。番号を解答記入欄（ 21 ）にマークしなさい。

1) 療法士の超過勤務状況の正確な把握
2) 医師の出勤人数と療法士の出勤人数の比較
3) 療法士が1日に担当する訓練の上限の把握
4) 看護師の出勤人数と療法士の出勤人数の比較
5) 患者に対し1日に施行可能な理学療法の単位数の把握

問 22 食事オーダを構成する情報でないのはどれか。番号を解答記入欄（ 22 ）にマークしなさい。

1) 食札
2) 食種
3) 配膳先
4) アレルギー情報
5) 開始・終了の日付

問 23 GS1 による医療材料へのソースマーキングについて誤っているのはどれか。番号を解答記入欄（ 23 ）にマークしなさい。

1) リコール時の対象製品の特定に利用できる。
2) 物品の受発注、検品、在庫管理に利用できる。
3) 鋼製器具や医療機器の貸出管理に利用できる。
4) 医療機器では元梱包装単位で商品コードの表示が義務化されている。
5) 医療用医薬品では調剤包装単位で有効期限の表示が義務化されている。

問 24 物流管理業務に利用するシステムはどれか。番号を解答記入欄（ 24 ）にマークしなさい。

1) SPD システム
2) 経営管理システム
3) がん登録システム
4) 医事会計システム
5) インシデントレポートシステム

問 25 栄養サポートチーム（NST）を支援するシステムの機能として必要性がもっとも低いのはどれか。番号を解答記入欄（ 25 ）にマークしなさい。

1) 回診記録の入力
2) 褥瘡の処置記録
3) チーム介入依頼の発行
4) カンファレンス記録の入力
5) 栄養管理計画書の作成・管理

問 26 病院情報システム導入における院内調整において適切でないのはどれか。番号を解答記入欄（ 26 ）に2つマークしなさい。

1) 速やかに議事録を作成し、情報共有する。
2) 導入目的を理解し、全体最適の視点で検討する。
3) 通常業務より、稀な業務のシステム化を優先する。
4) 各部門の業務内容、制約条件などを相互に理解する。
5) 業務継続性を重視し、従来の業務フローを踏襲する。

問 27 情報システムの導入や更新に影響を与える外部環境要因はどれか。番号を解答記入欄（ 27 ）に2つマークしなさい。

1) 情報技術の革新
2) 医療保険制度の動向
3) 施設の建て替え計画
4) 情報部門の人員体制
5) 電子カルテシステムの更新時期

問 28 医療情報システム調達のために行う RFI に含まれないのはどれか。番号を解答記入欄（ 28 ）にマークしなさい。

1) 企業概要
2) 調達範囲
3) 導入実績
4) 保守体制
5) 部門システム接続実績

問 29 リースによる調達について誤っているのはどれか。番号を解答記入欄（ 29 ）にマークしなさい。

1) 主に短期契約である。
2) 物件の管理は契約者が行う。
3) 原則として途中解約できない。
4) 契約者のキャッシュフローを平準化する。
5) 物件に関わる税務上の事務処理を省力化できる。

問 30 病院情報システムの導入プロジェクトにおける医療情報部門担当者の対応として適切でないのはどれか。番号を解答記入欄（　30　）に2つマークしなさい。

1) 業務部門からのカスタマイズ要求をそのままベンダーに伝えた。
2) 業務運用について2つの部門間で対立が起きたので、調整を各部門の代表者に任せた。
3) ワーキンググループの欠席者に対し、ワーキンググループ開催後速やかに資料と議事録を送付した。
4) ベンダーからの報告内容と業務部門へのヒアリング内容に差異があったためベンダーに再確認した。
5) 日常的な運用保守において遭遇した課題がワーキンググループの議題になかったため代わりに提出した。

問 31 既存システムとの連携が必要なシステムの導入において、要求仕様書の記載内容として適切でないのはどれか。番号を解答記入欄（　31　）にマークしなさい。

1) 既存システムの製品名
2) 連携させるデータの項目
3) システム連携仕様の開示方法
4) 既存システム側で発生する接続費用の負担方法
5) 接続テストで確認が必要な全てのシステム連携パターン

問 32 病院情報システムの「運用管理規程」の説明として正しいのはどれか。番号を解答記入欄（　32　）にマークしなさい。

1) 国が定めた医療情報の取り扱いについてのガイドラインである。
2) 病院情報システムの運用に関する基本方針を定めたものである。
3) 医療情報技師が医療現場での業務遂行に必要な情報をまとめたものである。
4) 医療機関における患者のプライバシー保護を目的とした規則を定めたものである。
5) 医療従事者が患者の安全を確保するために遵守すべき基準や運用手順をまとめたものである。

問 33 医療情報システムの運用について正しいのはどれか。番号を解答記入欄（　33　）にマークしなさい。

1) ユーザに管理者権限を付与する。
2) すべての端末で共通のパスワードを設定する。
3) サーバにウイルス対策ソフトをインストールする。
4) リモート保守用のVPN装置の設定を外部業者に一任する。
5) 遠隔地からtelnetで病院端末にアクセスできるようにする。

問 34 標準マスターを利用することによって期待できる効果はどれか。番号を解答記入欄（　34　）に<u>2つ</u>マークしなさい。

1) マスターの更新が容易になる。
2) ユーザ管理の労力が軽減される。
3) 他施設とのデータ連携が容易になる。
4) 改ざんされていないことの証明が容易になる。
5) 施設独自の運用に対応したマスターを作成できる。

問 35 特定の個人に権限が集中して不正の温床となることを回避するための手法はどれか。番号を解答記入欄（　35　）にマークしなさい。

1) 多要素認証
2) レジリエンス
3) セグリゲーション
4) シングルサインオン
5) スイスチーズモデル

問 36 障害発生の連絡を受けたとき、病院の医療情報システム担当者が最初に行うべき対応はどれか。番号を解答記入欄（　36　）にマークしなさい。

1) 障害の範囲を確認する。
2) 端末やサーバを再起動する。
3) 障害の発生を病院内にアナウンスする。
4) 自動動作しているバックアッププロセスを中断する。
5) 今後の障害発生の防止のためにマニュアルを整備する。

問 37 電子カルテシステムが導入された医療機関における障害時の紙運用について正しいのはどれか。番号を解答記入欄（　37　）に<u>2つ</u>マークしなさい。

1) 白紙にオーダ内容を手書きして実施部門へ搬送する。
2) 防災訓練等の機会に紙伝票による運用を実行し検証する。
3) 停電などにより病院情報システムが完全停止した際に実施される。
4) システム復旧後、紙運用された情報は紙のまま保存しなければならない。
5) ディザスターリカバリーとして予備系システムを準備していれば不要である。

問 38 医療情報のバックアップの3-2-1ルールについて正しいのはどれか。番号を解答記入欄（　38　）にマークしなさい。

1) 「1」はクラウドバックアップを指す。
2) 「1」はオフラインバックアップを指す。
3) 「2」は正・副のバックアップを指す。
4) 「3」は3世代のバックアップを指す。
5) 「3」は3種類の媒体によるバックアップを指す。

問 39 サービスデスクが行うオペレーションでないのはどれか。番号を解答記入欄（ 39 ）にマークしなさい。

1) 障害や課題の一次切り分けを行う。
2) 障害や課題の原因を把握してシステム管理者への報告書を作成する。
3) 障害や対応記録をデータベース化して迅速に対応する体制を構築する。
4) システム改修に向けて、コスト（費用や工数）の見積と明細内訳を作成する。
5) システム管理者、保守ベンダーと相互に連絡を取り復旧にかかる時間を確認する。

問 40 電子処方箋とその運用について正しいのはどれか。番号を解答記入欄（ 40 ）にマークしなさい。

1) 「処方内容（控え）」は薬局で3年間保存する。
2) 処方箋発行後は処方内容を変更・削除できない。
3) 疑義照会は電子処方箋管理サービスを利用して行う。
4) 本人の同意を得て投薬記録を閲覧できるが、それを電子カルテに保存してはならない。
5) オンライン診療で電子処方箋を利用した場合、医療機関は患者本人の投薬記録を閲覧できない。

問 41 診療所の電子カルテが必ず備えなければならない機能はどれか。番号を解答記入欄（ 41 ）にマークしなさい。

1) 処方箋の発行
2) インターネットとの接続
3) 診療記録の修正履歴の保存
4) 地域医療連携システムとの接続
5) レセプトコンピュータとの連携

問 42 オンライン診療について正しいのはどれか。番号を解答記入欄（ 42 ）に2つマークしなさい。

※試験当日配布の問題に訂正を加えています。

1) 暗号化通信が要求されている。
2) 医師は研修の受講が必須である。
3) 録画することが推奨されている。
4) 一般のTV会議システムは利用できない。
5) 電子カルテ端末で実施しなければならない。

問 43 地域医療連携システムについて誤っているのはどれか。番号を解答記入欄（ 43 ）に 2 つマークしなさい。

1) 医療機関は患者の同意なく患者情報にアクセスできる。
2) 更新経費などの維持費の問題で事業継続が課題となっている。
3) 医療機関間で患者情報を共有し、医療連携を円滑に行うことができる。
4) 全ての医療機関が同じ病院情報システムを使用していなければならない。
5) 医療機関間の検査や薬剤のコードの相互運用性の確保が課題となっている。

問 44 PHR について誤っているのはどれか。番号を解答記入欄（ 44 ）にマークしなさい。

1) 法的記録ではない。
2) 健診情報を登録できる。
3) 公的機関のみ運営できる。
4) 本人がコントロール権を有する。
5) 複数医療機関の診療情報を保存できる。

問 45 保険薬局において、処方箋に印字された「院外処方箋 2 次元シンボル記録条件規約」に基づく 2 次元バーコードを読み取り、その情報をレセプトコンピュータに取り込む運用を行っている。この運用で得られる効果でないのはどれか。番号を解答記入欄（ 45 ）にマークしなさい。

1) 事務作業を効率化できる。
2) 院外処方箋を廃棄できる。
3) 調剤過誤の予防ができる。
4) 正確な点数計算ができる。
5) 院外処方箋の改ざんを検知できる。

問 46 訪問看護業務において訪問看護師が作成しないのはどれか。番号を解答記入欄（ 46 ）に 2 つマークしなさい。

1) ケアプラン
2) 連絡ノート
3) 訪問看護計画書
4) 訪問看護指示書
5) 訪問看護報告書

問 47 介護を支える情報システムについて誤っているのはどれか。番号を解答記入欄（ 47 ）にマークしなさい。

1) ケアプランデータ連携システムが構築されている。
2) マイナポータルで介護に必要な行政手続きのオンライン申請ができる。
3) ベッドセンサーや居室見守りカメラなどの IoT デバイスが導入されている。
4) 要介護認定申請者の要介護度は、主治医意見書をもとに AI（人工知能）によって判定される。
5) 介護関連情報の収集・分析・現場へのフィードバックを目的とした科学的介護 DB（LIFE）が構築されている。

問 48 DICOM について正しいのはどれか。番号を解答記入欄（ 48 ）に 2 つマークしなさい。

1) 画像検査を実施した技師情報を取り扱える。
2) 画像検査に関する注射オーダ情報を取り扱える。
3) UID（Unique Identifier）が患者を一意に特定する。
4) 放射線治療の照射線量分布図は画像として保管される。
5) 検査番号（Accession number）が検査オーダ、レポート、画像を結びつける。

問 49 正しい組み合わせはどれか。番号を解答記入欄（ 49 ）にマークしなさい。

1) DICOM ― CSV
2) CDA R2 ― HTML
3) HL7 FHIR ― JSON
4) HL7 V2 メッセージ ― PDF
5) HL7 V3 メッセージ ― デリミタ

問 50 SS-MIX2 標準化ストレージに格納しないのはどれか。番号を解答記入欄（ 50 ）にマークしなさい。

1) 食事オーダ
2) 放射線画像
3) 検体検査結果
4) アレルギー情報
5) 内視鏡検査の実施通知

問 51 医療機関における個人情報保護について正しいのはどれか。番号を解答記入欄（ 51 ）にマークしなさい。

1) 医療機関は個人情報取扱事業者ではない。
2) 国外に個人情報を提供することは禁止されている。
3) 患者からの要求があれば診療録を削除しなければならない。
4) 目的によらず診療情報はオプトアウト方式で第三者提供できる。
5) 要配慮個人情報を患者から明示的な同意なしで取得できる場合がある。

問 52 個人情報の保護に関する法律（令和5年4月施行）における個人情報取扱事業者について正しいのはどれか。番号を解答記入欄（ 52 ）にマークしなさい。

1) 地方公共団体の病院は個人情報取扱事業者に該当しない。
2) 診療情報から仮名加工情報を作成する場合、利用目的は公表しなくてよい。
3) 大学病院が医学研究で診療情報を取り扱う場合、安全管理措置に係る義務が適用される。
4) 1,000人未満の診療情報を漏えいした場合、個人情報保護委員会への報告義務は免除される。
5) 目的外利用または不正取得に該当しない限り、本人からの利用停止の申し出に対応しなくてよい。

問 53 「医療情報システムの安全管理に関するガイドライン」（第5.2版）における「ブレークグラス」の説明として適切なのはどれか。番号を解答記入欄（ 53 ）にマークしなさい。

1) 通信内容を検査して、動的にポートの閉鎖・開放を制御すること。
2) 無線LANのアクセスポイントで、SSIDを外部から見えなくする機能のこと。
3) ユーザが一度認証を受けるだけで、許可されているすべての機能を利用できること。
4) 情報システムにおいて非常時専用のID、パスワードを準備し、使った痕跡を残すこと。
5) 大量のサービス要求パケットを送りつけ、過大な負荷をかけて相手のサーバやネットワークを使用不能にすること。

問 54 端末がランサムウェアに感染した兆候を確認したシステム利用者が最初にとるべき行動はどれか。番号を解答記入欄（ 54 ）にマークしなさい。

1) システム管理者に電話して指示を仰ぐ。
2) 業務を続けるため別の部署の端末を借りに行く。
3) ウイルス対策ソフトのスキャンを手動実行する。
4) 近傍の端末で同じ現象が発生しているか確認する。
5) 端末に接続されているネットワークケーブルを抜く。

問 55 「医療情報システムの安全管理に関するガイドライン」（第5.2版）では、診療等の都度スキャナ等で文書を電子化して保存する場合、対象文書の発生からどのくらいの期間内にスキャンしなければならないとされているか。番号を解答記入欄（ 55 ）にマークしなさい。

1) 3時間
2) 12時間
3) 1〜2日
4) 1週間
5) 1ヶ月

問 56 リアルワールドデータを用いた臨床研究における課題の指摘として適切でないのはどれか。番号を解答記入欄（　56　）にマークしなさい。

1) SOAP の記載内容はフリーテキストであるため研究利用が難しい。
2) 通常の診療における記録の粒度と研究で必要な記録の粒度が異なる。
3) ある条件を持つ患者を横断的に検索できる仕組みを整備する必要がある。
4) 標準コードが実装されているため各施設のコードをマッピングする必要はない。
5) レセプトデータには患者のアウトカムに関する情報がほとんど記載されていない。

問 57 データ分析環境における ETL の機能でないのはどれか。番号を解答記入欄（　57　）にマークしなさい。

1) 抽出したデータを正規化する。
2) 分析用データベースにデータを投入する。
3) 抽出したデータにマスターデータを結合する。
4) 業務用データベースに格納されたデータを抽出する。
5) 抽出したデータに別データベースのデータを結合する。

問 58 自施設の病院情報システムに蓄積されたデータのみで算出するのが難しい指標はどれか。番号を解答記入欄（　58　）にマークしなさい。

1) 逆紹介率
2) 病床稼働率
3) がん 5 年生存率
4) 転倒転落発生率
5) 重症度、医療・看護必要度

問 59 病院経営データの分析について誤っているのはどれか。番号を解答記入欄（　59　）に 2 つマークしなさい。

1) 医療機関の患者データの詳細を SWOT 分析する。
2) 相関分析により患者待ち時間と患者満足度の関係を分析する。
3) 医療機関の従業員の満足度を向上させるために KPI を用いる。
4) 月によってばらつきがある外来患者数の推移を移動平均により分析する。
5) データを視覚的に表現し意思決定を支援するためにダッシュボードを使用する。

問 60 臨床研究のオフサイトモニタリングにおいて、医療情報システム担当者が電子カルテ情報を閲覧するモニタに対して事前に確認すべきことはどれか。番号を解答記入欄（　60　）に 2 つマークしなさい。

1) 実施する臨床研究の目的や手法
2) 実施する臨床研究の倫理審査結果
3) モニタが使用する PC およびネットワーク環境
4) 閲覧時にモニタが申請者本人かどうかを確認する手順
5) 研究に関する倫理ならびにモニタリングの実施に必要な知識

日本医療情報学会

第20回医療情報技師能力検定試験

（2022年度）

問　題

医学・医療系

問 1 世界医師会が採択した人体実験に関する倫理的原則はどれか。番号を解答記入欄（ 1 ）にマークしなさい。

1) リスボン宣言
2) ジュネーブ宣言
3) ヘルシンキ宣言
4) ニュルンベルク綱領
5) ヒポクラテスの誓い

問 2 医療・介護関係事業者が個人の診療データを本人の同意を得ないで提供できるのはどれか。番号を解答記入欄（ 2 ）にマークしなさい。

1) 学校からの欠席に関する照会
2) 職場からの休職に関する照会
3) 警察からの児童虐待に関する照会
4) 製薬メーカーからの治療結果に関する照会
5) 民間保険会社からの診断病名に関する照会

問 3 医療者が情報を収集、記載、蓄積、伝達、利用する場合に配慮すべき権利とは言えないのはどれか。番号を解答記入欄（ 3 ）にマークしなさい。

1) 秘密が守られる権利
2) 誤りの訂正を求める権利
3) 自己情報を請求する権利
4) 自己情報の流れを制御する権利
5) 患者優位な情報に書き換えを求める権利

問 4 インフォームドコンセントを取得する際に適切でないのはどれか。番号を解答記入欄（ 4 ）にマークしなさい。

1) 患者・家族に理解できること
2) 医療者による説明が根拠に基づくこと
3) いったん決定した方針は変更ができないこと
4) 医療者と共に最良の道筋を考えることができること
5) 患者・家族が自由に協議して方針を決定できること

問 5 国民健康保険の保険者でないのはどれか。番号を解答記入欄（ 5 ）に2つマークしなさい。

1) 国
2) 市町村
3) 共済組合
4) 都道府県
5) 国民健康保険組合

問 6 歯科における診療報酬請求について正しいのはどれか。番号を解答記入欄（ 6 ）にマークしなさい。

1) 未コード化傷病名は存在しない。
2) 2ヵ月ごと偶数月にのみ請求が行われる。
3) 保険請求の整合性チェックは容易に行える。
4) 診療報酬明細書（レセプト）の書式は医科と共通である。
5) 電子レセプト請求方法は電子媒体の割合がオンラインより多い。

問 7 保険診療が適用されるのはどれか。番号を解答記入欄（ 7 ）に2つマークしなさい。

1) 健康診断
2) 自然分娩
3) 白癬治療
4) 美容整形
5) コンタクトレンズ検査

問 8 医療法で定められている地域の実情に応じた医療提供体制の確保を図るための計画立案の主体となるのはどれか。番号を解答記入欄（ 8 ）にマークしなさい。

1) 都道府県
2) 厚生労働省
3) 日本病院会
4) 各自治体の保健所
5) 当該地域の医師会

問 9 法律により「名称独占」が規定されていない職種はどれか。番号を解答記入欄（ 9 ）にマークしなさい。

1) 医師
2) 看護師
3) 保健師
4) 薬剤師
5) 臨床心理士

問 10 病床機能報告制度の目的でないのはどれか。番号を解答記入欄（ 10 ）に2つマークしなさい。

1) 医療機関の経営状況を把握する。
2) 医療機関間の機能分化、連携を行う。
3) 将来の医療圏ごとの需給関係を分析する。
4) 医療機関が担う医療機能と資源を把握する。
5) 患者に最適な医療機関の選択肢を提示する。

問 11 地域包括ケアシステム構築の主体となるのはどれか。番号を解答記入欄（ 11 ）にマークしなさい。

1) 医師会
2) 市町村
3) 保健所
4) 厚生労働省
5) 地域医療支援病院

問 12 医療法による医療安全管理体制について、一般病院および有床診療所で<u>義務付けられていない</u>のはどれか。番号を解答記入欄（ 12 ）にマークしなさい。

1) 患者相談窓口の設置
2) 感染制御体制の整備
3) 医療安全に関する職員研修
4) 医療事故等の院内報告体制
5) 医薬品安全管理体制の整備

問 13 多職種で構成される栄養管理を担当するチームはどれか。番号を解答記入欄（ 13 ）にマークしなさい。

1) AST
2) ICT
3) NST
4) DMAT
5) PERIO

問 14 薬剤投与の安全確保のため、薬剤準備や投与直前の確認が必要とされている「6つのR（Right）」に<u>該当しない</u>のはどれか。番号を解答記入欄（ 14 ）にマークしなさい。

1) 正しい患者（Right Patient）
2) 正しい計画（Right Plan）
3) 正しい時間（Right Time）
4) 正しい目的（Right Purpose）
5) 正しい用法（Right Route）

問 15 医療機器の安全性を確保するための方策として適切でないのはどれか。番号を解答記入欄（ 15 ）にマークしなさい。

1) 始業時・終業時の点検を徹底する。
2) ME 室で中央管理し、定期的に保守管理を行う。
3) 選定・更新時には、可能な限り多くの機種を購入する。
4) 多職種で構成される選定委員会で選定や更新計画を策定する。
5) 適正使用を行えるように、医療スタッフに対する安全教育を行う。

問 16 EBM の手順として正しいのはどれか。番号を解答記入欄（ 16 ）にマークしなさい。

a. 批判的吟味
b. 情報検索
c. 問題の定式化
d. 判断の適用
e. 自己評価

1) e → c → b → a → d
2) b → c → a → d → e
3) b → c → d → a → e
4) c → a → b → d → e
5) c → b → a → d → e

問 17 脳幹に含まれるのはどれか。番号を解答記入欄（ 17 ）にマークしなさい。

1) 延髄
2) 小脳
3) 脊髄
4) 大脳
5) 側頭葉

問 18 静脈血が流れているのはどれか。番号を解答記入欄（ 18 ）にマークしなさい。

1) 肝動脈
2) 冠動脈
3) 腎動脈
4) 肺動脈
5) 内頸動脈

問 19 細菌感染と関係の深い疾患はどれか。番号を解答記入欄（　19　）にマークしなさい。

1)　胃がん
2)　脳梗塞
3)　悪性中皮腫
4)　子宮頸がん
5)　潰瘍性大腸炎

問 20 出生直後の新生児の状態を評価するアプガースコアで用いられないのはどれか。番号を解答記入欄（　20　）にマークしなさい。

1)　血圧
2)　呼吸
3)　筋緊張
4)　心拍数
5)　皮膚色

問 21 薬の代謝・排泄を担う主な臓器はどれか。番号を解答記入欄（　21　）に2つマークしなさい。

1)　胃
2)　肺
3)　肝臓
4)　腎臓
5)　膵臓

問 22 医薬品の取り扱いについて誤っているのはどれか。番号を解答記入欄（　22　）にマークしなさい。

1)　麻薬と覚せい剤は同じ金庫に保管してもよい。
2)　麻薬施用者、麻薬管理者は知事の免許を受ける必要がある。
3)　劇薬は、白地に赤文字・赤枠で薬剤名を表示しなければならない。
4)　向精神薬を廃棄した場合は、分類を問わず必ず記載しなければならない。
5)　特定生物由来製品は、患者情報やロット等に関して記録の作成と20年間の保管義務がある。

問 23 薬価基準収載の翌月1日から起算して1年を経過していない医薬品における1回の処方日数の限度は、原則として何日か。番号を解答記入欄（　23　）にマークしなさい。

1)　 7日
2)　14日
3)　28日
4)　30日
5)　90日

問 24 看護過程に関連しないのはどれか。番号を解答記入欄（ 24 ）にマークしなさい。

1) 看護計画
2) 看護診断
3) 看護管理日誌
4) 看護基本情報
5) 看護アセスメント

問 25 看護管理日誌に記載された患者搬送の記述のうち適切でないのはどれか。番号を解答記入欄（ 25 ）にマークしなさい。

1) 護送の患者に付き添った。
2) 護送の患者を歩行器で搬送した。
3) 担送の患者を車いすで搬送した。
4) 担送の患者をベッドで搬送した。
5) 担送の患者をストレッチャーで搬送した。

問 26 看護必要度に関する記述で誤っているのはどれか。番号を解答記入欄（ 26 ）にマークしなさい。

1) 2日に1回記載する。
2) 入院患者について評価する。
3) DPC データを利用できる項目がある。
4) 日常生活機能評価表に従って評価する。
5) 看護必要度に応じて入院料・加算が決められる。

問 27 糖尿病の診断に有用な検査項目はどれか。番号を解答記入欄（ 27 ）にマークしなさい。

1) CEA
2) 赤血球数
3) C反応性蛋白（CRP）
4) クレアチンキナーゼ（CK）
5) グリコヘモグロビン（HbA1c）

問 28 血液ガス分析でアルカローシスを示す状態はどれか。番号を解答記入欄（ 28 ）にマークしなさい。

1) 糖尿病
2) 尿毒症
3) 気道閉塞
4) 呼吸不全
5) 過換気状態

問 29 てんかんの診断で最も重要な検査はどれか。番号を解答記入欄（　29　）にマークしなさい。

1) 脳波
2) 筋電図
3) 心電図
4) 聴性脳幹反応
5) 体性感覚誘発電位

問 30 生理機能検査でないのはどれか。番号を解答記入欄（　30　）にマークしなさい。

1) 聴力検査
2) 筋電図検査
3) 尿素呼気試験
4) スパイロメトリー
5) 睡眠ポリグラフィー検査

問 31 検査の実施前に、妊娠の有無について確認する必要がないのはどれか。番号を解答記入欄（　31　）にマークしなさい。

1) MRI 検査
2) PET 検査
3) 造影 CT 検査
4) M モード超音波検査
5) 上部消化管内視鏡検査

問 32 放射線を使う検査はどれか。番号を解答記入欄（　32　）にマークしなさい。

1) 脳波
2) 心電図
3) CT 検査
4) MRI 検査
5) エラストグラフィー

問 33 成人の超音波検査で観察が難しい臓器はどれか。番号を解答記入欄（　33　）にマークしなさい。

1) 胸腺
2) 心臓
3) 腎臓
4) 膀胱
5) 甲状腺

問 34 内視鏡による内部観察に適さない臓器はどれか。番号を解答記入欄（　34　）にマークしなさい。

1) 肺
2) 肝臓
3) 血管
4) 膀胱
5) 十二指腸

問 35 がんの放射線治療について正しいのはどれか。番号を解答記入欄（　35　）に2つマークしなさい。

1) 侵襲的治療に分類される。
2) 非観血的治療に分類される。
3) 全身的治療法のひとつである。
4) 用いる放射線は粒子線が主である。
5) 他の治療法が不可能な場合にのみ適応となる。

問 36 診療録について正しいのはどれか。番号を解答記入欄（　36　）にマークしなさい。

1) 診療録の記載は退院までに行えばよい。
2) 診療録の記載は医療法で定められている。
3) 診療録には医師（歯科医師）以外は記載してはならない。
4) 指導管理料の算定には指導内容を診療録に記載する必要がある。
5) 病院における診療録の法的保存義務者は、記載を行った医師である。

問 37 医科保険診療録の2号用紙に記載すべき項目はどれか。番号を解答記入欄（　37　）にマークしなさい。

1) 転帰
2) 既往症
3) 生年月日
4) 保険情報
5) 保険点数

問 38 転帰区分において「一時的な改善にとどまらず、治療によって異常所見や症状が消失した状態」を指す区分としてもっとも適切なのはどれか。番号を解答記入欄（　38　）にマークしなさい。

1) 寛解
2) 軽快
3) 増悪
4) 中止
5) 不変

問 39 入院診療計画書に記載する必要がない項目はどれか。番号を解答記入欄（　39　）にマークしなさい。

1) 病名
2) 主治医名
3) 治療計画
4) 推定される入院期間
5) 推定される入院費用

問 40 説明と同意書の取得を必須としない診療行為はどれか。番号を解答記入欄（　40　）にマークしなさい。

1) 手術・麻酔
2) 内視鏡検査
3) 造影CT検査
4) 心臓カテーテル検査
5) ホルター心電図検査

問 41 システマティックレビューの説明として正しいのはどれか。番号を解答記入欄（　41　）にマークしなさい。

1) ある一定期間、集団を追跡調査する。
2) 現存する文献の徹底的なレビューを行う。
3) 一時点でアウトカムを測定し、過去に遡って要因を測定する。
4) 要因を測定した後に、将来の一時点においてアウトカムを測定する。
5) 介入を無作為に割り振ることで介入をより客観的に評価することを目的とする。

問 42 コホート研究について正しいのはどれか。番号を解答記入欄（　42　）にマークしなさい。

1) 横断的研究である。
2) 後ろ向き研究は行えない。
3) 因果関係を決定することができる。
4) 固定集団を一定期間追跡調査する。
5) 患者集団と対象集団の危険因子の有無について比較を行う。

問 43 スクリーニング検査において、妥当性が高いと評価できるのはどれか。番号を解答記入欄（　43　）にマークしなさい。

1) 感度が高く、特異度が高い。
2) 感度が高く、特異度が低い。
3) 感度が高く、特異度は関係しない。
4) 感度が低く、特異度が高い。
5) 感度は関係なく、特異度が高い。

問 44 治験の3段階のうち、第Ⅱ相試験の説明として正しいのはどれか。番号を解答記入欄（ 44 ）にマークしなさい。

1) 多数の患者に「治験薬」を使い、その効果や安全性を確認する。
2) ウサギやネズミ、イヌなどの動物で「治験薬」の効果と安全性を調べる。
3) 少数の患者に「治験薬」を使い、治療効果や効き方、副作用の程度や用法・用量を検討する。
4) 化学合成物質や自然界に存在する物質から目的とする作用を持つ成分を「治験薬」として選択する。
5) 少数の健康な成人ボランティアあるいは患者を対象に、ごく少量から徐々に「治験薬」の投与量を増やし、安全性を調べる。

問 45 変量の種類と例示との組み合わせで正しいのはどれか。番号を解答記入欄（ 45 ）にマークしなさい。

1) 順序変量 ― 性別（1．女性、2．男性）
2) 名義変量 ― 健康状態（1．良い、2．普通、3．悪い）
3) 離散変量 ― 年齢
4) 連続変量 ― 血圧
5) 離散変量 ― 体温

問 46 データの収集後、最初に行うべきことは何か。番号を解答記入欄（ 46 ）にマークしなさい。

1) 尖度を求める。
2) 歪度を求める。
3) 平均値と標準偏差を求める。
4) データ分布の形状を把握する。
5) データ分布の確率密度関数を把握する。

問 47 表に示す統計量の標本で、赤血球数が420万/μl以下の人数はどれくらいか。なお、赤血球数の分布は正規分布に従うものとする。番号を解答記入欄（ 47 ）にマークしなさい。

母集団		成人男性
人数		5,000万人
赤血球数	平均値	470万/μl
	標準偏差	50万/μl

1) 　400万人
2) 　800万人
3) 1,200万人
4) 1,600万人
5) 2,000万人

問 48 複数の説明変数があるとき、これらを用いて目的変数の事象発生確率をモデル化するのはどれか。番号を解答記入欄（　48　）にマークしなさい

1) 重回帰分析
2) 主成分分析
3) クラスター分析
4) 多変量生存時間回帰分析
5) ロジスティック回帰分析

問 49 ナショナルデータベース（NDB）に<u>格納されていない</u>項目はどれか。番号を解答記入欄（　49　）にマークしなさい。

1) 転帰
2) BMI
3) 傷病名
4) HbA1c
5) TNM 分類

問 50 がん登録に関して正しいのはどれか。番号を解答記入欄（　50　）に<u>2つ</u>マークしなさい。

1) 都道府県から死亡情報が提供される。
2) 「地域がん登録」は「全国がん登録」に発展した。
3) 院内がん登録は全国がん登録のデータを活用して管理される。
4) 全国の医療機関は「がん」と診断された人のデータを市町村長に届け出ることが義務化された。
5) 全国がん登録のデータベースに登録される情報には「がんと診断された人の氏名」が含まれる。

日本医療情報学会

第 20 回医療情報技師能力検定試験

（2022 年度）

問　題
情報処理技術系

問 1 10 進数の 101 を 2 進数で表したのはどれか。番号を解答記入欄（　1　）にマークしなさい。

1) 1100101
2) 1100011
3) 1111001
4) 1111101
5) 1111110

問 2 読取りに青色半導体レーザを用いなければならないのはどれか。番号を解答記入欄（　2　）にマークしなさい。

1) CD
2) DVD
3) IC カード
4) SD メモリカード
5) Blu-ray Disc

問 3 フラッシュメモリについて正しいのはどれか。番号を解答記入欄（　3　）にマークしなさい。

1) 揮発性である。
2) 高速回転する。
3) 書き換えできる。
4) 磁気で読み出す。
5) ランダムアクセスができない。

問 4 10 進表記の倍数と情報の単位の接頭辞の組み合わせで正しいのはどれか。番号を解答記入欄（　4　）にマークしなさい。

1) 10^3 ─ M
2) 10^6 ─ G
3) 10^9 ─ T
4) 10^{12} ─ E
5) 10^{15} ─ P

問 5 2 進数「1010」と「1001」の論理演算の結果が「0111」となるのはどれか。番号を解答記入欄（　5　）にマークしなさい。

1) 論理和（OR）
2) 論理積（AND）
3) 否定論理和（NOR）
4) 排他的論理和（XOR）
5) 否定論理積（NAND）

問 6 画素数 1,024×1,024 の 10 bit グレースケール、フレームレート 60 fps の非圧縮動画の1秒当たりの情報量はどれか。番号を解答記入欄（ 6 ）にマークしなさい。

1) 　6 Mbytes
2) 　60 Mbytes
3) 　75 Mbytes
4) 600 Mbytes
5) 750 Mbytes

問 7 バッチ処理の説明として適切なのはどれか。番号を解答記入欄（ 7 ）にマークしなさい。

1) 処理を対話的に実行する方式
2) 登録した処理を自動的に一括実行する方式
3) サーバとクライアントで処理を分担する方式
4) 同一の処理を多数のコンピュータに分散する方式
5) 複数の処理を短時間ずつ切り替えて実行する方式

問 8 シンクライアントの方式でないのはどれか。番号を解答記入欄（ 8 ）にマークしなさい。

1) 仮想 PC 方式
2) パイプライン方式
3) ブレード PC 方式
4) ネットワークブート方式
5) 画面転送型サーバベース方式

問 9 仮想化の特徴でないのはどれか。番号を解答記入欄（ 9 ）にマークしなさい。

1) サーバの集約化
2) 柔軟なリソース配分
3) データ処理の高速化
4) システムテストの効率化
5) スナップショットからの復元

問 10 RAID6 で構成する場合、8 TB のデータを格納するのに、1 台 2 TB のディスク装置は最低何台必要か。番号を解答記入欄（ 10 ）にマークしなさい。

1) 　4 台
2) 　5 台
3) 　6 台
4) 　8 台
5) 12 台

問 **11** 表計算ソフトウェアの操作のうち、オペレーティングシステム（OS）の機能を呼び出しているのはどれか。番号を解答記入欄（　11　）にマークしなさい。

1) 行の挿入
2) 列の非表示
3) データのソート
4) 関数を使った計算
5) ワークシートの印刷

問 **12** オペレーティングシステム（OS）から入出力装置など周辺機器を制御するためのプログラムはどれか。番号を解答記入欄（　12　）にマークしなさい。

1) シェル
2) カーネル
3) ドライバ
4) アセンブラ
5) ファームウェア

問 **13** 図のフローチャートで、x＝17、y＝3のとき、a、bの正しい出力の組み合わせはどれか。番号を解答記入欄（　13　）にマークしなさい。

1) a＝2、b＝5
2) a＝4、b＝3
3) a＝5、b＝2
4) a＝6、b＝5
5) a＝7、b＝2

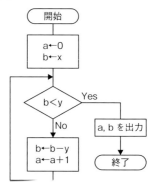

問 **14** プログラミング言語のソースプログラム全体を、あらかじめ機械語のプログラムに変換しておいてから実行するのはどれか。番号を解答記入欄（　14　）にマークしなさい。

1) 手続き型言語
2) アセンブリ言語
3) コンパイラ方式
4) インタプリタ方式
5) マークアップ言語

問 15 スクリプト言語はどれか。番号を解答記入欄（ 15 ）にマークしなさい。

1) C＃
2) Java
3) COBOL
4) Prolog
5) Python

問 16 ASCII コードでは、大文字アルファベット「A」は 2 進数の 1000001 で、「B」は 1000010 で表される。「E」を表す 2 進数の ASCII コードを 16 進数で表したのはどれか。番号を解答記入欄（ 16 ）にマークしなさい。

1) 41
2) 45
3) 4E
4) 52
5) 65

問 17 動画像のファイル形式はどれか。番号を解答記入欄（ 17 ）にマークしなさい。

1) BMP
2) MP4
3) PNG
4) FHIR
5) JPEG

問 18 周波数成分の最大値が 400 Hz のアナログ信号をデジタル信号へ変換する場合、必要な最低サンプリング周波数はどれか。番号を解答記入欄（ 18 ）にマークしなさい。

1) 100 Hz
2) 200 Hz
3) 400 Hz
4) 800 Hz
5) 1,600 Hz

問 19 可逆圧縮の説明として正しいのはどれか。番号を解答記入欄（ 19 ）にマークしなさい。

1) 圧縮前のデータに復元できる
2) 復元後の音声にひずみが生じる
3) 非可逆圧縮より圧縮率が高くなる。
4) 復元後のテキスト情報が欠損する。
5) 圧縮前後でファイルサイズが変化しない。

問 20 グレースケール画像の各画素の明るさを 4,000 段階に分けたい場合、量子化に必要な最小ビット数はどれか。番号を解答記入欄（ 20 ）にマークしなさい。

1) 10
2) 12
3) 14
4) 16
5) 20

問 21 表「薬剤請求記録」に対して以下の SQL を実行して得られる結果はどれか。番号を解答記入欄（ 21 ）にマークしなさい。

SELECT 病棟, 薬剤コード, COUNT（数量）FROM 薬剤請求記録
　　　　WHERE 病棟 ='E13' GROUP BY 薬剤コード；

表　"薬剤請求記録"

薬剤請求コード	病棟	請求日	薬剤コード	数量
13289265	E13	2022-03-29	E0032	1
13289266	W08	2022-03-29	G0823	1
13289267	E13	2022-03-29	A0008	2
13289268	E07	2022-03-29	E0032	2
13289269	W11	2022-03-29	A0008	1
13289270	W08	2022-03-30	A0008	2
13289271	E13	2022-03-30	G0823	1
13289272	E07	2022-03-30	G0823	2
13289273	E13	2022-03-30	A0008	1

1) 病棟別・薬剤別の請求数量
2) 指定した病棟の薬剤別の請求件数
3) 指定した病棟の薬剤別の請求数量
4) 指定した薬剤の病棟別の請求件数
5) 指定した薬剤の病棟別の請求数量

問 22 前問の表「薬剤請求記録」の主キーとなるのはどれか。番号を解答記入欄（　22　）にマークしなさい。

1) 病棟
2) 薬剤コード
3) 薬剤請求コード
4) 病棟と薬剤コード
5) 請求日と薬剤コード

問 23 関係データベースで、2つの表の両方に所属する要素を取り出す操作はどれか。番号を解答記入欄（　23　）にマークしなさい。

1) 差
2) 積
3) 結合
4) 射影
5) 選択

問 24 リレーショナルデータベースについて誤っているのはどれか。番号を解答記入欄（　24　）にマークしなさい。

1) SQL で操作できる。
2) RDBMS で管理できる。
3) テーブル同士を関連付ける。
4) NoSQL データベースである。
5) 表形式のテーブルでデータが管理される。

問 25 トランザクションの前後や実施中にも整合性が保たれ、矛盾のない状態が継続される性質はどれか。番号を解答記入欄（　25　）にマークしなさい。

1) 一貫性（consistency）
2) 原子性（atomicity）
3) 耐久性（durability）
4) 統一性（integrity）
5) 独立性（isolation）

問 26 次のIPアドレスのうち、アドレス変換を行わずインターネット上の機器と直接通信できるのはどれか。番号を解答記入欄（　26　）に2つマークしなさい。

1) 8.8.8.8
2) 10.10.1.1
3) 127.0.0.1
4) 172.32.2.2
5) 192.168.3.3

問 27 HTTPS に割り当てられているウェルノウンポート番号はどれか。番号を解答記入欄（ 27 ）にマークしなさい。

1) 22
2) 80
3) 123
4) 443
5) 995

問 28 foobar@hcit.jp 宛にメール送信したところ "Host Unknown" と書かれたエラーメッセージが届いた。原因として正しいのはどれか。番号を解答記入欄（ 28 ）にマークしなさい。

1) 迷惑メールと判定された。
2) 送信元アドレスが存在しなかった。
3) 送信したメールサイズが大きすぎた。
4) hcit.jp というメールサーバが見つからない。
5) hcit.jp に foobar というユーザがない。

問 29 光ファイバケーブルの説明で正しいのはどれか。番号を解答記入欄（ 29 ）にマークしなさい。

1) カテゴリ分けがある。
2) RJ45 コネクタで接続する。
3) 8 本の芯線を撚り合わせている。
4) マルチモードとシングルモードがある。
5) 結線方法にストレートとクロスがある。

問 30 無線 LAN（2.4 GHz 帯）の通信で干渉源となり得るのはどれか。番号を解答記入欄（ 30 ）にマークしなさい。

1) PHS
2) IC タグ
3) 携帯電話
4) 気象レーダ
5) 電子レンジ

問 31 下の図のような保守環境において、ファイアウォールはすべての通信を許可するポリシー設定をして運用している。保守ネットワークからの通信をリモートデスクトップ接続用のプロトコルのみに制限したい。ファイアウォールで変更すべき設定項目はどれか。番号を解答記入欄（　31　）にマークしなさい。

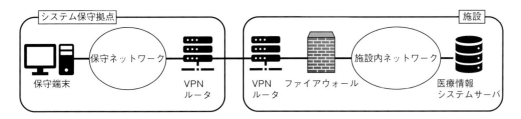

1) 宛先ポート番号
2) 接続許可時間帯
3) 送信元ポート番号
4) 宛先 IP アドレス
5) 送信元 IP アドレス

問 32 IP アドレスが 192.168.1.62 のホストが属する、サブネットマスクが 255.255.255.128 のネットワークのネットワークアドレスはどれか。番号を解答記入欄（　32　）にマークしなさい。

1) 192.168.1.0
2) 192.168.1.32
3) 192.168.1.64
4) 192.168.1.128
5) 192.168.1.255

問 33 IPv6 のアドレスはどれか。番号を解答記入欄（　33　）にマークしなさい。

1) 192.0.2.5
2) 00:00:5E:00:53:C3
3) 1F-E2-3D-C4-5B-A6
4) 978-4-88412-296-6
5) 2001:db8::8:800:200c:417a

問 34 DNS について正しいのはどれか。番号を解答記入欄（　34　）にマークしなさい。

1) 電子メールを配送する。
2) 通信の経路制御を行う。
3) IP アドレスを自動的に割り当てる
4) IP アドレスから MAC アドレスを求める。
5) IP アドレスとドメイン名の対応付けをする。

問 35 物理的な接続とは異なる仮想的なネットワークはどれか。番号を解答記入欄
（　35　）にマークしなさい。

1）　VDI
2）　VGA
3）　WAN
4）　VLAN
5）　WINS

問 36 Web アプリケーションの攻撃検出と遮断を行うのはどれか。番号を解答記入欄
（　36　）にマークしなさい。

1）　DMZ
2）　IPA
3）　IPS
4）　WAF
5）　WPA

問 37 ユーザや情報がなりすましや偽の情報でないことを証明できることを意味する情報
セキュリティの要素はどれか。番号を解答記入欄（　37　）にマークしなさい。

1）　可用性
2）　完全性
3）　機密性
4）　真正性
5）　信頼性

問 38 PKIを説明する下の図中の（ア）と（イ）の組み合わせで正しいのはどれか。番号を解答記入欄（ 38 ）にマークしなさい。

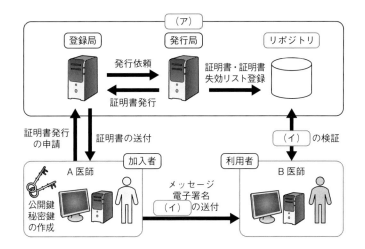

1) （ア）認証局 ―（イ）公開鍵
2) （ア）認証局 ―（イ）証明書
3) （ア）認証局 ―（イ）秘密鍵
4) （ア）法務局 ―（イ）証明書
5) （ア）法務局 ―（イ）秘密鍵

問 39 デジタル署名の説明として適切なのはどれか。番号を解答記入欄（ 39 ）にマークしなさい。

1) 暗号化と復号に同じ鍵を用いる。
2) 事前に共有した鍵で本文を暗号化する。
3) 対になっている2つの暗号鍵を用いる。
4) 可変長の本文から固定長のビット列を出力する。
5) メッセージダイジェストを秘密鍵で暗号化する。

問 40 ランサムウェアの説明はどれか。番号を解答記入欄（ 40 ）にマークしなさい。

1) 遠隔操作の裏口を設ける。
2) 機密データを流出させる。
3) 遠隔操作により盗撮や盗聴を行う。
4) データを暗号化して解除の対価を要求する。
5) 管理者になりすましてパスワードを入力させる。

問 41 バイオメトリクス認証で利用しないのはどれか。番号を解答記入欄（ 41 ）にマークしなさい。

1) 虹彩
2) 指紋
3) 静脈
4) 歯列
5) 声紋

問 42 2要素認証の組み合わせとして適切なのはどれか。番号を解答記入欄（ 42 ）にマークしなさい。

1) IDとパスワード
2) ICカードとSMS
3) ICカードとパスワード
4) 異なる2つのパスワード
5) パスワードと秘密の質問

問 43 制御フローテストとデータフローテストを含むテスト手法はどれか。番号を解答記入欄（ 43 ）にマークしなさい。

1) トップダウンテスト
2) ボトムアップテスト
3) グレーボックステスト
4) ブラックボックステスト
5) ホワイトボックステスト

問 44 システム開発プロセスにおける「要求分析・定義」に含まれるのはどれか。番号を解答記入欄（ 44 ）にマークしなさい。

1) コーディング
2) システムテスト
3) モジュール分割
4) 業務フローの作成
5) マスターテーブルの作成

問 45 プロジェクト管理におけるリスク対応に含まれないのはどれか。番号を解答記入欄（ 45 ）にマークしなさい。

1) リスク回避
2) リスク軽減
3) リスク受容
4) リスク転嫁
5) リスク評価

問 46 システム開発時の構造化分析で、実体間の関連を示すのはどれか。番号を解答記入欄（　46　）にマークしなさい。

1) ER 図
2) クラス図
3) シーケンス図
4) ユースケース図
5) コミュニケーション図

問 47 以下の PERT 図において、タスク F の作業の開始のスケジュールを厳守することが求められる場合、タスク A において許容できる遅れは最大何日となるか。番号を解答記入欄（　47　）にマークしなさい。
なお、タスク名の後ろの日数は各タスク処理に要する所定日数を示す。

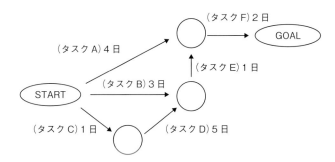

1) 0 日
2) 1 日
3) 2 日
4) 3 日
5) 4 日

問 48 情報システムのサービス水準評価指標はどれか。番号を解答記入欄（　48　）にマークしなさい。

1) 故障回数
2) 輻輳回数
3) スループット
4) 平均就労時間
5) メモリ使用率

問 49 障害発生時に縮退して稼働を継続できるシステムの設計手法はどれか。番号を解答記入欄（　49　）にマークしなさい。

1) フェールソフト
2) フールプルーフ
3) デュアルシステム
4) ホットスタンバイ
5) コールドスタンバイ

問 50 VR と AR について正しいのはどれか。番号を解答記入欄（　50　）にマークしなさい。

1) VR は視覚のみを対象としている。
2) AR では現実空間との融合がある。
3) AR では他人と知覚を共有できる。
4) VR では相互の顔認証が必須である。
5) AR では身体への埋め込み型デバイスが必須である。

日本医療情報学会

第 20 回医療情報技師能力検定試験

(2022 年度)

問　題

医療情報システム系

問 1 症候的情報にあたるのはどれか。番号を解答記入欄（ 1 ）に2つマークしなさい。
※試験当日配付の問題に訂正を加えています。

1) 患者が訴える症状
2) 胸部 X 線写真の所見
3) 医師の診断に至る思考
4) 医療機関を特徴づける情報
5) 手術の承諾を得るための説明の記録

問 2 医療情報の1次利用にあたるのはどれか。番号を解答記入欄（ 2 ）にマークしなさい。

1) 医薬品の開発
2) 全国がん登録
3) 経営指標値の算出
4) 外来受診患者数の把握
5) DPC による請求の根拠

問 3 わが国において最も早く実稼働したシステムはどれか。番号を解答記入欄（ 3 ）にマークしなさい。

1) PACS
2) 医事会計システム
3) 臨床検査システム
4) 看護業務支援システム
5) オーダエントリシステム

問 4 医療機関における情報セキュリティ上の脅威の現状について正しいのはどれか。番号を解答記入欄（ 4 ）にマークしなさい。

1) ランサムウェアの標的とはならない。
2) 医療機器の動作に直接影響が及ぶ危険性はない。
3) 医療安全上のリスクが顕在化する可能性がある。
4) インターネットから物理的に分離されていれば安全である。
5) USB メモリを拾得した利用者は病院端末に接続して内容を確認する。

問 5 医療情報の利用者が真正性を確保するためにとる行動として適切でないのはどれか。番号を解答記入欄（ 5 ）にマークしなさい。

1) 確定操作を行い、入力情報に対する責任を明示する。
2) 代行入力の場合、入力権限を持つ者が最終的に確定操作を行う。
3) 認証番号とパスワードなどによってシステムに利用者を認識させる。
4) 利用者の認証番号やパスワードを管理し、これを他者に利用させない。
5) 離席するときは、次の作業のため端末にログインしたままにしておく。

問　6　下記の記述は、医療情報担当者倫理綱領（Code of Ethics for Health Informatics Professionals）における医療情報担当者が負う責務のなかのどれにあたるか。番号を解答記入欄（　6　）にマークしなさい。

医療の提供や計画に必要となる保健医療福祉情報について、収集、蓄積、伝送、利用、取り扱いが適切に行えるよう努めなければならない。

1)　社会的な責務
2)　自身に関する責務
3)　患者に対する責務
4)　医療従事者に関わる責務
5)　施設・雇用者に対する責務

問　7　病院情報システムについて<u>誤っている</u>のはどれか。番号を解答記入欄（　7　）にマークしなさい。

1)　電子カルテシステムは診療記録を保管管理する。
2)　医事会計システムは診療報酬明細書の作成を行う。
3)　オーダエントリシステムは医師の指示を他部門へ送付する。
4)　輸血管理システムは他の病院情報システムと独立している。
5)　往診先で用いられる携帯端末は病院情報システムの一部である。

問　8　テレラジオロジーについて<u>誤っている</u>のはどれか。番号を解答記入欄（　8　）に<u>2つ</u>マークしなさい。

1)　D to P 型の遠隔医療である。
2)　画像は DICOM 形式で交換することが一般的である。
3)　画像診断専門医不足を解消するための一つの手段である。
4)　画像診断専門医が TV 会議システムの映像を見て読影する。
5)　画像データの伝送には機密性の高いネットワークが利用される。

問　9　厚生労働省「オンライン診療の適切な実施に関する指針」（令和4年1月一部改正）における「オンライン受診勧奨」にあたるのはどれか。番号を解答記入欄（　9　）に<u>2つ</u>マークしなさい。

1)　高血圧患者の血圧コントロールを確認すること
2)　一般用医薬品を用いた自宅療養を含む経過観察をすること
3)　具体的な疾患名を挙げて、これに罹患している旨を伝達すること
4)　離島の患者を骨折疑いと診断し、ギプス固定などの処置の説明等を実施すること
5)　疑われる疾患等を判断して、疾患名を列挙し受診すべき適切な診療科を選択すること

問 10 調剤業務に関するシステムに該当しないのはどれか。番号を解答記入欄（　10　）にマークしなさい。

1) 電子薬歴システム
2) 散薬調剤システム
3) 自動錠剤分包システム
4) 計数調剤支援システム
5) 薬剤ピッキングシステム

問 11 訪問看護業務支援システムで作成しないのはどれか。番号を解答記入欄（　11　）に2つマークしなさい。

1) 訪問看護報告書
2) 訪問看護計画書
3) 訪問看護指示書
4) 訪問看護記録書Ⅱ
5) 居宅サービス計画書

問 12 健診システムについて誤っているのはどれか。番号を解答記入欄（　12　）にマークしなさい。

1) 検査結果と合わせて検査診断レベルを管理する。
2) 過去の健診結果も含めた健診結果報告書を出力する。
3) 審査支払機関に対し診療報酬点数に基づいた請求を行う。
4) 受検者IDを発行する前に検査オーダ入力する場合がある。
5) 健診コース単位（人間ドック、定期健診など）の予約ができる。

問 13 地域医療連携システムの課題について誤っているのはどれか。番号を解答記入欄（　13　）にマークしなさい。

1) システム維持費、更新費を誰が負担するかは課題である。
2) SS-MIX2データが媒体あるいは中央保管されている場合、データ更新の確認が課題である。
3) 電子カルテが異なるベンダーに更新された場合、更新前のSS-MIX2データの維持が課題である。
4) マイナンバーカードの個人番号が登録可能となれば、保存された個人番号のみで名寄せが可能となる。
5) SS-MIX2データを各医療機関から毎回取得する場合、各医療機関のサポートが継続される必要がある。

問 14 自らが利用した医療保険に関連する情報のうち、デジタル庁が提供するマイナポータルで確認できないのはどれか。番号を解答記入欄（ 14 ）にマークしなさい。

1) 薬剤情報
2) 医療費通知情報
3) 健康保険証情報
4) 放射線画像情報
5) 特定健診結果情報

問 15 紙カルテと比較した電子カルテの特徴として誤っているのはどれか。番号を解答記入欄（ 15 ）にマークしなさい。

1) 情報の複製が困難である。
2) 運用変更の柔軟性が低い。
3) 情報機器や情報端末の導入に労力がかかる。
4) システムの使用方法の習得のために負担が生じる。
5) 情報の一覧性がディスプレイの表示能力に制約される。

問 16 インシデント・アクシデントレポートシステムについて正しいのはどれか。番号を解答記入欄（ 16 ）にマークしなさい。

1) 重大事故事例のみ登録する。
2) レポートは報告者の実名で院内に公開する。
3) レポートはリスクマネージャー以外も登録する。
4) レポートは一定期間経過後、速やかに抹消する。
5) 医療事故を起こした者からのアクセスを制限する機能が必要である。

問 17 処方オーダ時の処方内容チェックの対象でないはどれか。番号を解答記入欄（ 17 ）にマークしなさい。

1) 体重
2) 入院歴
3) 内服薬歴
4) 注射薬歴
5) 病名情報

問 18 薬剤処方オーダエントリシステムについて適切でないのはどれか。番号を解答記入欄（ 18 ）にマークしなさい。

1) 前回の処方内容を複写して利用できる。
2) 院外処方でも処方情報は院内の薬剤部門に伝達する。
3) 一部の注射剤は外来の処方オーダで扱うことができる。
4) 薬剤検索の際に 2 文字以上の文字列の入力を必須とする。
5) 麻薬処方の場合、近傍のプリンターに麻薬処方箋を即時出力する。

問 19 処置オーダについて正しいのはどれか。番号を解答記入欄（ 19 ）にマークしなさい。

1) 入力漏れの発生を考慮する必要はない。
2) 処置に使用した薬剤は外来処方オーダから入力する。
3) 他のスタッフがオーダを代行入力することはできない。
4) オーダと同時に実施までを完結できる即実施機能がある。
5) 経過記録に処置内容を記載することによってオーダが発行される。

問 20 病院情報システムと連携したクリニカルパスシステムに組み込むべき機能でないのはどれか。番号を解答記入欄（ 20 ）にマークしなさい。

1) バリアンスを登録する。
2) クリニカルパス画面からオーダを発行する。
3) 患者状態に合わせてクリニカルパスを選択する。
4) クリニカルパス画面でオーダの実施状況を把握する。
5) 入院時病名に基づいてクリニカルパスを自動的に適用する。

問 21 歯科電子診療録における歯の部位データの利用と管理について誤っているのはどれか。番号を解答記入欄（ 21 ）にマークしなさい。

1) 一歯毎に区別して管理する。
2) 災害時の身元確認に利用できる。
3) 歯面・歯根単位での管理が望ましい。
4) 複数の歯を同時に扱えるようにする必要がある。
5) 抜歯後の箇所については一歯毎の管理はしない。

問 22 産科（周産期）診療に関するシステムで記録・評価に用いられるのはどれか。番号を解答記入欄（ 22 ）に2つマークしなさい。

1) DESIGN R®
2) パルトグラム
3) アプガースコア
4) フェイススケール
5) スライディングスケール

問 23 眼科システムの機能として必要性が最も低いのはどれか。番号を解答記入欄（ 23 ）にマークしなさい。

1) 眼科検査機器から検査結果情報を取得する。
2) 所見を手描きで示したスケッチを登録する。
3) 診療録や自科検査結果をまとめたレポートを電子カルテに送信する。
4) 検査結果と所見、評価などの記録をファイリングシステムに保存する。
5) 複数の自科検査を一括してオーダ入力し、検査後にそれぞれ実施入力する。

問 24 外来化学療法システムに含まれる機能として誤っているのはどれか。番号を解答記入欄（ 24 ）にマークしなさい。

1) ベッドコントロールができる。
2) 投与後起きた副作用等のインシデントを登録できる。
3) レジメン別実施件数などの統計データを集計できる。
4) 標準的な化学療法を行えるよう標準レジメンを登録できる。
5) 患者の体調変化に応じて抗がん剤の投与量を自動計算できる。

問 25 感染制御部門システムの機能のうち、薬剤耐性菌の発生抑制と最も関連が深いのはどれか。番号を解答記入欄（ 25 ）にマークしなさい。

1) 感染症マップ機能
2) 手術部位感染モニタ機能
3) 感染症発生状況モニタ機能
4) 感染対策ラウンド支援機能
5) 抗菌薬使用状況モニタ機能

問 26 医事会計システムの機能でないのはどれか。番号を解答記入欄（ 26 ）にマークしなさい。

1) DPC 管理
2) 収入金管理
3) 未収金管理
4) カルテ管理
5) レセプト電算処理管理

問 27 新規の患者が入院してきたとき、看護業務支援システムへ最初に入力するのはどれか。番号を解答記入欄（ 27 ）にマークしなさい。

1) 評価
2) 看護計画
3) 看護診断
4) 看護アセスメント
5) 看護介入の実施情報

問 28 検査情報システムの機能に含まれないのはどれか。番号を解答記入欄（ 28 ）にマークしなさい。

1) 精度管理
2) 検査依頼
3) 採血支援
4) 試薬物品等の在庫管理
5) 顕微鏡画像等の画像管理

問 29 放射線画像検査オーダ情報を受信し、実施手続きを行うのはどれか。番号を解答記入欄（ 29 ）に2つマークしなさい。

1) RIS
2) HIS
3) PACS
4) モダリティ
5) レポートシステム

問 30 放射線治療業務と情報システムについて正しいのはどれか。番号を解答記入欄（ 30 ）にマークしなさい。

1) 放射線治療は原則として1回の照射で完了する。
2) 放射線治療部門専用の治療RISが構築される。
3) 放射線治療計画の確定入力は診療放射線技師が行う。
4) 密封小線源による内部照射装置とPACSとを接続する。
5) 放射線治療計画データや照射野の情報はPACSで参照できる。

問 31 リハビリテーション部門システムと連携する必要性が最も低いのはどれか。番号を解答記入欄（ 31 ）にマークしなさい。

1) 予約システム
2) 勤怠管理システム
3) 検査情報システム
4) 医事会計システム
5) 電子カルテシステム

問 32 電子カルテシステムと血液浄化部門システムとのデータ連携において連携の必要性が最も低いのはどれか。番号を解答記入欄（ 32 ）にマークしなさい。

1) 検査結果
2) 処方オーダ
3) 予約オーダ
4) 病理オーダ
5) 患者プロファイル

問 33 食事オーダエントリシステムを開発する際の要件として適切でないのはどれか。番号を解答記入欄（ 33 ）にマークしなさい。

1) 食事オーダの締め切り時刻の設定を可能とする。
2) 主食、副食、飲物等のメニューを選択可能とする。
3) 食事オーダの修正はオーダ入力した医師のみ可能とする。
4) 食物アレルギー情報を登録し、オーダ入力時にチェック可能とする。
5) オーダ時に選択したオーダ内容の栄養量や患者のBMI等を表示させる。

問 34 医療機関内の物流管理システムで利用するバーコードとして最も適切なのはどれか。番号を解答記入欄（　34　）にマークしなさい。

1) ITF
2) JAN
3) NW-7
4) CODE39
5) GS1-128

問 35 医療行為に用いるコードでないのはどれか。番号を解答記入欄（　35　）にマークしなさい。

1) ICF
2) STEM7
3) J コード
4) K コード
5) ICD-9-CM

問 36 横断的チーム医療を支える情報システムの機能として適切でないのはどれか。番号を解答記入欄（　36　）にマークしなさい。

1) 介入の進捗状況を一覧表示する。
2) 介入対象患者の選出や介入期間を管理する。
3) 構成メンバーが保持している資格を管理する。
4) チームの活動目的に応じた記録記載書式を設定できる。
5) 全ての記録記載書式に全職種のメンバーが入力できるよう設定する。

問 37 臨床研究システムを構築する際に考慮する事項のうち、優先度が最も低いのはどれか。番号を解答記入欄（　37　）にマークしなさい。

1) 倫理審査の支援
2) 被験者割付の支援
3) CDISC への対応
4) モニタリングの対応
5) 登録対象データのデータクリーニング

問 38 医療情報システムの導入について正しいのはどれか。番号を解答記入欄（　38　）にマークしなさい。

1) 診療報酬改定ごとにシステム更新する。
2) 導入の責任は医療機関の管理者にある。
3) 病院の全業務を搭載するように計画する。
4) 導入コストが最も安価なシステムを選択する。
5) スタッフの業務負荷よりも医療の効率化を優先する。

問 39 病院情報システム導入時の各種ワーキング・グループの活動と関連性が最も低いのはどれか。番号を解答記入欄（ 39 ）にマークしなさい。

1) 現状業務の分析
2) 導入予算総額の変更
3) 業務運用フローの策定
4) システム化対象範囲の決定
5) ベンダー技術者とのシステム構成等に関する協議

問 40 医療情報システムの要求仕様書に含まれないのはどれか。番号を解答記入欄（ 40 ）にマークしなさい。

1) 納期
2) 概算見積
3) 検収条件
4) 導入目的
5) システムの納品形態

問 41 病院情報システムで使われるマスターについて適切でないのはどれか。番号を解答記入欄（ 41 ）に2つマークしなさい。

1) コードと対応する名称は1:1とは限らない。
2) 年度毎のマスターは重複しないコードで管理する。
3) マスター管理は専任者一人で行うのが原則である。
4) 年度内ではマスターにひもづく診療報酬点数の値を変更してはならない。
5) 同じコードのマスターを同時に別々の端末で編集できないよう排他制御する。

問 42 病院情報システムにおいて、利用者が退職した際の利用者アカウントの取扱いとして適切なのはどれか。番号を解答記入欄（ 42 ）にマークしなさい。

1) 速やかに利用権限を停止する。
2) 速やかにアカウントを削除する。
3) 速やかに参照権限のみに変更する。
4) 一定期間経過後、利用権限を停止する。
5) 一定期間経過後、アカウントを削除する。

問 43 代行入力者による入力の運用について適切なのはどれか。番号を解答記入欄（ 43 ）にマークしなさい。

1) 共用アカウントでログインする。
2) 管理者用アカウントを共有してログインする。
3) 代行入力を依頼した医師のアカウントでログインする。
4) 自分のアカウントでログインし、代行入力権限を利用する。
5) 自分のアカウントでログインし、入力権限を一時的に変更する機能を利用する。

問 44 病院情報システムの利用者権限の設定について適切なのはどれか。番号を解答記入欄（ 44 ）にマークしなさい。

1) すべての権限を付与する。
2) 職務遂行に際して必要最低限の権限のみを付与する。
3) 将来必要になる可能性のある権限はあらかじめ付与する。
4) ゼネラルリスクマネージャーにはすべての権限を付与する。
5) 医療情報システム部門の利用者にはすべての権限を付与する。

問 45 病院情報システムの評価について正しいのはどれか。番号を解答記入欄（ 45 ）にマークしなさい。

1) 定期的に実施する必要はない。
2) 経営指標の把握が最も重要である。
3) アンケート形式による調査は行わない。
4) 導入目的が達成されたかを明確にする必要がある。
5) 上級医療情報技師が評価を実施しなければならない。

問 46 医療情報システムとその導入目的の組み合わせについて誤っているのはどれか。番号を解答記入欄（ 46 ）にマークしなさい。

1) 医事会計システム 　　　　　　　　　　　 ― 診療報酬請求
2) 給食部門システム 　　　　　　　　　　　 ― 食材の管理
3) 輸血部門システム 　　　　　　　　　　　 ― 輸血時の安全管理
4) 外来患者案内システム 　　　　　　　　　 ― 患者サービスの向上
5) インシデント・アクシデントレポートシステム ― 勤務評価

問 47 病院情報システムにおける医療安全管理の評価指標として正しいのはどれか。番号を解答記入欄（ 47 ）に2つマークしなさい。

1) 医師の診察時間
2) 不適切な処方の頻度
3) 診療報酬請求の返戻件数
4) 看護師の1日あたりの処置数
5) 転記ミスによるインシデント数

問 48 病院情報システムの継続的サービス改善（CSI：Continual Service Improvement）に関する記述のうち適切でないのはどれか。番号を解答記入欄（　48　）にマークしなさい。

1) システムの継続的な改善を目指すプロセスとして PDCA サイクルの実践が挙げられる。
2) 是正を要する事項が全て改善できるとは限らず、優先順位をつけて採否の判断をすることもある。
3) 改善の評価基準となるベースラインとして、技術測定基準・プロセス測定基準およびサービス測定基準が挙げられる。
4) 最終目標としての重要目標達成指標（KGI）と、この下位にあたる中間目標としての重要業績評価指標（KPI）を設ける。
5) 医療政策などの外的要因の変化には原則として運用で対応し、システムの見直し・改修という手段はできる限り選択を避ける。

問 49 院内のサービスデスクが障害の連絡を受けた際の対応として正しい順序はどれか。番号を解答記入欄（　49　）にマークしなさい。

ア．障害の原因の究明状況を確認し、復旧にかかる予想時間の確認、対処・対応方法を考案する。
イ．是正措置または再発防止策を実施する。
ウ．システム管理者や保守ベンダーと連絡を取り、発生している障害の状況を正確に把握する。
エ．障害の原因を特定し、組織内や該当部門に向けて報告する。

1) ア → エ → ウ → イ
2) ア → ウ → イ → エ
3) ウ → エ → イ → ア
4) ウ → ア → エ → イ
5) エ → ア → ウ → イ

問 50 カスタマイズ製品からパッケージ製品を用いた情報システムへの再構築について適切でないのはどれか。番号を解答記入欄（　50　）に2つマークしなさい。

1) 業務運用は極力パッケージに合わせる。
2) 異なるメーカーへの再構築であってもデータ移行は容易である。
3) 現行の業務運用に対するパッケージ製品の Fit & Gap 分析を行う。
4) 業務継続性を担保するため要求仕様書に「現行踏襲」と明記する。
5) 計画段階でユーザ部門が標準機能によるプロトタイプを実機で確認することが望ましい

問 51 保健医療情報分野の標準規格（厚生労働省標準規格）に採用されていないのはどれか。番号を解答記入欄（　51　）にマークしなさい。

1) SS-MIX2
2) HL7 FHIR
3) IHE-ITI RFD
4) SNOMED-CT
5) ISO 22077-1：2015（MFER）

問 52 DICOM により定義されていないのはどれか。番号を解答記入欄（ 52 ）にマークしなさい。

1) 画像表示機器の輝度特性
2) 放射線読影レポートの記録方法
3) 放射線検査の被ばく線量の記録方法
4) 人工知能による CAD の結果記録方法
5) VNA（Vender Neutral Archive）の構築方法

問 53 IHE が提案する地域医療連携に関する統合プロファイルとその説明の組み合わせのうち誤っているのはどれか。番号を解答記入欄（ 53 ）にマークしなさい。

1) PDQ　― 患者基本情報問い合わせ
2) PIX　― 時刻同期
3) XCA　― コミュニティ間連携
4) XDS　― 施設間情報共有
5) ATNA ― 監査証跡とノード認証

問 54 SS-MIX2 について誤っているのはどれか。番号を解答記入欄（ 54 ）にマークしなさい。

1) 薬剤コードは YJ コードで保存される。
2) 検査結果は JLAC10 コードで保存される。
3) 検査結果は更新前のデータも保存されている。
4) 退院時サマリーは作成日のフォルダーに保存される。
5) HL7 メッセージのファイル名に診療科コードが含まれる。

問 55 次世代医療基盤法について誤っているのはどれか。番号を解答記入欄（ 55 ）にマークしなさい。ただし、「認定匿名加工医療情報作成事業者」をここでは「認定事業者」と略称する。

1) 認定事業者は第三者提供に対する患者同意を必ずしもオプトインにより得る必要はない。
2) 認定事業者が個人識別できないよう匿名加工処理されたデータであれば第三者提供ができる。
3) 匿名加工情報を第三者提供した認定事業者は、匿名加工に要する費用の対価を第三者から得てもよい。
4) 認定医療情報等取扱受託事業者は、認定事業者から匿名加工のためのデータ処理等を請け負うことができる。
5) 患者から同意撤回があった場合、認定事業者から第三者提供されたデータについては、当該第三者機関に削除義務が生じる。

問 56 「医療情報システムの安全管理に関するガイドライン 第5.2版」について<u>誤っている</u>のはどれか。番号を解答記入欄（　56　）に<u>2つ</u>マークしなさい。

1) 院外にサーバを持つ医療情報システムも適用対象となる。
2) ガイドラインを遵守しない場合は刑事罰が定められている。
3) プライバシーマークや ISMS 認定を取得することが推奨される。
4) 外部保存を受託する事業者が匿名化された情報を取り扱う場合、個人情報保護の配慮は不要である。
5) ガイドライン適合性の確認のため「製造業者／サービス事業者による医療情報セキュリティ開示書」を請求する。

問 57 「医療情報システムの安全管理に関するガイドライン 第5.2版」が令和9年以降の医療情報システムに求めている本人認証の方式に<u>該当しない</u>のはどれか。番号を解答記入欄（　57　）に<u>2つ</u>マークしなさい。
※試験当日配付の問題に訂正を加えています。

1) ID 番号と虹彩認証
2) 職員証（IC カード）と静脈認証
3) 英数字、記号を混在させた 13 文字以上の推定困難な文字列
4) 英数字、記号を混在させた 8 文字以上の推定困難な文字列と IC カード
5) 英数字、記号を混在させた 8 文字以上の推定困難な文字列と指紋認証

問 58 病院情報システムの運用において各種法令・規則に<u>反する行為</u>はどれか。番号を解答記入欄（　58　）にマークしなさい。

1) 看護師による看護指示入力
2) 看護師による処置行為の実施入力
3) 医師による医事会計システムへの患者登録
4) 事務系職員による医事会計システムでの主病名の確定
5) 医師事務作業補助者による電子カルテへの医療記録の入力

問 59 「医療情報を取り扱う情報システム・サービスの提供事業者における安全管理ガイドライン」における対象事業者の「医療情報の安全管理に関する義務・責任」の説明で<u>誤っている</u>のはどれか。番号を解答記入欄（　59　）にマークしなさい。

1) 医療機関等の安全管理措置を監督する義務がある。
2) 医療機関等の患者に対する安全管理義務の履行補助者の立場となる。
3) 医療機関等に対する善管注意義務またはこれと実質的に類似する義務がある。
4) 安全管理義務を履行するために必要な情報を適時適切に医療機関等に提供する義務がある。
5) 発生した情報セキュリティ事故に対し速やかに善後策と再発防止策を講じなければならない。

問 60 「医療・介護関係事業者における個人情報の適切な取扱いのためのガイダンス」（令和4年3月一部改正）による病院における個人情報保護について誤っているのはどれか。番号を解答記入欄（　60　）にマークしなさい。

1) 患者サービスに必要な情報の利用目的や利用範囲等を周知する。
2) 6ヵ月以内に削除する予定の個人データも開示請求の対象となる。
3) 診療提供のために要配慮個人情報をオプトアウト方式で取得できる。
4) 患者本人に重大な影響を及ぼす可能性がある場合は、開示請求を拒否することができる。
5) 要配慮個人情報を本人の同意なしに第三者提供することは、いかなる場合も認められない。

日本医療情報学会

第19回医療情報技師能力検定試験
(2021年度)

問　題
医学・医療系

問 1 予防医学について正しい組み合わせはどれか。番号を解答記入欄（　1　）にマークしなさい。

1) 健康増進　　—　二次予防
2) 事故予防　　—　二次予防
3) 疾病予防　　—　一次予防
4) 早期発見　　—　一次予防
5) 合併症対策　—　一次予防

問 2 医の倫理について誤っている組み合わせはどれか。番号を解答記入欄（　2　）にマークしなさい。

1) リスボン宣言　　　　　—　尊厳性の尊重
2) リスボン宣言　　　　　—　自己決定権の尊重
3) ジュネーブ宣言　　　　—　医師の倫理規範
4) ヘルシンキ宣言　　　　—　被験者の権利の尊重
5) ストックホルム宣言　—　患者の権利章典

問 3 ターミナルケアについて正しいのはどれか。番号を解答記入欄（　3　）にマークしなさい。

1) ケアチーム内で複数の意見が出た場合には、常に専門医の治療方針を優先する。
2) 患者の意思確認はできないが、家族が患者の意思を推定できる場合には、その推定意思を尊重する。
3) 患者と医療従事者とが十分な話し合いを行って意思決定した場合には、治療内容を家族に知らせなくてもよい。
4) インフォームドコンセントに基づいて患者が意思決定して文書にまとめられている治療方針は再確認の必要がない。
5) 患者の意思確認はできず、家族が患者の意思を推定できない場合は、家族にとって最善の治療方針をとることを基本とする。

問 4 患者が主治医以外の専門の医師の意見を聞くことを何というか。番号を解答記入欄（　4　）にマークしなさい。

1) ケアミックス
2) アドヒアランス
3) セカンドオピニオン
4) インフォームドコンセント
5) インフォームドデシジョン

問 5 国民健康保険に加入している 30 歳本人の自己負担割合はどれか。番号を解答記入欄（　5　）にマークしなさい。

1)　0 割
2)　1 割
3)　2 割
4)　3 割
5)　5 割

問 6 医科の診療報酬改定は、通常何年毎に実施されるか。番号を解答記入欄（　6　）にマークしなさい。

1)　1 年
2)　2 年
3)　3 年
4)　5 年
5)　10 年

問 7 保険医療機関が患者自己負担外の診療報酬を請求する主たる相手方はどれか。番号を解答記入欄（　7　）にマークしなさい。

1)　厚生労働省
2)　健康保険組合
3)　審査支払機関
4)　保険加入者（被保険者）
5)　患者が居住する地方自治体

問 8 DPC コードを決定する傷病名はどれか。番号を解答記入欄（　8　）にマークしなさい。

1)　入院時併存傷病名
2)　入院後発症傷病名
3)　入院の契機となった傷病名
4)　医療資源をもっとも投入した傷病名
5)　検査費がもっとも投入された傷病名

問 9 保険診療として認められているのはどれか。番号を解答記入欄（　9　）に 2 つマークしなさい。

1)　禁煙外来
2)　健康診断
3)　自然分娩
4)　帝王切開
5)　予防接種

問 10 民間資格はどれか。番号を解答記入欄（ 10 ）にマークしなさい。

1) 保健師
2) 管理栄養士
3) 救急救命士
4) 視能訓練士
5) 臨床心理士

問 11 メタボリック・シンドロームの診断に用いられないのはどれか。番号を解答記入欄
（ 11 ）に2つマークしなさい。

1) 血圧
2) 体重
3) 血糖
4) 尿酸
5) HDL コレステロール

問 12 病床機能報告制度における病床機能区分でないのはどれか。番号を解答記入欄
（ 12 ）にマークしなさい。

1) 回復期
2) 急性期
3) 慢性期
4) 療養期
5) 高度急性期

問 13 在宅医療・介護連携推進事業を進める機関の組み合わせとして正しいのはどれか。
番号を解答記入欄（ 13 ）にマークしなさい。

1) 市町村が主体となり国保連等と連携
2) 国保連が主体となり都道府県等と連携
3) 都道府県が主体となり国保連等と連携
4) 市町村が主体となり郡市医師会等と連携
5) 厚生労働省が主体となり都道府県医師会等と連携

問 14 医療の質評価指標の分類について正しい組み合わせはどれか。番号を解答記入欄
（ 14 ）に2つマークしなさい。

1) プロセス　　　　 ─ 手術後死亡率
2) アウトカム　　　 ─ 病院標準化死亡比
3) アウトカム　　　 ─ 早期リハビリテーション実施率
4) ストラクチャー ─ SCU の有無
5) ストラクチャー ─ 手術後合併症発症率

問 15 医療法および同施行規則において医療安全管理体制として義務づけられていないのはどれか。番号を解答記入欄（　15　）にマークしなさい。

1) 患者相談窓口の設置
2) 感染制御体制の整備
3) 臨床倫理委員会の設置
4) 医療安全に関する職員研修
5) 医療事故等の院内報告体制

問 16 インシデントレポートについて誤っているのはどれか。番号を解答記入欄（　16　）に2つマークしなさい。

1) 医療事故の報告書である。
2) ヒヤリハットも含まれる。
3) 分析は原因の解明に役立つ。
4) 当事者による自主的な報告である。
5) 患者に不利益が生じなければ提出しなくてよい。

問 17 医薬品医療機器等法で高度管理医療機器に分類されるのはどれか。番号を解答記入欄（　17　）にマークしなさい。

1) 人工呼吸器
2) 超音波機器
3) X線撮影装置
4) 手術用照明器
5) 電子式血圧計

問 18 標準予防策（スタンダードプリコーション）の具体策として適切でないのはどれか。番号を解答記入欄（　18　）にマークしなさい。

1) 患者配置
2) 手指衛生
3) トリアージ
4) 個人防護具の使用
5) リネン類などの洗濯

問 19 入院診療計画書の交付・説明は入院後何日以内に行わなければならないか。番号を解答記入欄（　19　）にマークしなさい。

1) 3日
2) 5日
3) 7日
4) 14日
5) 30日

問 20 クリニカルパスにおいて、アウトカムが達成されない状態を表すのはどれか。番号を解答記入欄（ 20 ）にマークしなさい。

1) レジメン
2) エビデンス
3) バリアンス
4) ガイドライン
5) ベンチマーク

問 21 診療ガイドラインについて正しいのはどれか。番号を解答記入欄（ 21 ）にマークしなさい。

1) エビデンスが系統的に評価されている。
2) ガイドラインに従って診療する義務がある。
3) 推奨に従わなければ保険診療の対象とならない。
4) 国が審査を行った後に正式なガイドラインとする。
5) 専門医に対するアンケート調査に基づいて作成される。

問 22 関連がない組み合わせはどれか。番号を解答記入欄（ 22 ）にマークしなさい。

1) 痛風　　　　　― 尿酸
2) 狭心症　　　　― 動脈硬化
3) 尿崩症　　　　― 膀胱
4) 脳出血　　　　― 高血圧
5) 起立性低血圧 ― 自律神経

問 23 膵臓で分泌されるホルモンはどれか。番号を解答記入欄（ 23 ）にマークしなさい。

1) グルカゴン
2) オキシトシン
3) カルシトニン
4) 成長ホルモン
5) アルドステロン

問 24 次のうちアレルギー反応が原因の疾患はどれか。番号を解答記入欄（ 24 ）にマークしなさい。

1) 日本脳炎
2) 腹部大動脈瘤
3) 再生不良性貧血
4) 胆のうポリープ
5) アナフィラキシー

問 25 後発医薬品に関する記述で正しいのはどれか。番号を解答記入欄（ 25 ）にマークしなさい。

1) 開発に 10 年以上かかる。
2) 先発医薬品より薬価が高い。
3) 成分の探索を行って開発を進める。
4) 薬価の算出時に新規性の評価が行われる。
5) 治療学的に先発医薬品と同等であるかの評価が行われる。

問 26 特定生物由来製品の使用記録の保管期間は何年か。番号を解答記入欄（ 26 ）にマークしなさい。

1) 　5 年
2) 10 年
3) 15 年
4) 20 年
5) 30 年

問 27 麻薬処方箋を発行することができる麻薬施用者免許を交付するのは誰か。番号を解答記入欄（ 27 ）にマークしなさい。

1) 市町村長
2) 法務大臣
3) 厚生労働大臣
4) 都道府県知事
5) 内閣総理大臣

問 28 処方箋（麻薬を含まない）への記載が必要な項目はどれか。番号を解答記入欄（ 28 ）にマークしなさい。

1) 病名
2) 患者住所
3) 使用期間
4) 薬剤師名
5) 臨床検査値

問 29 看護実践用語標準マスターが取り扱っているのはどれか。番号を解答記入欄（ 29 ）に2つマークしなさい。

1) 看護観察
2) 看護管理
3) 看護研究
4) 看護行為
5) 看護診断

問 30 誤っている組み合わせはどれか。番号を解答記入欄（ 30 ）にマークしなさい。

1) 細胞診　　　— 病理検査
2) 血糖検査　　— 検体検査
3) 炎症反応検査 — 検体検査
4) 血液ガス分析 — 生理機能検査
5) 12 誘導心電図 — 生理機能検査

問 31 肝機能に関する検査項目はどれか。番号を解答記入欄（ 31 ）にマークしなさい。

1) 血糖
2) 尿素窒素
3) AST（GOT）
4) クレアチンキナーゼ（CK）
5) グリコヘモグロビン（HbA1c）

問 32 腫瘍マーカーはどれか。番号を解答記入欄（ 32 ）にマークしなさい。

1) T3
2) GFR
3) PSA
4) C-反応性蛋白（CRP）
5) グリコヘモグロビン（HbA1c）

問 33 細胞内液に含まれる電解質の中で最も多いのはどれか。番号を解答記入欄（ 33 ）にマークしなさい。

1) K^+
2) Cl^-
3) Na^+
4) Ca^{2+}
5) Mg^{2+}

問 34 生理機能検査はどれか。番号を解答記入欄（ 34 ）にマークしなさい。

1) 髄液検査
2) 骨密度検査
3) 心臓エコー検査
4) 腫瘍マーカー検査
5) 骨シンチグラフィ検査

問 35 眼科検査のうち、明室（明るい部屋）で行う検査はどれか。番号を解答記入欄（　35　）に 2 つマークしなさい。

1) 眼底検査
2) 色覚検査
3) 視野検査
4) 視力検査
5) 細隙灯検査

問 36 体内から放出される放射線を検出し画像化する検査はどれか。番号を解答記入欄（　36　）にマークしなさい。

1) CT
2) MRI
3) PET
4) 骨密度検査
5) 血管造影検査

問 37 診断に内視鏡検査の必要性が<u>低い</u>のはどれか。番号を解答記入欄（　37　）にマークしなさい。

1) 胃がん
2) 肝臓がん
3) 大腸がん
4) 胆管がん
5) 膀胱がん

問 38 姑息的治療と対極にある治療はどれか。番号を解答記入欄（　38　）にマークしなさい。

1) 観血的治療
2) 外科的治療
3) 根治的治療
4) 侵襲的治療
5) 非観血的治療

問 39 患者による確認が必要なのはどれか。番号を解答記入欄（　39　）に 2 つマークしなさい。

1) 看護サマリ
2) 退院サマリ
3) 手術説明同意書
4) 診療情報提供書
5) 入院診療計画書

問 40 医療法に基づく診療に関する諸記録の法定保存期間はどれか。番号を解答記入欄（ 40 ）にマークしなさい。

1) 2年
2) 3年
3) 5年
4) 10年
5) 20年

問 41 下表の検査における感度と特異度の組み合わせで正しいのはどれか。番号を解答記入欄（ 41 ）にマークしなさい（ただし小数点以下は四捨五入とする）。

1) 感度67%、特異度60%
2) 感度60%、特異度67%
3) 感度65%、特異度35%
4) 感度38%、特異度17%
5) 感度38%、特異度60%

	病変あり	病変なし
陽性	3件	5件
陰性	2件	10件

問 42 システマティック・レビューの説明として誤っているのはどれか。番号を解答記入欄（ 42 ）にマークしなさい。

1) 診療ガイドラインにしばしば反映される。
2) 公開されている文献を対象にして行われる。
3) 得られた結果のエビデンスレベルはもっとも高い。
4) 出版バイアスを排除するためになるべく広く文献を調査する。
5) ランダム化比較試験（RCT）の研究のみを対象として分析を行う。

問 43 臨床試験の過程において、少人数の患者を対象として行うのはどれか。番号を解答記入欄（ 43 ）に2つマークしなさい。

1) 検証試験
2) 臨床薬理試験
3) 探索試験（前期）
4) 探索試験（後期）
5) 製造販売後臨床試験

問 44 箱ひげ図では表現できない統計量はどれか。番号を解答記入欄（　44　）にマークしなさい。

1) 最小値
2) 中央値
3) 標準偏差
4) 四分位範囲
5) 第3四分位数

問 45 データのばらつきを示す指標はどれか。番号を解答記入欄（　45　）に2つマークしなさい。

1) 最頻値
2) 中央値
3) 平均値
4) 標準偏差
5) 四分位範囲

問 46 母集団の分布を仮定せずに行える検定はどれか。番号を解答記入欄（　46　）に2つマークしなさい。

1) F 検定
2) 符号検定
3) 分散分析
4) カイ二乗検定
5) Wilcoxon の順位和検定

問 47 仮説検定について誤っているのはどれか。番号を解答記入欄（　47　）にマークしなさい。

1) 有意水準を設定する。
2) 対立仮説と帰無仮説を立てる。
3) 検定のために使う統計量を決める。
4) 観測したデータから検定統計量の値を計算する。
5) 検定統計量の値が棄却域に含まれれば対立仮説を棄却する。

問 48 DPC 対象病院にのみ提出が求められているのはどれか。番号を解答記入欄（　48　）にマークしなさい。

1) 様式1
2) D ファイル
3) H ファイル
4) 外来 EF 統合ファイル
5) 入院 EF 統合ファイル

問 49 NDB に格納されているデータはどれか。番号を解答記入欄（ 49 ）に 2つマーク しなさい。

1) 特定健診データ
2) DPC 調査データ
3) 全国がん登録データ
4) 医療保険レセプトデータ
5) 介護保険レセプトデータ

問 50 全国がん登録において、医療機関が患者のがんに関する情報を届け出る先はどこ か。番号を解答記入欄（ 50 ）にマークしなさい。

1) 厚生労働省
2) 日本医師会
3) 日本医学会連合
4) 国立がん研究センター
5) 都道府県に設置されたがん登録室

日本医療情報学会

第 19 回医療情報技師能力検定試験

（2021 年度）

問　題

情報処理技術系

問 1 データ量が最も小さいのはどれか。番号を解答記入欄（ 1 ）にマークしなさい。

1) 4 GByte
2) 4 TByte
3) 0.4 EByte
4) 0.8 PByte
5) 800 MByte

問 2 16 進数「F8」を 10 進数で表したのはどれか。番号を解答記入欄（ 2 ）にマークしなさい。

1) 120
2) 128
3) 150
4) 248
5) 254

問 3 2 進数の「10010」と「1010」の和を 16 進数で表したのはどれか。番号を解答記入欄（ 3 ）にマークしなさい。

1) 1A
2) B1
3) 1C
4) 1F
5) AB

問 4 ベン図の網掛け部分が得られる演算はどれか。番号を解答記入欄（ 4 ）にマークしなさい。

1) A OR B
2) A AND B
3) NOT (A OR B)
4) NOT (A AND B)
5) (NOT A) AND B

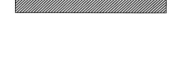

問 5 画素数が 1,600 × 1,200 で、24 ビットカラー、非圧縮形式の画像 8 枚を保存できる最小の容量はどれか。番号を解答記入欄（ 5 ）にマークしなさい。

1) 50 MByte
2) 5 MByte
3) 0.5 MByte
4) 0.5 GByte
5) 500 KByte

問 6 VDI が指すのはどれか。番号を解答記入欄（ 6 ）にマークしなさい。

1) 仮想メモリ
2) 仮想現実感
3) サーバ仮想化
4) デスクトップ仮想化
5) アプリケーション仮想化

問 7 LTO について正しいのはどれか。番号を解答記入欄（ 7 ）にマークしなさい。

1) 磁気で記録する。
2) 赤外線で記録する。
3) レーザ光で記録する。
4) IC チップに記録される。
5) フラッシュメモリである。

問 8 Full-HD ディスプレイの解像度はどれか。番号を解答記入欄（ 8 ）にマークしなさい。

1) 1,280 × 1,024
2) 1,920 × 1,080
3) 1,920 × 1,200
4) 4,096 × 2,160
5) 7,680 × 4,320

問 9 「ABCDEFGHI」というデータを図に示すように6台のハードディスクに記録する方式はどれか。番号を解答記入欄（ 9 ）にマークしなさい。

1) RAID0
2) RAID1
3) RAID5
4) RAID6
5) RAID10

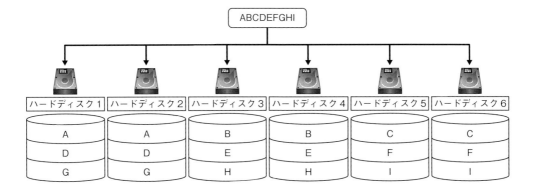

問 10 CPU の基本動作を表す図の①〜④に入る正しい組み合わせはどれか。番号を解答記入欄（ 10 ）にマークしなさい。

1) ①解読 — ②実行 — ③読込 — ④出力
2) ①解読 — ②読込 — ③出力 — ④実行
3) ①読込 — ②解読 — ③実行 — ④出力
4) ①読込 — ②解読 — ③出力 — ④実行
5) ①実行 — ②読込 — ③解読 — ④出力

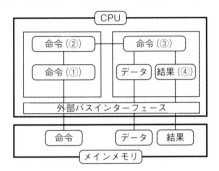

問 11 LAN ポートのコネクタはどれか。番号を解答記入欄（ 11 ）にマークしなさい。

1)　　　　　2)　　　　　3)　　　　　4)　　　　　5)

    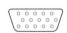

問 12 スマートデバイスの集中管理や機能制限を行うシステムはどれか。番号を解答記入欄（ 12 ）にマークしなさい。

1) DRM
2) MDM
3) BYOD
4) MIMO
5) MVNO

問 13 オペレーティングシステムはどれか。番号を解答記入欄（ 13 ）にマークしなさい。

1) FHIR
2) Java
3) Ruby
4) Apache
5) Android

問 14 プログラムで扱う変数の型のうち、論理型に必要な情報量はどれか。番号を解答記入欄（ 14 ）にマークしなさい。

1) 1 bit
2) 2 bit
3) 4 bit
4) 8 bit
5) 16 bit

問 15 図に示すデータ構造はどれか。番号を解答記入欄（ 15 ）にマークしなさい。

1) キュー
2) ツリー
3) リスト
4) スタック
5) ネットワーク

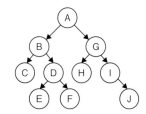

問 16 アナログ信号をデジタル信号へ変換する処理順序はどれか。番号を解答記入欄（ 16 ）にマークしなさい。

1) 標本化 → 量子化 → 符号化
2) 符号化 → 量子化 → 標本化
3) 量子化 → 標本化 → 符号化
4) 量子化 → 符号化 → 標本化
5) 符号化 → 標本化 → 量子化

問 17 1 から 20 の整数の和を求めるフローチャートの（ ① ）に入るのはどれか。番号を解答記入欄（ 17 ）にマークしなさい。

1) i ← i + 1
2) i ← i + x
3) i ← i − 1
4) x ← x + 1
5) x ← x / i

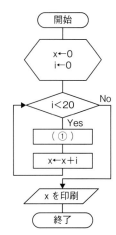

次の SQL 文を実行したとき、得られるデータの行数はどれか。番号を解答記入欄
（　18　）にマークしなさい。

SELECT 患者番号, 氏名 FROM 検査結果
WHERE 検査 1 > 8.0 AND 検査 2 > 70 GROUP BY 患者番号, 氏名；

1)　0
2)　1
3)　2
4)　3
5)　4

表　"検査結果"

患者番号	氏名	検査日	検査 1	検査 2
20113	岡崎 恵子	5 月 2 日	4.3	79
20112	大治 晴香	5 月 4 日	7.2	67
20115	三好 幸司	5 月 5 日	7.0	18
20111	半田 太郎	5 月 6 日	13.8	80
20118	豊川 佳子	5 月 6 日	13.6	51
20117	設楽 雅之	5 月 7 日	6.0	22
20118	豊川 佳子	5 月 9 日	6.5	99
20119	春日井 優	5 月 9 日	5.8	96
20117	設楽 雅之	5 月 10 日	5.8	31
20118	豊川 佳子	5 月 11 日	13.3	81
20120	蟹江 直子	5 月 11 日	6.7	75
20111	半田 太郎	5 月 12 日	10.6	71

問 18 の表 "検査結果" に対して次の SQL 文を実行したとき、3 行目に表示される
検査 1、検査 2 の値がともに正しいのはどれか。番号を解答記入欄（　19　）にマー
クしなさい。

SELECT * FROM 検査結果 WHERE 検査 2 > 50 ORDER BY 検査 2；

1)　検査 1：5.8,　　検査 2：31
2)　検査 1：7.0,　　検査 2：18
3)　検査 1：6.5,　　検査 2：71
4)　検査 1：6.5,　　検査 2：99
5)　検査 1：10.6,　検査 2：71

トランザクション処理が「すべて実行される」か「1 つも実行されない」のどちらか
の状態を表す特性はどれか。番号を解答記入欄（　20　）にマークしなさい。

1)　一貫性
2)　機密性
3)　原子性
4)　持続性
5)　独立性

問 21 関係データベースで、表から特定の列を取り出す操作はどれか。番号を解答記入欄（ 21 ）にマークしなさい。

1) 差
2) 結合
3) 射影
4) 選択
5) 直積

問 22 データベース処理において、図のように2つのトランザクション更新要求の処理が進まなくなる状態はどれか。番号を解答記入欄（ 22 ）にマークしなさい。

1) アボート
2) コミット
3) デッドロック
4) ロールバック
5) ロールフォワード

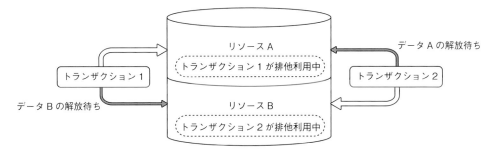

問 23 IPv6 の説明として適切なのはどれか。番号を解答記入欄（ 23 ）にマークしなさい。

1) 無線 LAN では使えない。
2) IPv4 とは直接通信できない。
3) アドレス長は 32 ビットである。
4) 暗号化はサポートされていない。
5) IP パケットのヘッダは可変長である。

問 24 192.168.32.0 / 22 のネットワークが持つホスト部のアドレス数はどれか。番号を解答記入欄（ 24 ）にマークしなさい。

1) 128
2) 256
3) 512
4) 1,024
5) 2,048

問 25 プライベート IP アドレスの複数の端末が、一つのグローバル IP アドレスを用いたインターネット接続を可能にする仕組みはどれか。番号を解答記入欄（　25　）にマークしなさい。

1) CIDR
2) ICMP
3) NAPT
4) SNMP
5) RADIUS

問 26 LAN 内でループ構成を回避するためのデータリンク層の通信プロトコルを表すのはどれか。番号を解答記入欄（　26　）にマークしなさい。

1) トークンリング
2) フレームリレー
3) スパニングツリー
4) マルチホーミング
5) リンクアグリゲーション

問 27 IP アドレスなどのネットワーク情報を提供するプロトコルはどれか。番号を解答記入欄（　27　）にマークしなさい。

1) FTP
2) DHCP
3) HTTP
4) POP3
5) SMTP

問 28 送信相手までの経路が不明な場合のデータ送信先として設定されるのはどれか。番号を解答記入欄（　28　）にマークしなさい。

1) DNS サーバ
2) LDAP サーバ
3) WINS サーバ
4) デフォルトゲートウェイ
5) リンクローカルアドレス

問 29 インターネット上に構築された、あたかも専用線のように使うことができる仮想的なネットワークはどれか。番号を解答記入欄（ 29 ）にマークしなさい。

1) VDT
2) VOD
3) VPN
4) VLAN
5) VoIP

問 30 理論上の伝送速度が最大の無線 LAN の規格はどれか。番号を解答記入欄（ 30 ）にマークしなさい。

1) IEEE802.11a
2) IEEE802.11b
3) IEEE802.11ac
4) IEEE802.11n
5) IEEE802.11g

問 31 1Gbyte のファイルを 1Gbps の回線でダウンロードするのに要する時間はどれか。ただし、伝送効率を 50％とする。番号を解答記入欄（ 31 ）にマークしなさい。

1) 1 秒
2) 4 秒
3) 8 秒
4) 16 秒
5) 32 秒

問 32 図に示すネットワーク接続形態はどれか。番号を解答記入欄（ 32 ）にマークしなさい。

1) バス型ネットワーク
2) スター型ネットワーク
3) リング型ネットワーク
4) メッシュ型ネットワーク
5) パーシャルメッシュ型ネットワーク

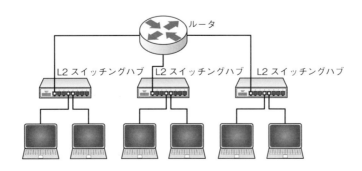

問 33 Web サーバと Web ブラウザとの間でユーザのログイン状態などを管理する情報を保持する仕組みはどれか。番号を解答記入欄（ 33 ）にマークしなさい。

1) CGI
2) CSS
3) URL
4) HTML
5) Cookie

問 34 ゼロデイアタックについて正しいのはどれか。番号を解答記入欄（ 34 ）にマークしなさい。

1) 大量の迷惑メールの送信を行う。
2) 多数の端末から同時に大量のデータを送信する。
3) 実在する企業や個人を装った電子メールを送信する。
4) 大量のデータを間断なく送り続けサーバを過負荷状態に追い込む。
5) セキュリティパッチが公開される前のセキュリティホールを利用する。

問 35 本人を詐称した電話によるパスワードの不正入手などの行為を指すのはどれか。番号を解答記入欄（ 35 ）にマークしなさい。

1) DoS 攻撃
2) フィッシング
3) ポートスキャン
4) ソーシャルエンジニアリング
5) クロスサイトスクリプティング

問 36 ハードディスクを廃棄する際に破壊を求める情報セキュリティ対策はどれか。番号を解答記入欄（ 36 ）にマークしなさい。

1) 人的対策
2) 環境的対策
3) 技術的対策
4) 組織的対策
5) 物理的対策

問 37 通信を監視して、不正アクセスを検知、遮断するシステムはどれか。番号を解答記入欄（ 37 ）にマークしなさい。

1) DMA
2) DMZ
3) IDS
4) IPS
5) WPA

問 38 本人確認のための認証技術でないのはどれか。番号を解答記入欄（　38　）にマークしなさい。

1) 生体認証
2) 電子署名
3) 多要素認証
4) ID とパスワード
5) ワンタイムパスワード

問 39 公開鍵暗号を用いた暗号化通信で必要となる鍵の組み合わせはどれか。番号を解答記入欄（　39　）にマークしなさい。

1) 送信者の公開鍵と受信者の秘密鍵
2) 送信者の公開鍵と送信者の秘密鍵
3) 送信者の公開鍵と受信者の公開鍵
4) 受信者の公開鍵と受信者の秘密鍵
5) 受信者の公開鍵と送信者の秘密鍵

問 40 Web アプリケーション上で悪意のあるデータを入力し、データベースのデータを改ざんしたり、データを不正に取得したりする攻撃はどれか。番号を解答記入欄（　40　）にマークしなさい。

1) 水飲み場攻撃
2) SQL インジェクション攻撃
3) バッファオーバーフロー攻撃
4) クロスサイトスクリプティング攻撃
5) DNS キャッシュポイズニング攻撃

問 41 外部からの簡単な指示に対して、ある程度自律的に動作するマルウェアはどれか。番号を解答記入欄（　41　）にマークしなさい。

1) ボット
2) アドウェア
3) スパイウェア
4) エクスプロイト
5) ランサムウェア

問 42 レスポンスタイムが要求仕様通りであるかを確認するのはどれか。番号を解答記入欄（ 42 ）にマークしなさい。

1) 機能テスト
2) 性能テスト
3) 耐久テスト
4) 負荷テスト
5) 操作性テスト

問 43 工程管理で用いられる次の図の名称は何か。番号を解答記入欄（ 43 ）にマークしなさい。

1) E-R 図
2) ガントチャート
3) ネットワーク図
4) クリティカルパス
5) レーダーチャート

工程名	月別作業予定・進捗表								
	8 月			9 月			10 月		
	1	15	30	1	15	30	1	15	30
全工程	▲ ████████████████			░░░░░░░░░░░░░░░░░					
1. 要求分析	▲ ████████████			░░░░░░░░		▽			
1.1 作業標準策定	▲ ████████ ▼								
1.2 現状調査			▲ ██████	▼ ◇					
1.3 要求定義				▲ ████		▽ ◇			
1.4 要求仕様書作成						▲ ░░░░░	▽		

△ 開始予定　▽ 終了予定　◇ 遅延限界　▲ 開始済み　▼ 終了済み

問 44 ホスト名から IP アドレスを確認する際に利用するコマンドはどれか。番号を解答記入欄（ 44 ）にマークしなさい。

1) ping
2) netstat
3) tracert
4) ipconfig
5) nslookup

問 45 ソフトウェアのライセンス形態の一つであるサブスクリプションについて正しいのはどれか。番号を解答記入欄（　45　）にマークしなさい。

1) 無料で利用できる。
2) 購入料金を分割して支払う。
3) 購入金額によらず毎月定額を支払う。
4) 支払い後に無期限の利用権が付与される。
5) 料金支払いによって利用権が一定期間付与される。

問 46 安定して稼働できる期間を評価する指標（信頼性）はどれか。番号を解答記入欄（　46　）にマークしなさい。

1) MTBF
2) MTBR
3) MTTA
4) MTTF
5) MTTR

問 47 プログラムの無断複製を制限する法律はどれか。番号を解答記入欄（　47　）にマークしなさい。

1) 意匠法
2) 商標法
3) 著作権法
4) 個人情報保護法
5) 不正競争防止法

問 48 完全にシステムを二重化し、通常時は2つのシステムを並列に用いてあたかも一つのシステムのように運用するのはどれか。番号を解答記入欄（　48　）にマークしなさい。

1) デュアルシステム
2) フェールオーバー
3) ホットスタンバイ
4) コールドスタンバイ
5) デュプレックスシステム

問 49 自施設の構内に機器を設置してシステムを導入・運用するのはどれか。番号を解答記入欄（　49　）にマークしなさい。

1) クラウド
2) ハウジング
3) オンプレミス
4) ホスティング
5) データセンター

問 50 故障機器をメーカーに送り、代替品と交換または修理する保守サービスはどれか。番号を解答記入欄（　50　）にマークしなさい。

1) 定期保守
2) 予防保守
3) リモート保守
4) オンサイト保守
5) センドバック保守

日本医療情報学会

第 19 回医療情報技師能力検定試験

（2021 年度）

問　題
医療情報システム系

問 1 電子的に作成された文書を印刷して原本とすることができる条件はどれか。番号を解答記入欄（　1　）にマークしなさい。

1) そのまま印刷する。
2) 印刷して押印する。
3) 印刷して電子的文書を削除する。
4) 印刷して日付とサインを記載する。
5) 印刷して電子的文書に印刷記録を追加する。

問 2 診療情報の一次利用にあたるのはどれか。番号を解答記入欄（　2　）に2つマークしなさい。

1) 裁判所の命令による情報提供
2) 経営のための統計資料の作成
3) 法令で定められた感染症の保健所への報告
4) 検査部門で発生した検査データの診断への活用
5) 審査支払機関への診療報酬明細書による医療費請求

問 3 医療情報倫理について誤っているのはどれか。番号を解答記入欄（　3　）にマークしなさい。

1) 臨床実習を行う学生にも適用される。
2) 人そのものに対する倫理規範と同質である。
3) 医療倫理に情報倫理を付加したものである。
4) 電子カルテにより行いうる意思決定に関連する。
5) 患者個人を記述する情報の集合に対する規範である。

問 4 医療情報システム利用者の責務の説明で誤っているのはどれか。番号を解答記入欄（　4　）にマークしなさい。

1) 必ず自身のIDでログインする。
2) 作業を終了する場合や離席する場合は必ずログアウトする。
3) 自身でパスワードを管理し、他者に利用されないようにする。
4) 電子保存システムに入力した際は確定操作を行い、責任を明示する。
5) 利用者が個人的に使用しているソフトウェアを端末にインストールする。

問 5 医療情報担当者倫理綱領（Code of Ethics for Health Informatics Professionals）について誤っているのはどれか。番号を解答記入欄（　5　）にマークしなさい。

1) 医療情報担当者は医療従事者にかかわる責務を負う。
2) 医療情報担当者は施設及び雇用者に対する責務を負う。
3) 目的の一つは倫理的見識を一般人に明示することである。
4) 目的の一つは施設を評価する際の基準として用いることである。
5) 医療情報担当者は患者などの記録の対象者に対する責務を負う。

問 6 オンライン診療の適切な実施に関する指針（令和元年7月一部改訂）に関して誤っているのはどれか。番号を解答記入欄（ 6 ）にマークしなさい。

1) 医師の研修が義務化された。
2) オンライン受診勧奨はオンライン診療には含まれない。
3) 急変に対応できる医療機関に当該患者の医療情報が事前に伝達される体制を用意する。
4) 視覚及び聴覚を用いる情報通信機器のシステムを使用する汎用サービスの利用は禁止されている。
5) オンライン診療前に作成する診療計画に、自らが対応できない疾患等の場合は対応できる医療機関を明示する。

問 7 診療所で利用される医療情報システムについて正しいのはどれか。番号を解答記入欄（ 7 ）にマークしなさい。

1) クラウド型のシステムを利用できる。
2) 電子カルテシステムとして ORCA が普及している 。
3) レセプト電算処理に対応したシステムは不要である。
4) 自作したシステムを利用することは認められていない。
5) 多くの診療所で大規模病院と同じシステムが導入されている。

問 8 「電子処方箋の運用ガイドライン第2版」に照らして誤っているのはどれか。番号を解答記入欄（ 8 ）にマークしなさい。

1) 患者は薬局にアクセスコードと確認番号を持参する。
2) 医療機関は患者にアクセスコードと確認番号を伝える。
3) 医療機関は薬局に電子処方箋を電子メールで送信する。
4) 医療機関は電子処方箋に電子署名とタイムスタンプ付与を行う。
5) 薬局の薬剤師は調剤結果を作成し、電子署名とタイムスタンプ付与を行う。

問 9 事業者の介護支援システムの機能でないのはどれか。番号を解答記入欄（ 9 ）にマークしなさい。

1) 要介護度の判定
2) 小口現金の管理
3) 業務日誌等の記録
4) バイタルサインの記録
5) ショートステイ利用者の入退所予定管理

問 10 健康診断に用いられるシステムの特徴はどれか。番号を解答記入欄（　10　）にマークしなさい。

1) PACS と連動する。
2) 診断結果のレベル分けを行う。
3) 複数の検査を一括して予約する。
4) 過去の検査結果を合わせて表示する。
5) 各種オーダを発行する前に ID を決定する。

問 11 地域医療連携システムの名寄せについて誤っているのはどれか。番号を解答記入欄（　11　）にマークしなさい。

1) 各医療機関から PDQ 情報を収集して、同一患者を推定して PIX 情報を作成する。
2) 医療機関の医師が持つカードと患者のカードで同時に認証して電子カルテを参照する。
3) 患者にカードを配布してそのカード番号と診療を受ける医療機関の患者番号を窓口に登録する。
4) 患者に自分が受診している医療機関の患者番号を列挙したものを窓口に提出してもらい登録する。
5) A 病院が、患者から B 病院を受診しているとの報告を受けて、B 病院の患者番号を問い合わせて登録する。

問 12 地域医療連携における IHE で関連がない組み合わせはどれか。番号を解答記入欄（　12　）にマークしなさい。

1) 時刻サーバ　　　　　— CT
2) 名寄せサーバ　　　　— PIX
3) 利用者認証サーバ — ATNA
4) SS-MIX2 サーバ　— XDS
5) DICOM サーバ　　— XDS-I

問 13 患者基本情報を使用しないのはどれか。番号を解答記入欄（　13　）にマークしなさい。

1) 重症系システム
2) 手術部門システム
3) 物流管理システム
4) 生理機能検査業務支援システム
5) 医用画像管理システム（PACS）

問 14 下の図は病院情報システムの主要なシステムと情報の流れを示している。図の（ A ）にあたるシステムはどれか。番号を解答記入欄（　14　）にマークしなさい。

1) 部門システム
2) 医事会計システム
3) 物流管理システム
4) 電子カルテシステム
5) オーダエントリシステム

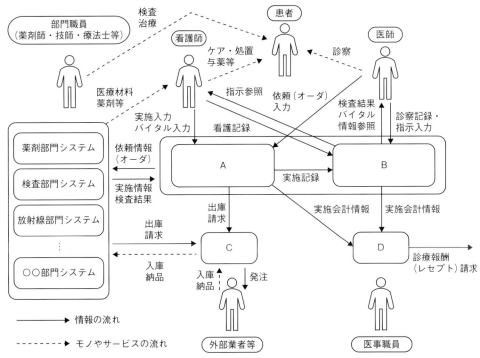

図　病院情報システムの主要な流れと情報の流れ

問 15 医療安全への配慮として適切でないのはどれか。番号を解答記入欄（　15　）にマークしなさい。

1) ある患者のカルテを記載中は、別の患者のカルテは参照モードで開く。
2) 医師は、個々の代行入力内容を確認せずに一覧画面から一括承認できる。
3) 血液型は、異なるタイミングで採血した結果が一致してはじめて確定される。
4) 電子カルテの画面を閉じると同一患者のPACSの表示画面も連動して閉じる。
5) 電子カルテシステムにログインしたまま一定時間操作が行われない場合は、強制的にログオフする。

問 16 削除

問 17 注射実施時の三点認証の対象でないのはどれか。番号を解答記入欄（ 17 ）に2つマークしなさい。

1) 患者
2) 薬剤
3) 実施者
4) 主治医
5) 実施場所

問 18 JAHIS の基本データセットで、薬剤アレルギー情報に含まれないのはどれか。番号を解答記入欄（ 18 ）にマークしなさい。

1) 症状
2) 病名
3) 発現日
4) 情報提供者
5) アレルゲン名称

問 19 医師事務作業補助者の代行入力について誤っているのはどれか。番号を解答記入欄（ 19 ）に2つマークしなさい。

1) 医師事務作業補助者は医師の権限でログインする。
2) 代行入力の範囲や運用に関する規程を定めなければならない。
3) 医師事務作業補助者の記録を承認することをカウンターサインという。
4) リスクの高いオーダは代行入力の対象外とすることで安全性を確保できる。
5) 医師事務作業補助者が代行で記載した記録を医師は承認しなければならない。

問 20 オーダエントリシステムについて誤っているのはどれか。番号を解答記入欄（ 20 ）にマークしなさい。

1) 利用者認証の機能が実装されている。
2) 診療報酬明細書を発行するシステムである。
3) 医師は行為の承認、結果の確認などを行う。
4) 医師の指示を医療スタッフに伝えるシステムである。
5) 入力される情報は診療報酬請求に必要な内容を含んでいる。

問 21 予約機能が必要なシステムはどれか。番号を解答記入欄（　21　）に<u>2つ</u>マークしなさい。

1) 外来受付システム
2) 病名登録システム
3) 病理検査システム
4) 処方オーダシステム
5) 放射線検査システム

問 22 病棟指示について<u>誤っている</u>のはどれか。番号を解答記入欄（　22　）にマークしなさい。

1) 病棟処置オーダは医事会計システムとの連携が不要である。
2) 看護師が互いに日常ケアの内容や方法を伝達するために行う。
3) 予測指示（条件付き指示）にもとづき看護師は薬剤を投与できる。
4) 1回で終了する指示と中止・修正するまで継続する指示が混在する。
5) 病棟指示システムでは正確な進捗状況が把握できることが望ましい。

問 23 歯科診療に関するシステムの機能として正しいのはどれか。番号を解答記入欄（　23　）に<u>2つ</u>マークしなさい。

1) 処置の履歴は歯単位で保持する。
2) 医科と同じ書式のレセプトを用いる。
3) 部位が異なれば病名の重複を認める。
4) 部位を選択するとき、複数歯を同時に選べないようにする。
5) 歯がない状態（喪失歯）では、病名部位を選択できないようマスター設定する。

問 24 ゼネラルリスクマネージャーが中心となって使用するシステムはどれか。番号を解答記入欄（　24　）にマークしなさい。

1) SPDシステム
2) 病床管理システム
3) オーダエントリシステム
4) レセプトチェックシステム
5) インシデントレポートシステム

問 25 処方オーダシステムの仕様として<u>適切でない</u>のはどれか。番号を解答記入欄（　25　）にマークしなさい。

1) 調剤開始後であっても、医師は処方を修正できる。
2) 内服薬は、1回量と1日服用回数での表記を標準とする。
3) 特別な理由があれば、定められた日数以上の処方ができる。
4) 患者の状態に応じて調剤形態（一包化など）の指示ができる。
5) 原薬量指示の場合には、それが原薬量であることを明確に伝達できる。

問 26 注射薬の払い出し方法について適切でないのはどれか。番号を解答記入欄（　26　）にマークしなさい。

1) 払い出しは実施単位で行うことが推奨される。
2) 払い出しと実施のタイミングは近いことが望ましい。
3) 緊急で使用する定数配置されていない医薬品は、1本渡し方式となる。
4) 定数配置されている医薬品を使用する場合は、週末に1週間分をまとめてオーダする。
5) 締め切り時間内になされたオーダについては、部署ごとに定時に一括で払い出す方式が効率的である。

問 27 検体検査部門システムについて正しいのはどれか。番号を解答記入欄（　27　）にマークしなさい。

1) 検体採取時刻による管理が行われる。
2) 検査結果はすべてテキストデータである。
3) 検体到着処理を行ってから検査を実施する。
4) 同時に依頼された検査はまとめて報告される。
5) 同一医療機関の同一検査項目の基準範囲は一定である。

問 28 業務フローが他と異なる検体検査オーダはどれか。番号を解答記入欄（　28　）にマークしなさい。

1) 生化学検査
2) 血液凝固検査
3) 赤血球沈降速度
4) 細菌培養同定検査
5) 細菌薬剤感受性検査

問 29 臨床検査部門システムについて正しいのはどれか。番号を解答記入欄（　29　）にマークしなさい。

1) 単一の検査オーダから複数の検査実施結果が出る場合がある。
2) 検査情報システムと自動分析機との接続には DICOM が用いられる。
3) 外来迅速検査のオーダ情報は医事会計システムへ連携する必要がない。
4) 臨床現場即時検査（POCT：Point of Care Testing）機器はオーダ情報を受け取る。
5) 採取管準備システムは、採取管に付けられた番号を読み取り、それを患者 ID と関連付ける。

問 30 内視鏡部門システムについて誤っているのはどれか。番号を解答記入欄（　30　）にマークしなさい。

1) 洗浄・消毒の履歴管理を行う。
2) 病理検査との連携が必要である。
3) 放射線画像との連携が必要である。
4) レポートに使用する画像の編集機能が必要である。
5) 予約時点で検査か治療かを確定する機能が必要である。

問 31 令和2年4月から施行された医療法施行規則の被曝線量管理について誤っているのはどれか。番号を解答記入欄（　31　）にマークしなさい。

1) 透視装置では線量計の情報を用いることもある。
2) CTの場合、DICOM-RDSRに患者被曝線量が記載されている。
3) DICOM-RDSRに対応していない場合にはDICOM-MPPSを用いる。
4) 患者毎の被曝線量を管理し、患者個人の被曝線量を減らすことが目的である。
5) 患者毎の被曝線量を管理し、プロトコール毎の被曝線量を減らすことが目的である。

問 32 SPDシステムの導入目的でないのはどれか。番号を解答記入欄（　32　）にマークしなさい。

1) 在庫スペースの削減
2) 定数管理に基づく安定した供給
3) 余剰在庫、デッドストックの解消
4) 発注・検品にかかわる業務の効率化
5) 物品の統合・整理による品目の多様化

問 33 診療情報管理部門システムに求められる機能でないのはどれか。番号を解答記入欄（　33　）にマークしなさい。

1) がん登録支援
2) DPCコーディング支援
3) 診療報酬明細書作成支援
4) 紙の診療録のアリバイ管理・貸出管理
5) 患者基本情報と退院時要約情報の収集、点検

問 34 医療機関におけるDWHの機能はどれか。番号を解答記入欄（　34　）に2つマークしなさい。

1) データの漏洩を防止する。
2) 入力データを自動的に標準化できる。
3) 研究対象となる症例候補を検索できる。
4) 入力途中のデータを判別して自動で抽出できる。
5) 症例の基本データセットを統計解析用に出力できる。

問 35 ベンダとの保守契約の締結で誤っているのはどれか。番号を解答記入欄（　35　）にマークしなさい。

1) SLA の内容が契約書に組み込まれていることを確認する。
2) 保守契約はサーバ系のみとし、端末はスポット対応とする。
3) リモート監視ツールを導入して、一次切り分けをベンダに依頼する。
4) インフラや部門システムの優先度に応じた保守体制の SLA を締結する。
5) ベンダとの対応が可能な各部門の担当者、病棟責任者などで構成される緊急連絡網を構築する。

問 36 業務委託と人材派遣に関する記述で正しいのはどれか。番号を解答記入欄（　36　）にマークしなさい。

1) 人材派遣では派遣先に労働者の雇用責任がある。
2) 人材派遣では労働者は派遣元から指揮命令を受ける。
3) 業務委託では委託会社が労働者の労務管理責任を負う。
4) 業務委託では労働者は委託会社から指揮命令を受ける。
5) 業務委託では受託会社が作業の完成についてのすべての責任を負う。

問 37 新システム導入時の利用者向け教育について適切でないのはどれか。番号を解答記入欄（　37　）にマークしなさい。

1) 利用者向け教育は、新システム用各種マスターの作成前に行う。
2) 操作研修は日時を決めて行う他、空き時間に各自自習できる環境を準備する。
3) 各部署の代表者の出席を必須とし、出席できない利用者への周知を依頼する。
4) システム全般に係る教育と職種毎の内容に特化した教育を分けてスケジュールする。
5) 利用者向けの操作研修時に使用する患者として、実在しない研修用のダミーを準備する。

問 38 医療情報システムの利用者教育について適切でないのはどれか。番号を解答記入欄（　38　）にマークしなさい。

1) 個人情報保護に関する教育を定期的に実施する。
2) 教育訓練の周知体制について運用管理規程に記載する。
3) 真正性を担保するための運用ルールについて教育する。
4) 病院が作成した運用マニュアルを用いて、操作訓練を実施する。
5) ベンダが作成した操作マニュアルの自習のみで業務に就かせる。

問 39 機能設計（Function Design：FD）フェーズが完了し、プログラム製造に入るところで、病院内で重要な機能修正の要望があがった。病院側の医療情報技師の対応として適切なのはどれか。番号を解答記入欄（　39　）にマークしなさい。

1) 既に FD が終了しているため、対応はできないことを院内に周知する。
2) ベンダの担当 SE に仕様追加を増額なしで対応してもらうよう依頼する。
3) 既に FD が終了しているため対応は困難であり、当面誰にも言わないでおく。
4) 院内で変更管理委員会にはかった上で、ベンダの担当営業に見積もりを依頼する。
5) ベンダの担当営業に見積もりを依頼し、提示された金額に基づいて変更作業を進める。

問 40 WTO 政府調達協定に基づいた病院情報システムの調達において、通常調達仕様書に含まれないのはどれか。番号を解答記入欄（　40　）にマークしなさい。

1) 仕様書概要
2) 接続機器一式
3) 調達予定金額
4) ハードウェアの技術要件
5) ソフトウェアの技術要件

問 41 情報システムの運用管理に関わる人とその役割について誤っている組み合わせはどれか。番号を解答記入欄（　41　）にマークしなさい。

1) システムエンジニア　　　―　消耗品の補給
2) カスタマーエンジニア　―　システムの保守
3) 利用者　　　　　　　　　―　運用管理規程の遵守
4) ヘルプデスク　　　　　　―　システム操作のトラブル対応
5) CIO　　　　　　　　　　―　組織全体の情報管理業務に関する運用に関与

問 42 病院情報システム運用管理規程に記載が必須でないのはどれか。番号を解答記入欄（　42　）にマークしなさい。

1) 患者や利用者からの苦情に対する受付体制
2) システムを構成する具体的な機器名やソフトウェア名
3) 監査計画立案、実施、報告書作成と運用責任者への報告
4) 運用上必要な作業手順書の整備と利用者の教育・訓練の実施
5) システム管理者や監査責任者からの問題点の報告に対する対応

問 43 病院情報システムの導入効果を測る評価項目の組み合わせのうち適切でないのはどれか。番号を解答記入欄（　43　）にマークしなさい。

1) 患者満足度 ── 診察待ち時間
2) 経営状況　　── 看護師の勤務時間
3) 業務効率　　── 記録作成に要する時間
4) 作業確実性 ── 診療報酬請求の査定・返戻の件数
5) 医療安全　　── インシデント・アクシデントの発生件数

問 44 病院情報システムの改修について正しいのはどれか。番号を解答記入欄（　44　）にマークしなさい。

1) システム改修による運用の変更は生じない。
2) 運用の変更でシステム改修を回避することがある。
3) 費用対効果の低いものからシステム改修を実施する。
4) 要求仕様書を満たすシステムであればシステム改修の必要は生じない。
5) 診療報酬改定に伴うシステム改修は医事会計システムのみに発生する。

問 45 部門のシステムを変更した場合、本番系へのリリースを最終的に承認するのは誰か。番号を解答記入欄（　45　）にマークしなさい。

1) 部門の申請者自身
2) 部門の管理責任者
3) プロジェクトマネージャー
4) 医療情報システム管理部門の職員
5) 医療情報システム管理部門の管理責任者

問 46 情報機器作業のための環境として適切なのはどれか。番号を解答記入欄（　46　）にマークしなさい。

1) 一連続作業時間を2時間に設定する。
2) 画面との視距離を15cmに設定する。
3) キーボードにパームレスト、リストレストを用意する。
4) パソコンのディスプレイの中心を目の高さに設定する。
5) 書類上の照度がディスプレイの照度の2倍になるように設定する。

問 47 システム障害発生時、病院のシステム担当が最初に行うべきことはどれか。番号を解答記入欄（　47　）にマークしなさい。

1) ベンダの営業担当者に連絡する。
2) マスコミ向けの報告文書を作成する。
3) 各部署から情報を収集し、状況把握を行う。
4) 影響範囲、復旧見込みなどを病院内にアナウンスする。
5) システムを所管する責任者に状況を報告し、指示を仰ぐ。

問 48 IHE について誤っているのはどれか。番号を解答記入欄（　48　）にマークしなさい。

1) 統合プロファイル内の各機能を提供する「アクタ」同士の通信をトランザクションと呼ぶ。
2) 地域医療連携における情報連携基盤技術仕様はさまざまな統合プロファイルを含んでいる。
3) システム導入時に IHE を参考にすることで、システム構成の選択肢が増えることが期待できる。
4) システム連携を実現するための標準規格の使い方を示したガイドラインを統合プロファイルと呼ぶ。
5) システムや機器同士の接続試験を行うコネクタソンを開催し、接続性のとれたシステムや機器を認定する。

問 49 他院から提供された画像 CD のデータを取り込みできない場合、原因から除外できるのはどれか。番号を解答記入欄（　49　）にマークしなさい。

1) 提供された媒体に傷がある。
2) 患者 ID が自院の ID と異なっている。
3) 過去に取り込み済みの画像が含まれている。
4) IHE-PDI 規格以外の形式で保存されている。
5) DICOM に含まれない特殊なファイル形式の画像が含まれている。

問 50 電子レセプト（医科）で使用される基本マスターでないのはどれか番号を解答記入欄（　50　）にマークしなさい。

1) 医薬品マスター
2) 修飾語マスター
3) 傷病名マスター
4) 特定器材マスター
5) 看護実践用語標準マスター

問 51 医薬品で JAN コードに含まれず、GS1-128 コードに含まれている項目はどれか。番号を解答記入欄（　51　）にマークしなさい。

1) 価格
2) 製造者
3) 製品名
4) 使用期限
5) 包装単位

問 52 放射線部門システムについて誤っているのはどれか。番号を解答記入欄（ 52 ）にマークしなさい。

1) 放射線画像検査種のコードに JJ1017 がある。
2) モダリティに患者情報を JLAC10 で伝達する。
3) モダリティから検査進捗情報を DICOM で受け取る。
4) 検査ごとの照射線量を DICOM で PACS に保存可能である。
5) オーダエントリシステムからオーダ情報を HL7 で受け取る。

問 53 標準規格とその内容の説明の組み合わせのうち正しいのはどれか。番号を解答記入欄（ 53 ）にマークしなさい。

1) SNOMED-CT ― 国際的な医療用語集
2) CDA ― 臨床試験データの標準規格
3) CDISC ― 臨床文書の構造に関する規格
4) LOINC ― 看護実践を記述する標準用語集
5) ICNP ― 臨床検査や生理機能検査を表現するコードセット

問 54 患者本人の同意がなくともオプトアウトにより情報提供が可能となるのはどれか。番号を解答記入欄（ 54 ）にマークしなさい。

1) 裁判所の令状によるカルテ開示
2) 児童虐待疑い所見の児童相談所への通告
3) 大規模災害時における家族への存否情報の提供
4) 指定感染症患者の診断の都道府県知事等への届け出
5) 認定匿名加工医療情報作成事業者への患者情報の提供

問 55 医療情報システムの安全管理に関するガイドライン（第5.1版）について誤っているのはどれか。番号を解答記入欄（ 55 ）にマークしなさい。

1) 医療情報システムがサイバー攻撃を受けたときは厚生労働省へ報告する義務がある。
2) 秘密鍵の管理は認証局が定める証明書ポリシー等に基づく鍵管理の要件を満たす必要がある。
3) 外部保存受託事業者が取得したサービス利用患者の Cookie 情報は第三者提供することができる。
4) 令和9年時点で稼働が想定されるシステムを今後導入する際に、二要素認証対応システムの採用を求めている。
5) 英数字、記号を混在させた13文字以上の推定困難な文字列をパスワードにしている場合は定期的な変更を求めていない。

問 56 医療情報システムの整備・運用管理における「組織的安全管理対策」に該当するのはどれか。番号を解答記入欄（ 56 ）にマークしなさい。

1) 利用者への教育
2) サーバ室入退室の管理
3) 利用者のアクセスログの監視
4) 機器や装置等の物理的な盗難対策の実施
5) 医療情報システム運用管理規程の整備及び適切な運用

問 57 医療情報システムの安全管理に関するガイドラインの非常時の対応についてのチェックリストについて誤っているのはどれか。番号を解答記入欄（ 57 ）にマークしなさい。

1) 正常復帰時に代替手段で運用した間のデータ整合性を図る規約がある。
2) 非常時用ユーザアカウントはいつでも誰でも使えるよう常に掲示している。
3) BCP の一環として「非常時」と判断する仕組み、正常復帰時の手順を設けている。
4) サイバー攻撃等で医療サービス提供体制に支障が発生する場合の措置を規定している。
5) 組織全体の BCP と整合のとれた医療情報システムの非常時における事業継続計画を策定している。

問 58 病院情報システムの「真正性」確保に直接関連するのはどれか。番号を解答記入欄（ 58 ）に 2 つマークしなさい。

1) ID と指紋で利用者認証を行う。
2) 外部保存の管理を第三者に委ねる。
3) いつでも診療データが確認できるようにする。
4) データの自動バックアップシステムを用意する。
5) データ保存時に自動的にタイムスタンプを付ける。

問 59 HPKI で確認できる属性はどれか。番号を解答記入欄（ 59 ）にマークしなさい。

1) 患者属性
2) 保険者の種類
3) 医療機関の種別
4) 医療従事者の資格
5) 所属医療機関の名称

問 60 医療機器に該当するのはどれか。番号を解答記入欄（ 60 ）にマークしなさい。

1) 健診結果管理プログラム
2) 糖尿病の発症予測ツール
3) 療養指導用のプログラム
4) 診療記録の保存・管理プログラム
5) 治療計画方法の決定を支援するプログラム

日本医療情報学会

第17回医療情報技師能力検定試験
（2019年度）

問　題
医学・医療系

問 1 二次予防に該当するのはどれか。番号を解答記入欄（ 1 ）に2つマークしなさい。

1) 再発予防
2) 予防接種
3) 疾病の早期発見
4) 生活習慣の改善
5) 治療や保健指導による重症化の予防

問 2 リスボン宣言に含まれないのはどれか。番号を解答記入欄（ 2 ）にマークしなさい。

1) 秘密保持
2) 自己決定権
3) 尊厳性の尊重
4) 代理人の役割
5) パターナリズムの普及

問 3 「医師による診断・治療に関する十分な説明に基づく患者の同意」はどれか。番号を解答記入欄（ 3 ）にマークしなさい。

1) ターミナルケア
2) リビングウィル
3) パートナーシップ
4) セカンドオピニオン
5) インフォームドコンセント

問 4 地域包括ケアシステムの目的でないのはどれか。番号を解答記入欄（ 4 ）にマークしなさい。

1) 介護予防
2) 生活支援
3) 医療費抑制
4) 認知症施策
5) 医療・介護連携

問 5 診療情報の一次利用にあたるのはどれか。番号を解答記入欄（ 5 ）に2つマークしなさい。

1) 医学研究
2) 診療報酬請求
3) 医療政策の立案
4) 病院の経営計画
5) インフォームドコンセント

問 6 保険診療として認められているのはどれか。番号を解答記入欄（ 6 ）にマークしなさい。

1) 健康診断
2) 自然分娩
3) 帝王切開
4) 美容整形
5) 予防接種

問 7 歯科の保険診療報酬制度の仕組みで正しいのはどれか。番号を解答記入欄（ 7 ）にマークしなさい。

1) 保険請求時の入院・入院外の区別がない。
2) 一部保険診療が認められる歯科矯正治療がある。
3) 診療報酬請求は社保・国保を隔月で交互に行う。
4) 電子レセプト請求で未コード化病名の問題は生じない。
5) 診療報酬明細書（レセプト）の様式は医科と共通である。

問 8 DPC／PDPS について正しいのはどれか。番号を解答記入欄（ 8 ）にマークしなさい。

1) 外来診療にも適用される。
2) すべての疾患が対象となる。
3) 1 入院あたり定額支払いの仕組みである。
4) 一度決定したコードは入院途中で変更できない。
5) 病名と手術と処置などの組み合わせでコードが決まる。

問 9 医師法について正しいのはどれか。番号を解答記入欄（ 9 ）に 2 つマークしなさい。

1) 診療録は 10 年間保存しなければならない。
2) 自ら検案をしないで検案書を交付することは禁止されている。
3) 医師は診療終了後 7 日目までに診療録を記載しなくてはならない。
4) 慢性疾患の患者については、診察を行わずに処方箋を発行できる。
5) 薬剤を調剤して投与する必要がある場合には、処方箋を交付しなければならない。

問 10 特定健康診査について正しいのはどれか。番号を解答記入欄（ 10 ）にマークしなさい。

1) 健康保険法に基づいて行われる。
2) 糖尿病を対象とした制度である。
3) 保険者が主体となって実施する。
4) 50 歳から 74 歳までが対象である。
5) 受診者全員が特定保健指導を受ける。

問 11 わが国の医療制度について<u>誤っている</u>のはどれか。番号を解答記入欄（ 11 ）にマークしなさい。

1) 国民皆保険制度である。
2) 医療給付は現物給付である。
3) 医療機関は自由開業制である。
4) 患者は医療機関を自由に選択できる。
5) 患者は包括払いと出来高払いを選択できる。

問 12 要介護認定の申請窓口はどれか。番号を解答記入欄（ 12 ）にマークしなさい。

1) 主治医
2) 市区町村
3) 都道府県
4) サービス事業者
5) ケアマネージャー

問 13 <u>国家資格でない</u>のはどれか。番号を解答記入欄（ 13 ）にマークしなさい。

1) 准看護師
2) 介護福祉士
3) 柔道整復師
4) 診療放射線技師
5) あん摩マッサージ指圧師

問 14 助産師の守秘義務を定めている法律はどれか。番号を解答記入欄（ 14 ）にマークしなさい。

1) 刑法
2) 民法
3) 医師法
4) 医療法
5) 保健師助産師看護師法

問 15 平均在院日数の計算式として正しいのはどれか。番号を解答記入欄（ 15 ）にマークしなさい。

A：一定期間の延べ入院患者数
B：一定期間の新入院患者数
C：一定期間の退院患者数

1) $\dfrac{A}{B}$

2) $\dfrac{A}{C}$

3) $\dfrac{A}{B + C}$

4) $\dfrac{A}{(B + C) \times 2}$

5) $\dfrac{A}{(B + C) \div 2}$

問 16 医療安全について正しいのはどれか。番号を解答記入欄（ 16 ）にマークしなさい。

1) 医療安全の向上に職員教育は有用でない。
2) インシデントレポートは自主的な報告である。
3) インシデントレポートは職員の能力評価に用いられる。
4) 有害事象は患者への影響度が比較的軽微なものを指す。
5) 医療過誤は医療行為を通じて発生した傷害と定義されている。

問 17 医薬品医療機器等法で高度管理医療機器に分類されないのはどれか。番号を解答記入欄（ 17 ）にマークしなさい。

1) 人工心臓弁
2) 人工透析器
3) 電子内視鏡
4) ペースメーカー
5) 心血管用ステント

問 18 根本原因分析（RCA：Root Cause Analysis）について誤っているのはどれか。番号を解答記入欄（ 18 ）にマークしなさい。

1) 4M4E 分析が用いられる。
2) バリアンス分析が用いられる。
3) SHEL モデル分析が用いられる。
4) 複雑な事実関係を明らかにすることが必要である。
5) 「事実」と「推測や判断」を区別することが必要である。

問 19 クリニカルパスにより期待される効果でないのはどれか。番号を解答記入欄（ 19 ）にマークしなさい。

1) 治療の標準化
2) 医療の質の向上
3) チーム医療の推進
4) 平均在院日数の短縮
5) 症例数の少ない疾患の治療法の確立

問 20 診療ガイドラインの目的でないのはどれか。番号を解答記入欄（ 20 ）にマークしなさい。

1) 診療の画一化
2) 医療の質の向上
3) エビデンスの提供
4) 患者への情報提供
5) 施設間格差の解消

問 21 化学療法が用いられるのはどれか。番号を解答記入欄（ 21 ）にマークしなさい。

1) 喘息
2) 糖尿病
3) 脳梗塞
4) 心筋梗塞
5) 急性白血病

問 22 血糖値を下げる働きのあるホルモンはどれか。番号を解答記入欄（ 22 ）にマークしなさい。

1) インスリン
2) グルカゴン
3) オキシトシン
4) コルチゾール
5) テストステロン

問 23 臓器移植の対象でないのはどれか。番号を解答記入欄（ 23 ）にマークしなさい。

1) 肺
2) 心臓
3) 腎臓
4) 膵臓
5) 脾臓

問 24 動脈血が流れている血管はどれか。番号を解答記入欄（　24　）にマークしなさい。

1) 冠静脈
2) 肝静脈
3) 腎静脈
4) 肺静脈
5) 下大静脈

問 25 抗凝固薬が投与される疾患はどれか。番号を解答記入欄（　25　）にマークしなさい。

1) 痛風
2) 高血圧症
3) 心房細動
4) 脂質異常症
5) くも膜下出血

問 26 誤っている組み合わせはどれか。番号を解答記入欄（　26　）にマークしなさい。

1) 肝臓 ― 消化器系
2) 血管 ― 循環器系
3) 腎臓 ― 泌尿器系
4) 食道 ― 呼吸器系
5) 副腎 ― 内分泌系

問 27 尿検査の項目に分類されないのはどれか。番号を解答記入欄（　27　）にマークしなさい。

1) 尿糖
2) 尿潜血
3) 尿比重
4) 尿素窒素
5) 尿タンパク

問 28 生理機能検査はどれか。番号を解答記入欄（　28　）にマークしなさい。

1) 心電図検査
2) 生化学的検査
3) マンモグラフィ
4) 腫瘍マーカー検査
5) 末梢血液一般検査

問 29 耳鼻咽喉科領域の検査はどれか。番号を解答記入欄（　29　）にマークしなさい。

1) 眼底検査
2) 色覚検査
3) 呼吸機能検査
4) 分腎機能検査
5) 平衡機能検査

問 30 特定生物由来製品の使用記録の保存期間を定めているのはどれか。番号を解答記入欄（　30　）にマークしなさい。

1) 医師法
2) 医療法
3) 健康保険法
4) 医薬品医療機器等法
5) 保険医療機関及び保険医療養担当規則

問 31 医薬品の体内動態の過程でないのはどれか。番号を解答記入欄（　31　）にマークしなさい。

1) 吸収
2) 阻害
3) 代謝
4) 排泄
5) 分布

問 32 誤っているのはどれか。番号を解答記入欄（　32　）に2つマークしなさい。

1) 抗がん剤は専用の処方箋で処方する。
2) 保険における医薬品の投与は原則7日分である。
3) 麻薬を処方する場合は、麻薬施用者番号を記載する必要がある。
4) 向精神薬は医薬品により処方可能な投与日数が制限されている。
5) 新薬は原則として最初の1年間は処方可能な投与日数が制限されている。

問 33 看護診断分類はどれか。番号を解答記入欄（　33　）にマークしなさい。

1) NIC
2) NOC
3) ICNP
4) NANDA-I
5) SNOMED-CT

問 34 ゲノム情報を用いて患者一人ひとりの遺伝的な背景を考慮して提供する医療を指すのはどれか。番号を解答記入欄（ 34 ）にマークしなさい。

1) 再生医療
2) 終末期医療
3) ゲノム解析
4) 個別化医療
5) チーム医療

問 35 放射線を用いない検査はどれか。番号を解答記入欄（ 35 ）に2つマークしなさい。

1) 胸部単純撮影
2) 腹部超音波検査
3) 頭部 MRI 造影検査
4) 心臓カテーテル検査
5) 脳血流シンチグラフィ

問 36 放射性医薬品を使用する検査はどれか。番号を解答記入欄（ 36 ）に2つマークしなさい。

1) CT
2) MRI
3) PET
4) マンモグラフィ
5) 骨シンチグラフィ

問 37 診断に超音波検査が用いられないのはどれか。番号を解答記入欄（ 37 ）にマークしなさい。

1) 妊娠
2) 胆石症
3) 肺気腫
4) 心臓弁膜症
5) 深部静脈血栓症

問 38 がんの治療法として代表的でないのはどれか。番号を解答記入欄（ 38 ）にマークしなさい。

1) 運動療法
2) 化学療法
3) 免疫療法
4) 外科的治療
5) 放射線治療

問 39 SOAP 形式の医療記録で「S」に記載するのはどれか。番号を解答記入欄（ 39 ）にマークしなさい。

1) 処方
2) 評価
3) 治療計画
4) 客観的情報
5) 主観的情報

問 40 ICD（国際疾病分類）について正しいのはどれか。番号を解答記入欄（ 40 ）に2つマークしなさい。

1) 原死因の分類には用いられない。
2) DPC の診断群分類コードに利用されている。
3) MEDIS の標準病名マスターが準拠している。
4) ICD-10 のコードは8桁の数字で構成されている。
5) アメリカ疾病管理予防センター（CDC）が制定している。

問 41 看護サマリーの説明で正しいのはどれか。番号を解答記入欄（ 41 ）にマークしなさい。

1) 患者の重症度や自立度を評価した記録
2) 一定期間経過後に患者状態を要約した記録
3) 入院時に患者から聴取する基本的情報の記録
4) 主に看護師長が記載する病棟および看護体制の記録
5) 日々の患者状態や観察結果などを記載する経時的な記録

問 42 手術手技のコーディングに利用されるのはどれか。番号を解答記入欄（ 42 ）にマークしなさい。

1) DRG
2) ICF
3) ICD-10
4) JLAC10
5) K コード

問 43 新薬開発のための臨床試験において、健常人ボランティアを対象とするのはどれか。番号を解答記入欄（ 43 ）にマークしなさい。

1) 検証試験
2) 臨床薬理試験
3) 探索試験（前期）
4) 探索試験（後期）
5) 製造販売後臨床試験

問 44 医学研究に関する用語とその説明の組み合わせで誤っているのはどれか。番号を解答記入欄（　44　）にマークしなさい。

1) 介入研究　　　　— 健康や疾病の姿を単に観察する研究のこと
2) バイアス　　　　— 対象者の選定や測定方法により正しい値から系統的なずれが生じること
3) 交絡　　　　　　— 暴露とアウトカムに関する解析で、隠れた要因の影響によって両者の関連性が歪められること
4) コホート研究　— 固定集団を一定期間追跡調査する研究のこと
5) 症例対照研究　— ある因子について、患者集団と病気に罹っていない対照集団とで比較する研究のこと

問 45 疾患に罹患していない患者のなかで、検査結果が陰性の患者の割合を表すのはどれか。番号を解答記入欄（　45　）にマークしなさい。

1) 感度
2) 自由度
3) 特異度
4) オッズ比
5) 相対危険度

問 46 正規分布の形を決めるのはどれか。番号を解答記入欄（　46　）に2つマークしなさい。

1) 最頻値
2) 中央値
3) 平均値
4) 標準偏差
5) 四分位範囲

問 47 帰無仮説を棄却するか否かを判定する際に、あらかじめ決めておく基準はどれか。番号を解答記入欄（　47　）にマークしなさい。

1) 四分位数
2) 標準誤差
3) 標準偏差
4) 標本平均
5) 有意水準

問 48 正規分布に従わない独立な2群の差を比較する手法としてもっとも適切なのはどれか。番号を解答記入欄（ 48 ）にマークしなさい。

1) t検定
2) 回帰分析
3) 符号検定
4) 符号付順位和検定
5) Wilcoxon の順位和検定

問 49 レセプト情報ならびに特定健康診査の結果の情報が格納されているデータベースはどれか。番号を解答記入欄（ 49 ）にマークしなさい。

1) DPC
2) MDC
3) NCD
4) NDB
5) PHR

問 50 がん登録について誤っているのはどれか。番号を解答記入欄（ 50 ）にマークしなさい。

1) 全国がん登録では患者氏名も登録される。
2) 地域がん登録は全国がん登録に統一された。
3) 全ての病院で臓器がん登録が実施されている。
4) 法律に基づいて全国がん登録が実施されている。
5) 全ての病院はがん患者の情報を都道府県に届け出る。

日本医療情報学会

第 17 回医療情報技師能力検定試験

（2019 年度）

問　題

情報処理技術系

問 1 2進数「100000111111010」を16進数で表現したのはどれか。番号を解答記入欄（ 1 ）にマークしなさい。

1) 31FB
2) 41FA
3) 4FF8
4) 71F2
5) AF18

問 2 データ量が最も大きいのはどれか。番号を解答記入欄（ 2 ）にマークしなさい。

1) 8GByte
2) 4PByte
3) 0.4TByte
4) 0.4EByte
5) 8,192MByte

問 3 RGBの各色が8bitで表現される1,920×1,080画素の非圧縮画像ファイルのデータ量はどれか。番号を解答記入欄（ 3 ）にマークしなさい。

1) 2MB
2) 4MB
3) 6MB
4) 8MB
5) 10MB

問 4 16進数「92」と「A8」の排他的論理和（XOR）を2進数で表したのはどれか。番号を解答記入欄（ 4 ）にマークしなさい。

1) 111010
2) 1000101
3) 10000000
4) 10111010
5) 100111010

問 5 コンピュータを構成する装置のうち、他の装置に指示を出すのはどれか。番号を解答記入欄（ 5 ）にマークしなさい。

1) 制御装置
2) 記憶装置
3) 演算装置
4) 入力装置
5) 出力装置

問　6　登録された複数の処理を自動で一括処理するのはどれか。番号を解答記入欄
（　6　）にマークしなさい。

1）　バッチ処理
2）　オフライン処理
3）　オンライン処理
4）　リアルタイム処理
5）　タイムシェアリング処理

問　7　SSD（Solid State Drive）について正しいのはどれか。番号を解答記入欄（　7　）に
マークしなさい。

1）　光ディスクである。
2）　磁気ディスクである。
3）　読み出し専用である。
4）　フラッシュメモリである。
5）　ランダムアクセスができない。

問　8　同容量のハードディスク12台でRAID10を構成すると、実効容量は最大でディス
ク何台分か。番号を解答記入欄（　8　）にマークしなさい。

1）　3台
2）　4台
3）　6台
4）　10台
5）　11台

問　9　ディスプレイの種類と解像度の組み合わせで正しいのはどれか。なお、数字は縦・
横のピクセル数を表す。番号を解答記入欄（　9　）にマークしなさい。

1）　4K　　　—　7,680 × 4,320
2）　HD　　　—　1,920 × 1,200
3）　FHD　　—　1,920 × 1,080
4）　VGA　　—　　800 × 　600
5）　SXGA　—　1,024 × 　768

問　10　リーダーライターから発信される電波を用いて情報を読み書きするのはどれか。番
号を解答記入欄（　10　）にマークしなさい。

1）　磁気カード
2）　QRコード
3）　バーコード
4）　接触式ICカード
5）　非接触式ICカード

問 11 オペレーティングシステムでないのはどれか。番号を解答記入欄（ 11 ）にマークしなさい。

1) DOS
2) Java
3) UNIX
4) Android
5) Windows

問 12 ハードウェアの基本的な制御のために、機器に内蔵された ROM やフラッシュメモリにあらかじめ格納されたプログラムはどれか。番号を解答記入欄（ 12 ）にマークしなさい。

1) シェアウェア
2) ミドルウェア
3) ファームウェア
4) デバイスドライバ
5) アプリケーションソフトウェア

問 13 コンピュータの処理手順を、記号を用いて図で表現したのはどれか。番号を解答記入欄（ 13 ）にマークしなさい。

1) ガントチャート
2) フローチャート
3) クリティカルパス
4) レーダーチャート
5) アローダイアグラム

問 14 スタックに「A → B → C」の順で入力されたデータの出力の順序はどれか。番号を解答記入欄（ 14 ）にマークしなさい。

1) A → B → C
2) A → C → B
3) B → A → C
4) C → A → B
5) C → B → A

問 15 デジタルハイビジョン対応の動画コーデックはどれか。番号を解答記入欄（ 15 ）にマークしなさい。

1) MP3
2) JPEG
3) H.263
4) H.264
5) MPEG-1

問 16 アナログ情報を一定間隔で区切り、区切ったところの値を拾い上げる処理はどれか。番号を解答記入欄（ 16 ）にマークしなさい。

1) 近似化
2) 標本化
3) 符号化
4) 分子化
5) 量子化

問 17 関係データベースで、2つの集合の要素を1つずつ取り出し、すべての組み合わせを作る演算はどれか。番号を解答記入欄（ 17 ）にマークしなさい。

1) 積
2) 和
3) 直積
4) 結合
5) 選択

問 18 表 "画像検査記録" に対して次の SQL 文を実行した場合、得られるデータはどれか。番号を解答記入欄（ 18 ）にマークしなさい。

SELECT モダリティ , COUNT（オーダ番号）FROM 画像検査記録
WHERE 検査日 = '20190207'　AND 実施 = ' 済 '　GROUP BY モダリティ；

1) 2019 / 02 / 07 の画像検査の総数
2) 2019 / 02 / 07 以外の実施済の画像検査数
3) 2019 / 02 / 07 のモダリティ毎の実施一覧
4) 2019 / 02 / 07 のモダリティ毎の実施件数
5) 2019 / 02 / 07 で実施済が最も多いモダリティ

表 "画像検査記録"

オーダ番号	患者番号	検査日	モダリティ	実施
201902050001	11111111	20190207	DR	済
201902050002	11111111	20190207	CT	未
201902050003	11111111	20190206	MR	済
201902050004	55555555	20190205	NM	済
201902050005	88888888	20190210	CT	未
201902050006	33333333	20190207	CT	中止
201902050007	33333333	20190207	DR	済
201902050008	22222222	20190207	MR	済
201902050009	44444444	20190206	DR	未
201902050010	77777777	20190207	CT	済
201902050011	77777777	20190207	MR	中止
201902050012	66666666	20190205	CT	済

問 19 データベースの一連の操作がすべて成功した場合に、変更結果を確定する処理はどれか。番号を解答記入欄（ 19 ）にマークしなさい。

1) アボート
2) コミット
3) ロールバック
4) トランザクション
5) フェイルオーバー

問 20 表 "材料伝票テーブル" から数量順に並べ替える SQL 文の（　）内に入れる語句として適切なのはどれか。番号を解答記入欄（　20　）にマークしなさい。

SELECT ＊ FROM 材料伝票テーブル（　　　　　　）数量；

1) IN
2) JOIN
3) LIKE
4) GROUP BY
5) ORDER BY

表 "材料伝票テーブル"

伝票番号	商品番号	数量	作成日	作成者
19041607887	702838	20	2019-04-16	H130027
19041607888	702013	10	2019-04-16	H130027
19041607889	608101	5	2019-04-16	H130027
19041607890	803332	10	2019-04-16	H130027
19041607892	803332	15	2019-04-16	H180321
19041607893	702838	6	2019-04-16	H090102
19041607894	505227	10	2019-04-16	H090102
19041607895	308291	8	2019-04-16	H090102
19041700001	308291	15	2019-04-17	H110083
19041700002	803332	15	2019-04-17	H110083

問 21 OSI 参照モデルにおいてルーティング（経路制御）を行う層はどれか。番号を解答記入欄（　21　）にマークしなさい。

1) 物理層
2) データリンク層
3) ネットワーク層
4) トランスポート層
5) アプリケーション層

問 22 OSI 参照モデルのトランスポート層で利用されるプロトコルで、相手とのコネクションを確立して通信するのはどれか。番号を解答記入欄（　22　）にマークしなさい。

1) NTP
2) PPP
3) TCP
4) UDP
5) UTP

問 23 192.168.32.0/23 のサブネットマスクはどれか。番号を解答記入欄（ 23 ）にマークしなさい。

1) 255.255.248.0
2) 255.255.252.0
3) 255.255.254.0
4) 255.255.255.0
5) 255.255.255.128

問 24 電子メールの受信に使うサービス名称とポート番号の組み合わせで正しいのはどれか。番号を解答記入欄（ 24 ）にマークしなさい。

1) POP3　　— 993
2) SMTP　　— 465
3) POP3s　 — 995
4) SMTPs　— 25
5) IMAP4s — 110

問 25 Web ブラウザを使って http：//www.jami.jp/index.html にアクセスすると、「サーバの IP アドレスが見つかりませんでした」と表示された。原因として考えられるのはどれか。番号を解答記入欄（ 25 ）にマークしなさい。

1) ページが存在しない。
2) DNS サーバが停止していた。
3) ファイルのアクセス権がない。
4) サーバの内部処理が不正である。
5) 当該 Web サーバが停止していた。

問 26 VLAN の説明として正しいのはどれか。番号を解答記入欄（ 26 ）にマークしなさい。

1) データを暗号化して通信できる。
2) 物理的なネットワーク分割である。
3) 信頼性を重視する通信で使われる。
4) ネットワーク設定情報が自動的に提供される。
5) 1 台のスイッチに複数のネットワークを割り当てられる。

問 27 無線LANを識別するための情報はどれか。番号を解答記入欄（ 27 ）にマークしなさい。

1) CDMA
2) MIME
3) TKIP
4) WPA2
5) ESSID

問 28 無線LANで多数のアンテナを使って高速化を図る技術はどれか。番号を解答記入欄（ 28 ）にマークしなさい。

1) ATM
2) PoE
3) CDMA
4) MIMO
5) Wi-Fi

問 29 図中のPCがInternetへ通信する場合、ルータBの経路表Zに記載されるネットワークインターフェースは、図中の1)から5)のうちのどれか。番号を解答記入欄（ 29 ）にマークしなさい。

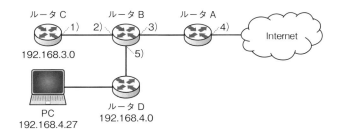

ルータBの経路表

宛先のネットワーク		ネットワーク
ネットワークアドレス	ネットマスク	インターフェース
192.168.3.0	255.255.255.0	X
192.168.4.0	255.255.255.0	Y
0.0.0.0	0.0.0.0	Z

問 30 IEEE802.11n の規格で接続した無線 LAN を使って 600 Mbyte のファイルをダウンロードするのに要する時間はどれか。ただし、通信規格の最大速度に対する実効速度は 25% とし、エラーや再送はないものとする。番号を解答記入欄（　30　）にマークしなさい。

1) 　1 秒
2) 　4 秒
3) 　8 秒
4) 16 秒
5) 32 秒

問 31 情報セキュリティの 3 要素（CIA）のうち、情報資産の正確さを保護する特性はどれか。番号を解答記入欄（　31　）にマークしなさい。

1) 可用性
2) 完全性
3) 機密性
4) 信頼性
5) 正確性

問 32 情報セキュリティの要素である「機密性」に関する技術はどれか。番号を解答記入欄（　32　）にマークしなさい。

1) 負荷分散
2) ユーザ認証
3) デジタル署名
4) システムログ
5) タイムスタンプ

問 33 脅威発生の要因を変更し、リスクを消し去るのはどれか。番号を解答記入欄（　33　）にマークしなさい。

1) リスク削減
2) リスク回避
3) リスク分散
4) リスク移転
5) リスク保有

問 34 PKI について、図中の（ア）と（イ）の組み合わせで正しいのはどれか。番号を解答記入欄（ 34 ）にマークしなさい。

1) （ア）認証局 ─（イ）証明書
2) （ア）認証局 ─（イ）許可証
3) （ア）法務局 ─（イ）証明書
4) （ア）認証局 ─（イ）電子署名
5) （ア）法務局 ─（イ）電子署名

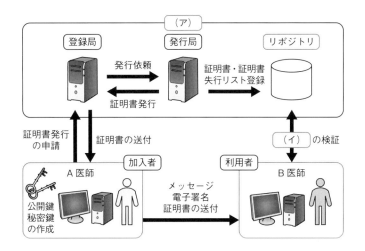

問 35 情報セキュリティに特化したリスクマネジメントシステムはどれか。番号を解答記入欄（ 35 ）にマークしなさい。

1) ISMS
2) NISC
3) CSIRT
4) 情報セキュリティ監査
5) 情報セキュリティポリシー

問 36 次の文中の（ア）と（イ）の組み合わせで正しいのはどれか。番号を解答記入欄（ 36 ）にマークしなさい。

「ハイブリッド暗号化方式では、送信者は（ア）を用いて共通鍵を暗号化し、受信者は（イ）を用いて共通鍵を復号する。」

1) （ア）秘密鍵 ─（イ）共通鍵
2) （ア）公開鍵 ─（イ）秘密鍵
3) （ア）秘密鍵 ─（イ）公開鍵
4) （ア）公開鍵 ─（イ）公開鍵
5) （ア）公開鍵 ─（イ）共通鍵

問 37 特定の企業や個人を狙ったサイバー攻撃はどれか。番号を解答記入欄（　37　）にマークしなさい。

1) 標的型攻撃
2) ブルートフォース攻撃
3) バッファオーバフロー攻撃
4) SQL インジェクション攻撃
5) クロスサイトスクリプティング攻撃

問 38 本物そっくりの Web ページに誘導して個人情報を盗む行為はどれか。番号を解答記入欄（　38　）にマークしなさい。

1) ボット
2) アドウェア
3) フィッシング
4) スパイウェア
5) ランサムウェア

問 39 サイバー攻撃で侵入者が不正行為に利用するために設置するのはどれか。番号を解答記入欄（　39　）にマークしなさい。

1) DMZ
2) VPN
3) ルータ
4) バックドア
5) ファイアウォール

問 40 無線 LAN のセキュリティ規格はどれか。番号を解答記入欄（　40　）にマークしなさい。

1) PGP
2) CHAP
3) LDAP
4) WPA2
5) CSIRT

問 41 SSL／TLS について正しいのはどれか。番号を解答記入欄（　41　）にマークしなさい。

1) 通信が高速化する。
2) 証明書が不要である。
3) データを修復できる。
4) 暗号化した通信に用いる。
5) 不正なプログラムを検出できる。

問 **42** リバースエンジニアリングとは何か。番号を解答記入欄（ 42 ）にマークしなさい。

1) プログラムのバグを発見すること
2) プログラムから機能を取り外すこと
3) プログラムのバージョンを元に戻すこと
4) 保証されたプログラムを再利用すること
5) プログラムを解析して仕様を作成すること

問 **43** プロジェクトの各工程を各担当者の作業レベルまで分解し階層化・構造化したのはどれか。番号を解答記入欄（ 43 ）にマークしなさい。

1) DFD
2) UML
3) WBS
4) E-R図
5) ネットワーク図

問 **44** ソフトウェアの使用許諾の一つであるボリュームライセンスについて正しいのはどれか。番号を解答記入欄（ 44 ）にマークしなさい。

1) 登録したユーザのみが利用できる。
2) 購入したライセンス数だけ利用できる。
3) 契約した組織内で無制限に利用できる。
4) 登録したコンピュータのみで利用できる。
5) 契約した容量の範囲内で自由に利用できる。

問 **45** 以下のネットワーク図におけるクリティカルパスはどれか。番号を解答記入欄（ 45 ）にマークしなさい。

1) A → B → D → F
2) A → B → E → F
3) A → C → E → F
4) A → B → C → E → F
5) A → B → D → E → F

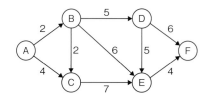

問 46 正常稼働中は待機系の電源を切っておく耐障害設計はどれか。番号を解答記入欄（　46　）にマークしなさい。

1) ミラーリング
2) フェールセーフ
3) クラスタリング
4) デュアルシステム
5) コールドスタンバイ

問 47 情報システムの組織的安全管理対策に該当するのはどれか。番号を解答記入欄（　47　）にマークしなさい。

1) 防犯カメラの設置
2) ユーザ教育の実施
3) サーバ室の耐震工事
4) 事業継続計画（BCP）の策定
5) 遠隔地バックアップシステムの構築

問 48 デスクトップ仮想化はどれか。番号を解答記入欄（　48　）にマークしなさい。

1) RDP
2) TSS
3) VDA
4) VDI
5) VDT

問 49 アプリケーションサービスを提供するクラウドサービスモデルはどれか。番号を解答記入欄（　49　）にマークしなさい。

1) BaaS
2) DaaS
3) IaaS
4) PaaS
5) SaaS

問 50 大量データから隠れた規則や関係を抽出するのはどれか。番号を解答記入欄（　50　）にマークしなさい。

1) SDN
2) OLAP
3) ビッグデータ
4) データマイニング
5) データウェアハウス

日本医療情報学会

第17回医療情報技師能力検定試験

（2019年度）

問　題

医療情報システム系

問 1 次の画像検査のうち、カラー画像を<u>利用しない</u>のはどれか。番号を解答記入欄（ 1 ）にマークしなさい。

1) CT 検査
2) 眼底カメラ
3) 超音波検査
4) 内視鏡検査
5) マンモグラフィ

問 2 診療情報の二次利用に該当するのはどれか。番号を解答記入欄（ 2 ）に<u>2つ</u>マークしなさい。

1) 統計資料の作成
2) 臨床研究、疫学研究
3) 提供したサービスの記録
4) 患者ケアの計画立案と実施の根拠
5) 包括（DPC）・出来高払い保険請求の根拠

問 3 医療情報を登録する際にあらかじめ明示的に本人の同意を必要とするのはどれか。番号を解答記入欄（ 3 ）に<u>2つ</u>マークしなさい。

1) MID-NET
2) J-DREAMS
3) DPC データベース
4) 指定難病患者データベース
5) 介護保険総合データベース

問 4 地域医療連携室の業務支援システムの機能のうち、必要性が<u>もっとも低い</u>のはどれか。番号を解答記入欄（ 4 ）にマークしなさい。

1) 紹介状管理
2) 紹介元管理
3) 返書作成機能
4) 手術予約機能
5) 宛名ラベル印刷機能

問 5 電子カルテに主治医が<u>入力しない</u>診療情報はどれか。番号を解答記入欄（ 5 ）にマークしなさい。

1) 退院時要約
2) 病名オーダ
3) 入院診療計画書
4) 病理検査レポート
5) 患者プロファイル

問 6 外来診療予約システムの機能として誤っているのはどれか。番号を解答記入欄（ 6 ）にマークしなさい。

1) 各種検査予約と連携できること
2) 外部の医療機関から予約できること
3) 時間ごとの予約人数を設定できること
4) 予約項目に応じて時間枠を設定できること
5) 同一患者が同一日時に複数予約できること

問 7 医事会計システムに登録されないのはどれか。番号を解答記入欄（ 7 ）にマークしなさい。

1) 勤務先
2) マイナンバー
3) 紹介状の有無
4) 保険証の確認日
5) 保険証の記号・番号

問 8 医事会計システムの基本システムあるいは拡張システムとして用意される機能はどれか。番号を解答記入欄（ 8 ）に2つマークしなさい。

1) 空床管理
2) 未収金管理
3) 物品購入管理
4) 臨床研究管理
5) DPC 請求管理

問 9 医師事務作業補助者の業務として適切でないのはどれか。番号を解答記入欄（ 9 ）にマークしなさい。

1) レセプトの修正
2) 診療録の代行入力
3) 診断書等の文書作成の補助
4) 医師の指示のもとでの患者移送
5) カンファレンスのための準備作業

問 10 診療情報管理部門の業務でないのはどれか。番号を解答記入欄（ 10 ）にマークしなさい。

1) がん登録
2) 診療報酬請求業務
3) DPC コーディング支援
4) データ抽出と分析、改善
5) クリニカルパス作成・改定の支援

問 11 物品管理システムを導入している病院情報システムにおいて、食い違いが生じない組み合わせはどれか。番号を解答記入欄（　11　）に2つマークしなさい。

1) 実施情報と払い出し物品
2) 依頼情報と払い出し物品
3) 依頼情報と保険請求データ
4) 保険請求データと実施情報
5) 払い出し物品と保険請求データ

問 12 がん化学療法のレジメンシステムの運用について適切でないのはどれか。番号を解答記入欄（　12　）にマークしなさい。

1) 投与量の変更は誰でも可能とする。
2) 投与する薬剤の点滴順を管理できる。
3) 薬剤を投与しない休薬日を管理できる。
4) 抗がん剤の投与量は患者ごとに自動計算できる。
5) レジメンマスターの登録内容を、複数人で確認する。

問 13 医療事故防止に直接関与する機能はどれか。番号を解答記入欄（　13　）に2つマークしなさい。

1) 入院患者統計機能
2) 禁忌薬チェック機能
3) 看護師の勤怠管理機能
4) アレルギーチェック機能
5) インシデントレポートの登録機能

問 14 インシデントレポートシステムの導入目的でないのはどれか。番号を解答記入欄（　14　）にマークしなさい。

1) 報告数を削減できる。
2) 集計作業が容易となる。
3) 報告者が報告しやすい環境ができる。
4) 報告内容ごとに参照権限を設定できる。
5) 事案が発生したときに情報を速やかに収集できる。

問 15 レポーティングシステムにおける既読管理の対象者は誰か。番号を解答記入欄（　15　）にマークしなさい。

1) 病院長
2) 医療情報部長
3) 検査を指示した医師
4) 報告書を作成した医師
5) 検査を実施した医療従事者

問 16 注射薬の一本渡し運用の説明として適切なのはどれか。番号を解答記入欄（　16　）にマークしなさい。

1) 抗がん剤の運用に適している。
2) 期限切れの薬剤が放置されやすい。
3) 重症系病棟での運用に適している。
4) 薬の取り出し時の間違いが発生しやすい。
5) 病院全体の注射薬の在庫が多くなりがちである。

問 17 輸血実施時に記録する必要性がもっとも低いのはどれか。番号を解答記入欄（　17　）にマークしなさい。

1) 血液製剤種
2) 輸血既往歴
3) 血液製剤番号
4) 輸血投与時刻
5) 輸血製剤投与により生じた副作用

問 18 輸液実施時に行われる3点認証において読み取らないのはどれか。番号を解答記入欄（　18　）に2つマークしなさい。

1) 患者 ID
2) 病室番号
3) 実施者 ID
4) 調剤担当薬剤師 ID
5) 輸液対象物の識別番号

問 19 持参薬を取り扱う運用について誤っているのはどれか。番号を解答記入欄（　19　）に2つマークしなさい。

1) 薬剤師が持参薬の鑑別を行う。
2) 薬剤師が持参薬オーダを発行する。
3) 持参薬マスターは、院内採用医薬品マスターと別に作成する。
4) 院内採用されていない薬剤を自動的に院内採用薬に変換する。
5) 持参薬オーダによる処方は、通常の処方オーダと同様の服薬指示ができる。

問 20 リハビリテーション部門システムに求められる機能として適切でないのはどれか。番号を解答記入欄（　20　）にマークしなさい。

1) 予約枠管理
2) 実施単位の管理
3) 療法士の労務管理
4) 実施計画書の管理
5) 地域連携パスとの連携

問 21 PACS の機能として誤っているのはどれか。番号を解答記入欄（ 21 ）に2つマークしなさい。

1) レポートシステムと連携できる。
2) 画像保存機能のみを有するシステムである。
3) PACS とモダリティの通信は DICOM 規格で行われている。
4) よく利用される画像圧縮方法には JPEG 圧縮と Wavelet 圧縮がある。
5) PACS に画像が保存されると PACS は医事会計システムに実施情報を送る。

問 22 MRI 検査のチェック項目として必要でないのはどれか。番号を解答記入欄（ 22 ）にマークしなさい。

1) 刺青の有無
2) 妊娠の有無
3) てんかんの有無
4) 閉所恐怖症の有無
5) ペースメーカーの有無

問 23 医用画像表示用モニタ（医用モニタ）利用および管理について誤っているのはどれか。番号を解答記入欄（ 23 ）にマークしなさい。

1) 不変性試験と受入れ試験の双方が必要である。
2) 医用モニタ品質管理責任者は導入・維持管理・対応について責任を負う。
3) スクリーンセーバーを用いてもバックライトの寿命を延ばすことはできない。
4) 読影を行う場合は医療機器である医用モニタを使用する必要がある。
5) 医用モニタの品質管理に関する業務の一部は医療機関外部に委託することができる。

問 24 食事オーダのシステムについて正しいのはどれか。番号を解答記入欄（ 24 ）に2つマークしなさい。

1) 食事を中止する場合には食止めオーダを出す。
2) 選択食の情報を医事会計システムに転送する。
3) 締め切り時間を過ぎた後は食事オーダはできない。
4) 食物アレルギーに対応すると診療報酬上の加算がある。
5) 食事オーダ時に、身長や体重、アレルギーの情報を参照できる。

問 25 定期的に歯科医師が訪問診療を行っているとき、**誤っている**のはどれか。番号を解答記入欄（　25　）にマークしなさい。

1) 歯科医師は歯科衛生士への指示内容の要点を診療録に記載する。
2) 歯科衛生士は患者に提供した文書をもとに業務記録を作成する。
3) 歯科衛生士は患者に提供した文書の写しを歯科医師に提供する。
4) 歯科衛生士が単独で行った保健指導の診療録への記載は不要である。
5) 歯科衛生士の実地指導料を算定する場合は、その内容等を記載した文書を患者に渡す必要がある。

問 26 歯科診療での指示と指示受けは、義歯などの歯科技工装置と関連して歯科医師と歯科技工士との間で行われており、電子的な記録が求められる。**誤っている**のはどれか。番号を解答記入欄（　26　）にマークしなさい。

1) 歯科医師は、歯科技工指示書で歯科技工士に歯科技工装置の内容を伝える。
2) 歯科医師は、完成した歯科技工装置を患者に装着した日を診療録に記載する。
3) 歯科技工士は、必要に応じて歯科技工装置の材料を自ら選択し、歯科医師に報告する。
4) 歯科技工士は、歯科技工指示書によらなければ、業として歯科技工を行ってはならない。
5) 歯科技工所の管理者は、歯科技工に関する指示書を、当該技工終了日から起算して2年間保存する。

問 27 看護業務支援システムの主な機能として**適切でない**のはどれか。番号を解答記入欄（　27　）にマークしなさい。

1) 看護職員の月単位の勤務表を作成できる。
2) マスター登録された標準看護計画を立案できる。
3) 医師が入力したオーダの実施入力を行うことができる。
4) ケアプランを看護オーダとしてスケジューリングできる。
5) 医師が入力したオーダを看護ワークシートに出力できる。

問 28 医療情報システム調達の際に行う RFI に**含まれない**のはどれか。番号を解答記入欄（　28　）にマークしなさい。

1) 稼働の実績
2) 調達の範囲
3) 保有製品概要
4) 提供可能なサービス
5) 既存システムとの接続性

問 29 病院情報システムの調達仕様を検討する際に考慮しなくてもよいのはどれか。番号を解答記入欄（ 29 ）にマークしなさい。

1) カスタマイズは最小限に留める。
2) 単一障害点を全て排除する仕様とする。
3) ユーザの利便性を高める機能を盛り込む。
4) 予算の範囲内で実現可能なシステム構成とする。
5) プロジェクト管理と報告を行うことを盛り込む。

問 30 リース契約について誤っているのはどれか。番号を解答記入欄（ 30 ）にマークしなさい。

1) 物件管理はリース会社が行う。
2) レンタル契約に比べ割安となる。
3) 物件の所有権はリース会社にある。
4) 契約終了後は再リースまたは返却する。
5) ペナルティ費用を払わなければ途中解約ができない。

問 31 電子カルテシステムのベンダー変更時に検討する必要がないのはどれか。番号を解答記入欄（ 31 ）にマークしなさい。

1) データ移行方法
2) 部門システムの改修
3) 電子レセプト提出方法
4) 統計データの出力形式
5) 外来検査オーダの運用

問 32 電子カルテ導入時の検討会議で出た意見のうち、医療情報技師が同意すべきでないのはどれか。番号を解答記入欄（ 32 ）にマークしなさい。

1) 職種に応じたオーダ発行権限・参照権限機能をつけてほしい。
2) 病名は、自由にテキスト入力で登録できるようにしてほしい。
3) 診療録の修正歴は、だれがいつ変更をしたか残るようにしてほしい。
4) 研修医が抗がん剤をオーダした場合、指導医が承認するまで、オーダ発行しないようにしてほしい。
5) 同じ患者に、同一日に同一の検体検査がオーダされていた場合、チェックする機能をつけてほしい。

問 33 「医療情報システムの安全管理に関するガイドライン (5.0 版)」に、個人情報等のデータを格納する情報端末のリスクとして記載されていないのはどれか。番号を解答記入欄（ 33 ）にマークしなさい。

1) 情報端末の持ち出し
2) 画面キャプチャー機能
3) 情報端末の紛失、盗難
4) 不正なソフトウェアによる改ざん、き損
5) ソフトウェアの不適切な取り扱いによる情報漏えい

問 34 電子カルテを導入している病院において、紹介状等をスキャナ等により電子保存する運用のうち、「医療情報システムの安全管理に関するガイドライン (5.0 版)」に抵触するのはどれか。番号を解答記入欄（ 34 ）にマークしなさい。

1) 受領したその場でスキャンする。
2) 受領した紙媒体は必ずスキャンする。
3) スキャンを行った紙媒体を別途保管する。
4) システム導入前に受領した紹介状はスキャンしない。
5) 紹介状に添付された放射線フィルムを100dpiでスキャンする。

問 35 医療記録の電子保存について誤っている組み合わせはどれか。番号を解答記入欄（ 35 ）にマークしなさい。

1) 保存性 ― 情報の所在管理
2) 真正性 ― 改変履歴の保存
3) 見読性 ― システム障害対策
4) 真正性 ― 確定者の識別および認証
5) 保存性 ― 情報の減失、破壊の防止策

問 36 真正性の確保について正しいのはどれか。番号を解答記入欄（ 36 ）に2つマークしなさい。

1) 一旦確定した診療録等を更新した場合、更新後の記録のみを保存する。
2) 代行入力が行われた場合、入力者が複数であれば代表者の ID でログインし入力を行う。
3) 運用管理規程を明確にすることで、入力してから一定時間経過後に記録を自動確定することができる。
4) 外部機器システムからの情報登録が行われる場合、どの時点で確定となるかを運用管理規程に明示する必要がある。
5) 代行入力が行われた場合、どの患者の入力が誰によっていつ行われたかが、月に1度は記録される必要がある。

問 37 電子カルテシステムにおける見読性確保のための機能はどれか。番号を解答記入欄（　37　）にマークしなさい。

1) 診療録の変更・削除等について、操作ログが残るようにした。
2) 障害時に診療録を参照できるように参照用サーバを導入した。
3) 電子カルテシステムの利用者認証に指紋認証システムを搭載した。
4) 診療録が正確な時間時刻で記録されるようにタイムサーバを導入した。
5) 電子カルテシステムの機能ごとに、更新・参照などの操作制限が可能な機能を導入した。

問 38 「医療情報システムの安全管理に関するガイドライン（5.0版）」に、医療機関等の管理者の「通常運用における責任」として定められているのはどれか。番号を解答記入欄（　38　）に2つマークしなさい。

1) 説明責任
2) 管理責任
3) 賠償責任
4) 公開責任
5) 瑕疵担保責任

問 39 医療情報システムの安全管理について適切でないのはどれか。番号を解答記入欄（　39　）にマークしなさい。

1) 利用者の識別と認証を行う機能を持つ。
2) 利用者グループごとに利用権限を規定する。
3) 不正ソフトウェアの侵入に対して保護対策を行う。
4) 全てのアクセスの記録（アクセスログ）を収集する。
5) 個人所有の情報端末のシステムへの接続を許可する。

問 40 HPKIによる電子証明書について誤っているのはどれか。番号を解答記入欄（　40　）にマークしなさい。

1) 病院長であることを証明できる。
2) 本人認証に用いることができる。
3) 電子処方箋の運用に必要とされている。
4) 病院に勤務する医事課職員であることを証明できる。
5) 記名押印にかわる電子署名として用いることができる。

問 41 病院における災害に対する備えとして適切でないのはどれか。番号を解答記入欄（ 41 ）にマークしなさい。

1) 発災後の対応について日ごろから教育・訓練を行う。
2) 医師個人に担当患者のバックアップデータを管理させる。
3) 維持すべき業務内容の優先順位を検討し、計画を立てておく。
4) 業務継続の計画を策定して、状況に応じて適宜見直していく。
5) システム障害・停止状態からの復旧手順のマニュアルを用意する。

問 42 災害発生時の診療に利用するためにバックアップする診療情報として優先度が低いのはどれか。番号を解答記入欄（ 42 ）にマークしなさい。

1) 処方歴
2) 既往歴
3) 検査結果
4) 再診予約日時
5) アレルギー情報

問 43 システム運用管理規程について誤っているのはどれか。番号を解答記入欄（ 43 ）に2つマークしなさい。

1) 病院の最高意思決定機関で承認を得る。
2) 遵守事項に違反した場合の罰則を定める。
3) 実装する技術の内容を具体的に記載する。
4) システム管理部門は利用者でないので適用対象外とする。
5) 医療情報システムの安全管理に関するガイドラインに準拠する。

問 44 ユーザが退職した時の対応として正しいのはどれか。番号を解答記入欄（ 44 ）にマークしなさい。

1) アカウントを速やかに削除する。
2) ユーザ名を速やかに変更する。
3) ユーザIDを速やかに変更する。
4) ログイン権限を速やかに停止する。
5) 残務処理のため数日間は変更を行わない。

問 45 入院病棟にある無線方式の生体情報モニタからのデータが途切れるようになった。原因として可能性がもっとも低いのはどれか。番号を解答記入欄（　45　）にマークしなさい。

1) 電子レンジを設置した。
2) ナースコールの機器を増設した。
3) 蛍光灯から LED 電球に切り替えた。
4) 電子カルテ用 UPS のバッテリを交換した。
5) 電子カルテ用の無線 LAN のアクセスポイントを増設した。

問 46 病院情報システムに障害が発生した際、情報システム管理部門が実施すべきでないのはどれか。番号を解答記入欄（　46　）にマークしなさい。

1) 障害の再発防止策を検討して実施する。
2) 現場ヒアリングを行い、障害範囲を把握する。
3) 原因が判明するまでシステムを全面的に停止する。
4) 過去に同様の障害がなかったかを確認して対応策を調査する。
5) 業務への影響範囲を見極めて関連部署と代替運用を協議する。

問 47 病院情報システムのトラブルのうち、「運用障害」にあてはまるのはどれか。番号を解答記入欄（　47　）に 2 つマークしなさい。

1) 複数のマスターの不整合
2) ソフトウェアのバグによるデータ破壊
3) ネットワーク障害による性能トラブル
4) 病院職員の操作ミスによるデータ破壊
5) ハードウェア故障によるシステムの停止

問 48 医療施設内の医療情報システム保守業者によるメンテナンス作業において、情報部門担当者が行った対応のうち、不適切なのはどれか。番号を解答記入欄（　48　）にマークしなさい。

1) 作業後に、作業対象システム単独の動作検証を行い、正常動作を確認した。
2) 作業後に、事前に医療施設側が許可していない施設内データの持出しがないことを確認した。
3) 作業前に、病院ネットワークへ接続するメンテナンス用機器（PC 等）のウイルス対策状況を確認した。
4) 作業後に、保守業者に作業報告書（メンテナンス作業の結果を記載したドキュメント）を提出させ、作業結果を確認した。
5) 作業前に、保守業者から作業計画書（メンテナンス作業の内容を記載したドキュメント）を提出させ、作業内容を確認した。

問 49 システム改修時の対応として誤っているのはどれか。番号を解答記入欄（　49　）に2つマークしなさい。

1) 院内の要望には全て対応する。
2) システム入替時はベンダーにまかせる。
3) リリース時には現場の責任者にも確認してもらう。
4) ベンダー作成のテスト仕様書兼結果報告書を確認する。
5) 要望について対応する場合は、ルールに則って承認をとる。

問 50 障害発生直後にシステム管理部門が行う対応として適切でないのはどれか。番号を解答記入欄（　50　）に2つマークしなさい。

1) サーバの再起動を行う。
2) 業務への影響を判断する。
3) 障害による影響範囲を調査する。
4) 障害時専用の帳票対応に切り替える。
5) 障害の影響が予想される部署へ連絡する。

問 51 電子カルテ端末の反応が遅くなった原因がネットワークに関連する事象であることを確認するのに適切なのはどれか。番号を解答記入欄（　51　）に2つマークしなさい。

1) PCを予備機に交換する。
2) ハードディスクの最適化を行う。
3) ネットワークの経路を変更する。
4) PCのメモリの使用量を確認する。
5) 電子カルテ以外のアプリケーションの動作を確認する。

問 52 病院情報システム監査の目的として誤っているのはどれか。番号を解答記入欄（　52　）にマークしなさい。

1) システムの改善をしやすくする。
2) 病院の外部からの評価を上げる。
3) 利用されていないシステムを見つける。
4) 病院情報システムの質の向上につなげる。
5) 導入されたシステムの維持管理を容易にする。

問 53 GS1-128 について誤っているのはどれか。番号を解答記入欄（ 53 ）にマークしなさい。

1) 商品番号が含まれる。
2) 有効期限が含まれる。
3) ロット番号が含まれる。
4) 元梱包装単位に表示される。
5) 医療用医薬品のみに利用されている。

問 54 各種コードとその対象の組み合わせで誤っているのはどれか。番号を解答記入欄（ 54 ）にマークしなさい。

1) HOT　　　― 医薬品
2) ICNP　　　― 医用材料
3) ICD-10　　― 国際疾病分類
4) JLAC10　　― 臨床検査
5) NANDA　　― 看護診断

問 55 HOT コードについて誤っているのはどれか。番号を解答記入欄（ 55 ）にマークしなさい。

1) 医療用医薬品につけられた 13 桁のコードである。
2) JAN コードとは原則として 1 対 1 対応している。
3) 使用中止されたコードは再利用されることがある。
4) レセプト電算処理システム用コードと対応付けられている。
5) コード管理は一般財団法人医療情報システム開発センター（MEDIS-DC）が行っている。

問 56 JLAC10 について誤っているのはどれか。番号を解答記入欄（ 56 ）にマークしなさい。

1) 同じ検査項目でも材料によりコードが異なる。
2) 同じ検査項目でも測定法によりコードが異なる。
3) レセプトに記載される検査項目のコードである。
4) 一般社団法人日本臨床検査医学会が作成している。
5) 分析物コードなど 5 つの要素区分から構成される。

問 57 SS-MIX2 について誤っているのはどれか。番号を解答記入欄（ 57 ）にマークしなさい。

1) 各種文書や画像情報は拡張ストレージに格納される。
2) ファイルシステムのディレクトリ構造を利用している。
3) 処方、検体検査結果は、標準化ストレージに格納される。
4) フリーソフトのデータベースエンジンが前提となっている。
5) 患者 ID、日付、種別の階層構造は標準化ストレージと拡張ストレージで同じである。

問 58 「患者紹介等に付随する医用画像についての合意事項」に含まれないのはどれか。番号を解答記入欄（　58　）にマークしなさい。

1) 1枚のCD-Rに書き込む患者は1名-1 IDとすること
2) 医療施設間で受け渡しするDICOMファイルは、DICOM規格に違反しないこと
3) 事前協議に基づき双方がその内容について承知している場合は、本合意事項の対象としないこと
4) 自動的にCD-Rに同梱されているViewerアプリケーションを使って画像を表示させること
5) 患者氏名、提供元医療施設名および問い合わせ先などをCD-R表面にレーベル印刷として記載すること

問 59 次世代医療基盤法で定めている認定匿名加工医療情報作成事業者について誤っているのはどれか。番号を解答記入欄（　59　）にマークしなさい。

1) 従事者に罰則付きの守秘義務を課す。
2) 医療情報等の漏えい等の防止のための安全管理措置を講ずる。
3) 医療情報の取扱いを事業の目的達成に必要な範囲に制限する。
4) 医療情報等の取扱いを委託されるには、主務大臣の認定を受ける必要がある。
5) 医療機関等から医療情報の提供を受けるには、あらかじめ患者の明示的な同意が必要である。

問 60 厚生労働省の通知「人工知能（AI）を用いた診断、治療等の支援を行うプログラムの利用と医師法第17条の規定との関係について」（2018年12月）によると、人工知能が組み込まれた医療機器を使用して診断治療した時、最終的に責任を負うのは誰か。番号を解答記入欄（　60　）にマークしなさい。

1) 開発者
2) 認可者
3) 販売者
4) 使用した医師
5) 利用を同意した患者

日本医療情報学会

第16回医療情報技師能力検定試験

（2018年度）

問　題
医学・医療系

問 1 地域包括ケアシステムにおいて一体的に提供されないのはどれか。番号を解答記入欄（ 1 ）にマークしなさい。

1) 医療
2) 介護
3) 予防
4) 住まい
5) 子育て支援

問 2 セカンドオピニオン外来について正しいのはどれか。番号を解答記入欄（ 2 ）にマークしなさい。

1) 患者が医師以外の医療職に専門的意見を求めること
2) 患者が主治医に無断で別の専門医の意見を聴くこと
3) 主治医が自分の判断の正しさを他の医師に確かめること
4) 患者が別の医師に相談することで自己決定の助けとすること
5) かかりつけ医が専門的知識を有する医師に診療を依頼すること

問 3 インフォームドコンセントにおける医療者の責務として適切でないのはどれか。番号を解答記入欄（ 3 ）にマークしなさい。

1) 事実に基づいて説明する。
2) 患者・家族に誓約書を書面で求める。
3) 患者・家族に病状が分かるように説明する。
4) 患者・家族が病状説明を理解できたかどうかを確認する。
5) 決定した方針は、患者の意向によって変えることができることを説明する。

問 4 社会保障制度に含まれないのはどれか。番号を解答記入欄（ 4 ）にマークしなさい。

1) 公衆衛生
2) 公的扶助
3) 社会福祉
4) 社会保険
5) 生命保険

問 5 国家資格はどれか。番号を解答記入欄（ 5 ）に2つマークしなさい。

1) 管理栄養士
2) 医療情報技師
3) 臨床工学技士
4) 診療情報管理士
5) 医師事務作業補助者

問 6 わが国の医療保険制度において地域保険における保険者として適切なのはどれか。番号を解答記入欄（ 6 ）にマークしなさい。

1) 共済組合
2) 健康保険組合
3) 国民健康保険組合
4) 全国健康保険協会
5) 後期高齢者医療広域連合

問 7 保険診療の対象となることがあるのはどれか。番号を解答記入欄（ 7 ）にマークしなさい。

1) がん検診
2) 禁煙外来
3) 妊婦健診
4) 美容整形
5) 人間ドック

問 8 刑法により守秘義務が定められている職種はどれか。番号を解答記入欄（ 8 ）にマークしなさい。

1) 看護師
2) 助産師
3) 保健師
4) 管理栄養士
5) 臨床心理士

問 9 介護保険について誤っているのはどれか。番号を解答記入欄（ 9 ）にマークしなさい。

1) 各自治体の窓口に申請を行う。
2) 主治医の意見書と担当者による訪問調査が行われる。
3) ケアプランの作成は医療ソーシャルワーカーが担当する。
4) 要介護認定には、要介護、要支援、非該当の区分がある。
5) コンピュータによる1次判定、介護認定審査会による2次判定の2段階の審査が行われる。

問 10 人口動態統計の調査項目でないのはどれか。番号を解答記入欄（ 10 ）にマークしなさい。

1) 婚姻
2) 死産
3) 出生
4) 転居
5) 離婚

問 11 特定健康診査の判定項目でないのはどれか。番号を解答記入欄（ 11 ）にマークしなさい。

1) 腹囲
2) 体脂肪率
3) 収縮期血圧
4) HbA1c
5) HDL コレステロール

問 12 救急救命士に認められていない行為はどれか。番号を解答記入欄（ 12 ）にマークしなさい。

1) 輸液
2) 採血
3) 気道確保
4) 血糖値測定
5) 薬剤の投与

問 13 医療の質の評価においてプロセス指標となるのはどれか。番号を解答記入欄（ 13 ）にマークしなさい。

1) SCU の有無
2) 手術後死亡率
3) 病院標準化死亡比
4) ICU 専属医師の有無
5) 抗菌薬使用ガイドラインの遵守率

問 14 管理会計で用いられるのはどれか。番号を解答記入欄（ 14 ）に2つマークしなさい。

1) 損益計算書
2) 貸借対照表
3) ABC 原価計算
4) 損益分岐点分析
5) キャッシュフロー計算書

問 15 m-SHEL モデルで誤っているのはどれか。番号を解答記入欄（ 15 ）に2つマークしなさい。

1) m ― 経営方針
2) S ― 手順書
3) H ― 作業環境
4) E ― 施設の構造
5) L ― 人

問 16 医療事故調査制度について正しいのはどれか。番号を解答記入欄（　16　）にマークしなさい。

1) 家族への説明は必ずしも行わなくてよい。
2) 個人の責任を追求するための制度である。
3) 医療機関で院内調査を行った報告書を提出する。
4) 院内調査報告書は厚生労働省が収集・分析する。
5) 事故の報告は医療機関の管理者の任意により行う。

問 17 医療法および同施行規則において医療安全管理体制として義務づけられていないのはどれか。番号を解答記入欄（　17　）にマークしなさい。

1) 安全管理指針の整備
2) 感染制御体制の整備
3) 臨床倫理委員会の設置
4) 医療事故等の院内報告体制
5) 医療安全に関する職員研修

問 18 クリニカルパスにおいて診療過程で発生した「計画との差異」を指すのはどれか。番号を解答記入欄（　18　）にマークしなさい。

1) アウトカム
2) バリアンス
3) アセスメント
4) アウトカムマネジメント
5) クリニカル・インディケーター

問 19 エビデンスレベルの高い順に並べたものはどれか。番号を解答記入欄（　19　）にマークしなさい。

a. 症例報告
b. コホート研究
c. 専門家個人の意見
d. システマティック・レビュー

1) d ＞ a ＞ b ＞ c
2) d ＞ b ＞ c ＞ a
3) d ＞ b ＞ a ＞ c
4) b ＞ a ＞ d ＞ c
5) b ＞ d ＞ a ＞ c

問 20 患者に対する看護師の支援について誤っているのはどれか。番号を解答記入欄（　20　）にマークしなさい。

1) 痛みなどの苦痛を取り除く薬を処方する。
2) 日常生活が行えるよう体力の回復を助ける。
3) 医師や薬剤師、管理栄養士など多職種との調整を行う。
4) 患者・家族が治療に関する意思決定ができるよう支援する。
5) 地域社会に円滑に戻れるように地域医療機関と連絡調整を行う。

問 21 厚生労働省標準の看護実践用語標準マスターについて誤っているのはどれか。番号を解答記入欄（　21　）にマークしなさい。

1) 無償で提供されている。
2) 日本看護協会が作成している。
3) 看護行為編は階層に分けられている。
4) 看護観察編と看護行為編の2つからなる。
5) 看護観察編は観察結果を記載するために作成されている。

問 22 椎骨に含まれないのはどれか。番号を解答記入欄（　22　）にマークしなさい。

1) 胸椎
2) 頸椎
3) 鎖骨
4) 仙骨
5) 尾骨

問 23 病因のうち物理的外因に当たらないのはどれか。番号を解答記入欄（　23　）にマークしなさい。

1) 温度
2) 気圧
3) 光線
4) 毒物
5) 放射線

問 24 左房と左室の間にある弁はどれか。番号を解答記入欄（　24　）にマークしなさい。

1) 三尖弁
2) 僧帽弁
3) 二尖弁
4) 大動脈弁
5) 肺動脈弁

問 25 インスリンを分泌する臓器はどれか。番号を解答記入欄（ 25 ）にマークしなさい。

1) 胃
2) 肝臓
3) 小腸
4) 膵臓
5) 大腸

問 26 止血における主要な血球成分はどれか。番号を解答記入欄（ 26 ）にマークしなさい。

1) 血小板
2) 好中球
3) 赤血球
4) 白血球
5) リンパ球

問 27 薬品のうち施錠保管が<u>義務づけられていない</u>のはどれか。番号を解答記入欄（ 27 ）にマークしなさい。

1) 劇薬
2) 毒薬
3) 麻薬
4) 覚せい剤
5) 向精神薬

問 28 患者に投与した場合、患者氏名・住所・薬品名・製造番号・使用日を記録し20年間保存する必要があるのはどれか。番号を解答記入欄（ 28 ）にマークしなさい。

1) 毒薬
2) 麻薬
3) 筋弛緩薬
4) 向精神薬
5) 特定生物由来製品

問 29 保険診療における処方箋について<u>誤っている</u>のはどれか。番号を解答記入欄（ 29 ）にマークしなさい。

1) 使用期間は交付日を含めて5日以内である。
2) 使用できる医薬品は薬価基準に収載されているものに限定されている。
3) 保険医療機関および保険医療養担当規則によって様式が定められている。
4) 麻薬処方箋は法で定める事項を記載し、記名押印または署名しなければならない。
5) 院外処方箋記載事項は患者氏名、年齢、薬名、分量、用法、用量、医師氏名である。

問 30 歯科の診療録に関わる記述として適切なのはどれか。番号を解答記入欄（ 30 ）に2つマークしなさい。

1) 保存期間は4年である。
2) 算定点数は2号用紙に記載する。
3) 歯の部位を示すために歯式を用いる。
4) 自由診療に関わるものは2号用紙に記載する。
5) 歯周検査の記録は2号用紙に直接記載してはならない。

問 31 看護過程に含まれないのはどれか。番号を解答記入欄（ 31 ）にマークしなさい。

1) 評価
2) 看護計画
3) 共同問題
4) 看護必要度
5) アセスメント

問 32 通常、実施中に治療も行われる検査はどれか。番号を解答記入欄（ 32 ）にマークしなさい。

1) IVR
2) MRI
3) PET-CT
4) 骨シンチグラフィ
5) カプセル内視鏡検査

問 33 酵素検査に該当しないのはどれか。番号を解答記入欄（ 33 ）にマークしなさい。

1) CK
2) Na
3) ALT
4) AST
5) LDH

問 34 肺機能検査はどれか。番号を解答記入欄（ 34 ）にマークしなさい。

1) 脳波
2) 筋電図
3) 心電図
4) PSG 検査
5) スパイロメトリー

問 35 診断のために CT 検査が行われるのはどれか。番号を解答記入欄（　35　）にマークしなさい。

1) 妊娠
2) 糖尿病
3) 脳出血
4) 高血圧症
5) 高脂血症

問 36 X線を使用しない検査はどれか。番号を解答記入欄（　36　）にマークしなさい。

1) 胃透視
2) 頭部 CT
3) 頭部 MRI
4) 胸部単純撮影
5) 逆行性腎盂造影

問 37 体内から放出される放射線を検出し画像化する検査はどれか。番号を解答記入欄（　37　）に2つマークしなさい。

1) CT 検査
2) PET 検査
3) 核医学検査
4) 超音波検査
5) 血管造影検査

問 38 超音波検査について誤っているのはどれか。番号を解答記入欄（　38　）にマークしなさい。

1) 空気の存在に影響されない。
2) 生体に対する侵襲が少ない。
3) 動画像をその場で観察できる。
4) 血流の方向・速さを画像化できる。
5) 肥満の強い症例では観察能力が低下する。

問 39 治療について誤っているのはどれか。番号を解答記入欄（　39　）にマークしなさい。

1) 放射線治療は非観血的治療である。
2) 外科的治療は専ら観血的治療である。
3) 内科的治療の多くは薬物療法である。
4) 内視鏡的治療は開腹手術より侵襲的な治療である。
5) 医師の指示によりコ・メディカルが実施するものもある。

問 40 作業療法はどれか。番号を解答記入欄（　40　）にマークしなさい。

1) 歩行訓練
2) 筋力強化訓練
3) 言語聴覚訓練
4) 関節可動域訓練
5) 日常生活動作訓練

問 41 患者の自我をささえて情緒的な安定を図り適応能力を回復させようとするのはどれか。番号を解答記入欄（　41　）にマークしなさい。

1) 訓練療法
2) 芸術療法
3) 作業療法
4) 支持療法
5) 洞察療法

問 42 法律上作成すべき書類とその保存期間の組み合わせで誤っているのはどれか。番号を解答記入欄（　42　）にマークしなさい。

1) 助産録　　　　　— 2 年間
2) 診療録　　　　　— 5 年間
3) 調剤録　　　　　— 3 年間
4) 歯科技工指示書 — 2 年間
5) 救急救命処置録 — 5 年間

問 43 生活歴の項目として適切でないのはどれか。番号を解答記入欄（　43　）にマークしなさい。

1) 職業
2) 嗜好物
3) 飲酒の有無
4) 喫煙の有無
5) 生活習慣病の有無

問 44 医薬品の治験について誤っているのはどれか。番号を解答記入欄（　44　）にマークしなさい。

1) GCP のもとで実施される。
2) 計画段階で国への届出が必要である。
3) 医師自らが企画することも可能である。
4) 医薬品の製造販売承認を得るために行われる。
5) 結果は治験審査委員会で公正に評価しなければならない。

問 45 システマティック・レビューの説明として<u>誤っている</u>のはどれか。番号を解答記入欄（ 45 ）にマークしなさい。

1) 診療ガイドラインにしばしば反映される。
2) 公開されている文献を対象にして行われる。
3) 得られた結果のエビデンスレベルはもっとも高い。
4) 良い結果が得られた研究データを抽出して分析を行う。
5) 出版バイアスを排除するためになるべく広く文献を調査する。

問 46 対象集団において、ある時点の疾病の有無と要因との関係を調べるものはどれか。番号を解答記入欄（ 46 ）にマークしなさい。

1) 介入研究
2) 横断的研究
3) 症例対照研究
4) 後向きコホート研究
5) 前向きコホート研究

問 47 次の組み合わせで<u>誤っている</u>のはどれか。番号を解答記入欄（ 47 ）にマークしなさい。

1) 感度 ― 疾患罹患者中の検査陽性者の割合
2) オッズ ― ある事象が起こる確率と起こらない確率の比
3) 特異度 ― 疾患罹患者中の検査陰性者の割合
4) バイアス ― 偶然ではない系統的な誤差
5) 相対危険度 ― 曝露群と非曝露群の発症率の比

問 48 正規分布について<u>誤っている</u>のはどれか。番号を解答記入欄（ 48 ）にマークしなさい。

1) 一様分布の一種である。
2) 分布は左右対称である。
3) 平均値と中央値が一致する。
4) 分布は平均値と標準偏差で決まる。
5) ［平均値 ± 2 ×標準偏差］の区間に全体の約 95％が入る。

問 49 仮説検定について<u>誤っている</u>のはどれか。番号を解答記入欄（ 49 ）にマークしなさい。

1) 有意水準を設定する。
2) 帰無仮説と対立仮説を立てる。
3) 検定のために使う統計量を決める。
4) 観測したデータから検定統計量の値を計算する。
5) 検定統計量の値が棄却域に含まれれば対立仮説を棄却する。

問 50 手術症例を中心とした臨床データベースはどれか。番号を解答記入欄（ 50 ）に
マークしなさい。

1) NCD
2) NDB
3) DPC データベース
4) ゲノム情報データベース
5) 全国がん登録データベース

日本医療情報学会

第16回医療情報技師能力検定試験
（2018年度）

問　題
情報処理技術系

問 1 16 進数 73 と 16 進数 F5 の各桁の論理積（AND）を 2 進数で表したものはどれか。
番号を解答記入欄（　1　）にマークしなさい。

1) 00110001
2) 01110001
3) 10110001
4) 11001100
5) 11100110

問 2 情報の単位の接頭辞が小さい順に並んでいるのはどれか。番号を解答記入欄
（　2　）にマークしなさい。

1) E < P < G < T
2) P < E < T < G
3) E < G < T < P
4) G < T < P < E
5) G < T < E < P

問 3 正しい組み合わせはどれか。番号を解答記入欄（　3　）にマークしなさい。

1) 画素数　　　　　　　　　— byte
2) 記憶容量　　　　　　　— pixel
3) スキャナの解像度　　　— dpi
4) ネットワークの通信速度 — Hz
5) CPU のクロック周波数　— bps

問 4 3つの値が等しいのはどれか。（　）内は基数を表す。番号を解答記入欄（　4　）に
マークしなさい。

1) 129（10）、1000 0001（2）、81（16）
2) 129（10）、1001 0001（2）、81（16）
3) 127（10）、1000 0001（2）、81（16）
4) 127（10）、1010 0001（2）、81（16）
5) 129（10）、1000 0001（2）、83（16）

問 5 複数台のハードディスクを組み合わせ、図に示すデータの記録を行う方式はどれか。番号を解答記入欄（ 5 ）にマークしなさい。

1) RAID 0
2) RAID 1
3) RAID 5
4) RAID 6
5) RAID 10

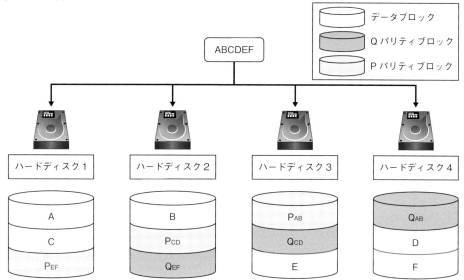

問 6 次の記憶媒体のうち磁気テープを用いるのはどれか。番号を解答記入欄（ 6 ）にマークしなさい。

1) FD
2) HD
3) MO
4) LTO
5) SSD

問 7 2次元シンボルを用いた入力インターフェースはどれか。番号を解答記入欄（ 7 ）にマークしなさい。

1) マウス
2) キーボード
3) タッチパネル
4) IC カードリーダ
5) QR コードリーダ

問 8 IC カードの特徴として正しいのはどれか。番号を解答記入欄（ 8 ）にマークしなさい。

1) 赤外線を用いて情報を非接触で読み取る。
2) 電磁波を用いて情報を非接触で読み取る。
3) 磁性体に記録された情報を接触によって読み取る。
4) バーコードで記録された情報を光学的に読み取る。
5) 表面の凹凸で表現された情報を接触によって読み取る。

問 9 1 TB のディスクを用いて実効容量 4 TB の RAID 5 を構成する場合、1 TB のディスク装置は少なくとも何台必要か。番号を解答記入欄（ 9 ）にマークしなさい。

1) 4 台
2) 5 台
3) 6 台
4) 7 台
5) 8 台

問 10 オペレーティングシステムの機能のうち、文書ファイルなどへ同時アクセスによる不整合の発生を防ぐのはどれか。番号を解答記入欄（ 10 ）にマークしなさい。

1) 仮想記憶
2) メモリ管理
3) プロセス管理
4) ファイルシステム管理
5) ユーザインターフェースの提供

問 11 接続した周辺装置を利用するためにオペレーティングシステムにインストールされる制御プログラムはどれか。番号を解答記入欄（ 11 ）にマークしなさい。

1) タスク
2) ドライバ
3) リソース
4) スクリプト
5) システムコール

問 12 図のフローチャートで、XとYの初期値をそれぞれX = 12、Y = 33としたとき、実行結果はどれか。番号を解答記入欄（　12　）にマークしなさい。

1)　45
2)　66
3)　132
4)　264
5)　396

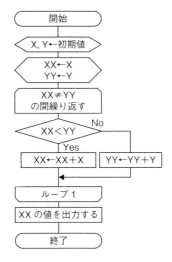

問 13 複数のプロセスを同時並行で実行することを表すのはどれか。番号を解答記入欄（　13　）にマークしなさい。

1)　仮想化
2)　カプセル化
3)　システムコール
4)　マルチタスキング
5)　プラグアンドプレイ

問 14 可逆圧縮のデータフォーマットはどれか。番号を解答記入欄（　14　）にマークしなさい。

1)　CSV
2)　MP3
3)　PNG
4)　XML
5)　JPEG

問 15 データベースを複数クライアントで利用しているとき、データの論理的矛盾を防ぐため処理が止まった状態はどれか。番号を解答記入欄（　15　）にマークしなさい。

1) アボート
2) コミット
3) デッドロック
4) ロールバック
5) ロールフォワード

問 16 表"処方記録"の主キーはどれか。番号を解答記入欄（　16　）にマークしなさい。

1) 患者コード
2) 処方コード
3) 薬品コード
4) 患者コードと薬品コード
5) 患者コードと処方年月日

表　"医薬品"

薬品コード	薬品名	会社名
A0124	AA 錠	X 製薬
B0005	BBB 顆粒	Y 工業
C0432	CC カプセル	Y 工業
D1021	DDD 点眼薬	Z 薬品
E0511	EE 軟膏	X 製薬
F0888	F 舌下錠	Z 薬品

表　"患者マスター"

患者コード	患者氏名	性別	生年月日
10012	八戸　むつ	F	1945 年 2 月 11 日
10013	三沢　佐井	F	1995 年 3 月 3 日
10014	平川　東	M	1975 年 10 月 17 日
10015	南部　美都	F	1960 年 6 月 11 日
10016	藤崎　愛	F	1984 年 12 月 4 日
10017	黒石　中	M	2001 年 1 月 18 日

表　"処方記録"

患者コード	処方年月日	処方コード	薬品コード
10012	2018 年 7 月 1 日	7000101	B0005
10014	2018 年 7 月 1 日	7000102	E0511
10012	2018 年 7 月 1 日	7000103	A0124
10013	2018 年 7 月 1 日	7000104	B0005
10014	2018 年 7 月 2 日	7000105	E0511

問 17 表 "外来受診記録" に対して実行したときに得られるデータの行数が 2 となる SQL 文はどれか。番号を解答記入欄 (17) にマークしなさい。

1) SELECT 患者コード FROM 外来受診記録 GROUP BY 患者コード；
2) SELECT 患者コード FROM 外来受診記録 WHERE 保険種別 LIKE ' 自費診 '；
3) SELECT 患者コード FROM 外来受診記録 WHERE 保険種別 LIKE ' 国保・本 '；
4) SELECT 患者コード FROM 外来受診記録 WHERE 保険種別 LIKE ' 労災・本 ' GROUP BY 患者コード；
5) SELECT 患者コード FROM 外来受診記録 WHERE 保険種別 LIKE ' 協けん・本 ' GROUP BY 患者コード；

表　"外来受診記録"

日付	患者コード	受診科	初診／再診	保険種別
2018-7-17	18005	内科	初診	自費診
2018-7-17	18006	眼科	初診	協けん・本
2018-7-17	18003	内科	再診	労災・本
2018-7-17	18002	眼科	初診	自費診
2018-7-17	18007	耳鼻咽喉科	再診	自費診
2018-7-17	18001	内科	再診	協けん・本
2018-7-17	18003	外科	再診	労災・本
2018-7-17	18001	眼科	再診	協けん・本
2018-7-17	18008	産婦人科	初診	国保・本
2018-7-17	18004	内科	初診	国保・家

問 18 2 つの表からすべての行を取り出し、重複行は 1 行にする操作はどれか。番号を解答記入欄 (18) にマークしなさい。

1) 和
2) 差
3) 積
4) 結合
5) 直積

問 19 OSI 参照モデルにおいて、異なるネットワーク上に存在する機器間でのデータ転送やデータ中継を行う層はどれか。番号を解答記入欄 (19) にマークしなさい。

1) セッション層
2) ネットワーク層
3) トランスポート層
4) アプリケーション層
5) プレゼンテーション層

問 20 UDP について正しいのはどれか。番号を解答記入欄（　20　）にマークしなさい。

1) ストリーミングで使われる。
2) 受信確認しながら通信する。
3) エラー時にデータを再送する。
4) アプリケーション層で処理される。
5) 信頼性を重視する通信で使われる。

問 21 無線 LAN を使って 300 Mbyte のファイルをダウンロードするのに要する時間はどれか。ただし、通信規格の最大速度は 600 Mbps、実効速度は 50％とし、エラーは無いものとする。番号を解答記入欄（　21　）にマークしなさい。

1) 0.5 秒
2) 1 秒
3) 2 秒
4) 4 秒
5) 8 秒

問 22 192.168.128.0／23 と設定されたネットワークにおいて、割り当て可能な最大ホスト数はどれか。番号を解答記入欄（　22　）にマークしなさい。

1) 23
2) 126
3) 254
4) 510
5) 1022

問 23 MAC アドレスから IP アドレスを確認するプロトコルはどれか。番号を解答記入欄（　23　）にマークしなさい。

1) ARP
2) RIP
3) DHCP
4) HTTP
5) RARP

問 24 NAPT で変換される情報はどれか。番号を解答記入欄（　24　）にマークしなさい。

1) プロトコルとホスト名
2) ホスト名と IP アドレス
3) ポート番号とプロトコル
4) IP アドレスとポート番号
5) MAC アドレスと IP アドレス

問 25 ネットワークコマンドと機能の組み合わせで正しいのはどれか。番号を解答記入欄（　25　）にマークしなさい。

1) ipconfig — 端末のネットワーク設定情報を確認
2) nslookup — サーバの接続可否を確認
3) ping — サーバ上のログを確認
4) telnet — 途中経路を確認
5) tracert — ホスト名から IP アドレスを確認

問 26 サービスとポート番号の組み合わせで誤っているのはどれか。番号を解答記入欄（　26　）にマークしなさい。

1) ssh — 22
2) HTTP — 80
3) HTTPS — 443
4) POP3s — 995
5) SMTP — 110

問 27 IMAP4 について正しいのはどれか。番号を解答記入欄（　27　）にマークしなさい。

1) ホスト名を解決する。
2) データの暗号化をする。
3) 電子メールを取り扱う。
4) ダイアルアップ接続を行う。
5) コンピュータの時刻を同期する。

問 28 IPv6 のアドレス長はどれか。番号を解答記入欄（　28　）にマークしなさい。

1) 24 ビット
2) 32 ビット
3) 48 ビット
4) 64 ビット
5) 128 ビット

問 29 IEEE802.11ac で使用可能な周波数帯と最大通信速度の組み合わせで正しいのはどれか。番号を解答記入欄（　29　）にマークしなさい。

1) 5GHz 帯のみ — 54 Mbps
2) 5GHz 帯のみ — 6.9 Gbps
3) 2.4GHz 帯のみ — 54 Mbps
4) 2.4GHz 帯および 5GHz 帯 — 6.9 Gbps
5) 2.4GHz 帯および 5GHz 帯 — 600 Mbps

問 30 情報セキュリティ対策において、防犯カメラの設置が該当するのはどれか。番号を解答記入欄（ 30 ）にマークしなさい。

1) 人的安全対策
2) 技術的安全対策
3) 組織的安全管理対策
4) 物理的安全対策
5) 予防的安全対策

問 31 250 人が相互に公開鍵暗号方式で暗号化通信するとき、必要な鍵の総数はどれか。番号を解答記入欄（ 31 ）にマークしなさい。

1) 50
2) 125
3) 250
4) 500
5) 1000

問 32 A 病院から B 病院に公開鍵暗号方式を用いて暗号化した情報を送るとき、図中の鍵 X として適切なのはどれか。番号を解答記入欄（ 32 ）にマークしなさい。

1) A 病院の公開鍵
2) A 病院の秘密鍵
3) B 病院の公開鍵
4) B 病院の秘密鍵
5) A、B 病院の共通鍵

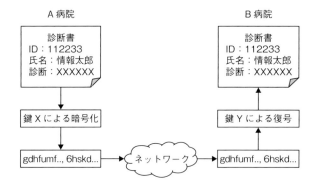

問 33 一定時間ごとにパスワードが更新される認証の仕組みはどれか。番号を解答記入欄（ 33 ）にマークしなさい。

1) コールバック
2) マイナンバー
3) バイオメトリクス
4) シングルサインオン
5) ワンタイムパスワード

問 34 情報システムの可用性を高めるのはどれか。番号を解答記入欄（ 34 ）にマークしなさい。

1) アクセス制限の使用
2) デジタル署名の使用
3) ハッシュ関数の使用
4) タイムスタンプの使用
5) 無停電電源装置（UPS）の使用

問 35 タイムスタンプの説明として正しいのはどれか。番号を解答記入欄（ 35 ）にマークしなさい。

1) 有効期限がない。
2) 検索が高速になる。
3) 暗号化が可能になる。
4) データの記載内容が正しいことを証明できる。
5) ファイルが改ざんされていないことを証明できる。

問 36 パスワード入力履歴などを特定の第三者に送信するマルウェアはどれか。番号を解答記入欄（ 36 ）にマークしなさい。

1) アドウェア
2) スパイウェア
3) フィッシング
4) ランサムウェア
5) エクスプロイトコード

問 37 セキュリティパッチが公開される前のセキュリティホールを利用した攻撃はどれか。番号を解答記入欄（ 37 ）にマークしなさい。

1) F5アタック
2) DDoSアタック
3) ゼロデイアタック
4) ブルートフォースアタック
5) バッファオーバーランアタック

問 38 脅威がつけこむことのできる情報資産が持つ弱点はどれか。番号を解答記入欄（ 38 ）にマークしなさい。

1) 瑕疵
2) リスク
3) 脆弱性
4) アクシデント
5) インシデント

問 39 Web アプリケーションへの攻撃の検出と遮断に特化したファイアウォールはどれか。番号を解答記入欄（ 39 ）にマークしなさい。

1) DMZ
2) IPA
3) IPS
4) WAF
5) WPA

問 40 SSL／TLS について正しいのはどれか。番号を解答記入欄（ 40 ）にマークしなさい。

1) URL を秘匿する。
2) 通信監視に利用する。
3) HTTP を暗号化する。
4) コンテンツフィルタリングを行う。
5) コンピュータウイルスを駆除する。

問 41 ウォーターフォールモデルの特徴はどれか。番号を解答記入欄（ 41 ）にマークしなさい。

1) 工程が明確に区分される。
2) 短期間で開発・評価を繰り返す。
3) 基盤部分／共通部分を先行開発する。
4) どの工程でも顧客の要望に対応できる。
5) プロトタイプによるユーザとの仕様誤認を防止する。

問 42 各工程間の依存関係と各工程の遅れの影響を把握しやすくした図はどれか。番号を解答記入欄（ 42 ）にマークしなさい。

1) E-R 図
2) 状態遷移図
3) データフロー図
4) ネットワーク図
5) ユースケース図

問 43 ホワイトボックステストに分類されるのはどれか。番号を解答記入欄（ 43 ）にマークしなさい。

1) 因果グラフ
2) 限界値分析
3) 制御パステスト
4) 直交配列テスト
5) ユースケーステスト

問 44 組織内で端末台数やユーザ数の上限を定めずにソフトウェアを利用できる契約形態はどれか。番号を解答記入欄（ 44 ）にマークしなさい。

1) コアライセンス
2) サイトライセンス
3) サーバライセンス
4) プロセッサライセンス
5) ボリュームライセンス

問 45 性能指標とその説明の組み合わせで正しいのはどれか。番号を解答記入欄（ 45 ）にマークしなさい。

1) 輻輳回数 — 単位時間当たりの故障回数
2) スループット — 単位時間当たりのトランザクション数
3) レスポンスタイム — 処理が終了されるまでの時間
4) ネットワーク回線使用率 — ネットワーク回線の通信帯域
5) ターンアラウンドタイム — 処理が開始されるまでの時間

問 46 ネットワークや通信の品質保証の契約はどれか。番号を解答記入欄（ 46 ）にマークしなさい。

1) SLA
2) EULA
3) ISMS
4) ITIL
5) PMBOK

問 47 本番系と同じ構成のシステムを稼働状態のまま待機させておく耐障害設計はどれか。番号を解答記入欄（ 47 ）にマークしなさい。

1) ミラーリング
2) クラスタリング
3) フェールセーフ
4) ホットスタンバイ
5) コールドスタンバイ

問　48　CSIRT が担う役割はどれか。番号を解答記入欄（　48　）にマークしなさい。

1) 情報システムの運用管理
2) 情報システムの調達管理
3) 情報セキュリティへの対応
4) 災害時の運用継続計画の立案
5) 情報システムの費用対効果の検証

問　49　事業者が CPU やメモリ、ディスクなどのハードウェアリソースを提供するクラウドサービスはどれか。番号を解答記入欄（　49　）にマークしなさい。

1) BaaS
2) DaaS
3) IaaS
4) PaaS
5) SaaS

問　50　スマートデバイスの一括管理の仕組みはどれか。番号を解答記入欄（　50　）にマークしなさい。

1) IoT
2) MDM
3) SDN
4) SIM
5) BYOD

日本医療情報学会

第16回医療情報技師能力検定試験

（2018年度）

問　題

医療情報システム系

問 1 通常、カラー動画像として記録される検査はどれか。番号を解答記入欄（ 1 ）にマークしなさい。

1) 心電図検査
2) 心臓 CT 検査
3) 心臓 MRI 検査
4) 心臓超音波検査
5) 心臓カテーテル検査

問 2 診療情報の一次利用にあたるのはどれか。番号を解答記入欄（ 2 ）に2つマークしなさい。

1) 病院経営
2) 診療報酬請求
3) 感染症の流行予測
4) 診断や治療方針の決定
5) 外来受診患者数の把握

問 3 本人の同意なく情報提供が可能なのはどれか。番号を解答記入欄（ 3 ）にマークしなさい。

1) 高齢入院患者の病状に関する弟からの問い合わせ
2) 乳幼児患者の検査結果に関する母親からの問い合わせ
3) 長期欠席児童の病状に関する担任教員からの問い合わせ
4) 裁判で係争中の患者の病状に関する証人からの問い合わせ
5) 企業の従業員の健康診断結果に関する健康保険組合からの問い合わせ

問 4 個人情報取扱事業者の「個人データ」に関する安全管理措置義務で技術的安全対策はどれか。番号を解答記入欄（ 4 ）にマークしなさい。

1) 組織体制の整備
2) 入退館（室）の管理
3) 担当者の監督と教育
4) 管理規程に基づく運用
5) アクセス者の識別と認証

問 5 PHR の説明で適切でないのはどれか。番号を解答記入欄（ 5 ）にマークしなさい。

1) 法的記録ではない。
2) 保険者が管理する。
3) 記載内容に制約はない。
4) 個人がコントロール権を有する。
5) 生まれてから亡くなるまでの情報を含み得る。

問 6 厚生労働省の通知「情報通信機器を用いた診療（いわゆる「遠隔診療」について）」（2017年7月）で述べられている「直接の対面診療に代替えし得る」手段に含まれないのはどれか。番号を解答記入欄（　6　）にマークしなさい。

1) SNS
2) 電子メール
3) テレビ会議システム
4) スマートフォンによるビデオチャット
5) 病院ホームページの掲示板（BBS）

問 7 調剤薬局における運用で誤っているのはどれか。番号を解答記入欄（　7　）にマークしなさい。

1) 処方内容を電子版お薬手帳に記録した。
2) 指示に基づき薬効の異なる錠剤を一包化した。
3) 処方内容に不明な点があったため疑義照会した。
4) 服薬指導した旨をレセプトコンピュータに入力した。
5) FAXで送られてきた処方箋のみで薬剤を患者に手渡した。

問 8 介護保険において、市町村が地域支援事業で提供すべき情報はどれか。番号を解答記入欄（　8　）に2つマークしなさい。

1) 介護施設の財務諸表
2) 介護サービスの外部評価
3) 福祉サービスの第三者評価
4) 地域の医療・介護施設の情報
5) 医療・介護関係者の情報共有の支援内容

問 9 特定健診の電子的なデータ標準形式で利用されているのはどれか。番号を解答記入欄（　9　）にマークしなさい。

1) MFER
2) DICOM
3) ICD10
4) JLAC10
5) ICD9-CM

問 10 地域医療連携情報システムを構築する際に検討する必要性が低いのはどれか。番号を解答記入欄（　10　）にマークしなさい。

1) 患者の名寄せの方法
2) 保険者への費用請求
3) 患者の同意を得る方法
4) メンテナンスの運用方法
5) ネットワークセキュリティ

問 11 地域医療連携情報システムを構築するにあたり一元化あるいは統一する必要があるのはどれか。番号を解答記入欄（　11　）にマークしなさい

1) 診察券番号
2) 標榜診療科の名称
3) 病院情報システムベンダー
4) 病院情報システム運用管理規程
5) 地域医療連携情報システム運用管理規程

問 12 図は病院情報システムの主要なシステムと情報の流れを示している。図中の D に該当するのはどれか。番号を解答記入欄（　12　）にマークしなさい。

1) 部門システム
2) 物流管理システム
3) 医事会計システム
4) 電子カルテシステム
5) オーダエントリシステム

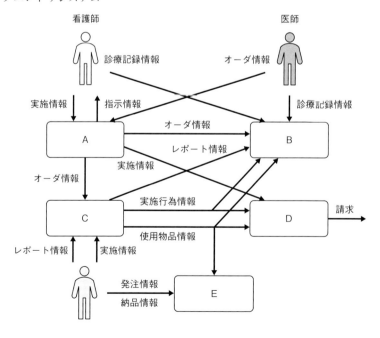

問 13 患者プロファイルの項目として通常含まれないのはどれか。番号を解答記入欄（　13　）にマークしなさい。

1) 初診日
2) 紹介元
3) 再診予約日時
4) 病名告知情報
5) アレルギー情報

問 14 医事会計システムの機能に含まれないのはどれか。番号を解答記入欄（　14　）にマークしなさい。

1) 患者登録
2) 在庫管理
3) 収入金管理
4) 入退院登録
5) 診療報酬明細書作成

問 15 手術の算定に係る情報の登録について適切でないのはどれか。番号を解答記入欄（　15　）に2つマークしなさい。

1) 麻酔医が術式を登録する。
2) 算定情報は医事課で確認する。
3) 臨床工学技士の登録が必要な場合がある。
4) 手術依頼時に一部が算定され登録される。
5) 医事会計システムには手術と麻酔で算定項目を分けて送信する。

問 16 再来受付システムの機能として誤っているのはどれか。番号を解答記入欄（　16　）にマークしなさい。

1) 紹介状の管理を行う。
2) 受付票に当日検査情報を出力する。
3) 受付票に診療予約情報を出力する。
4) 外来予約情報を受付済み状態に変更する。
5) 患者が当日の予定を確認できるようにする。

問 17 3点認証の3点に該当するのはどれか。番号を解答記入欄（　17　）にマークしなさい。

1) 対象者・対象物　・実施者
2) 対象物・実施者　・実施時間
3) 対象者・対象物　・実施時間
4) 対象者・対象物　・実施場所
5) 対象物・実施時間・実施場所

問 18 通常、入院患者のリストバンドに印字しない情報はどれか。番号を解答記入欄（ 18 ）にマークしなさい。

1) 性別
2) 血液型
3) 重症度
4) 患者 ID
5) 患者氏名

問 19 代行入力機能とその運用について適切なのはどれか。番号を解答記入欄（ 19 ）にマークしなさい。

1) 代行入力者は指示者の ID でログインする。
2) 一定時間が経過すれば全て自動確定される。
3) 確定者は確定時に内容を個々に確認する必要はない。
4) 代行入力の業務範囲や権限は法律で規定されている。
5) 誰の指示が誰によって代行入力されたかが管理される。

問 20 入院患者の注射オーダの運用について不適切なのはどれか。番号を解答記入欄（ 20 ）にマークしなさい。

1) 投与指示が変更されることが多い。
2) 1 本渡し方式は在庫管理の面で有利である。
3) 定数配置薬方式は緊急時に速やかな投与が可能である。
4) オーダ発行時に実施情報を医事会計システムに転送する。
5) 投与後に使用した薬剤のオーダ入力が行われることがある。

問 21 処方オーダエントリシステムにおける後発医薬品の使用を支援する機能として適切なのはどれか。番号を解答記入欄（ 21 ）にマークしなさい。

1) 後発薬と先発薬の薬価差を表示する。
2) 後発薬のある先発薬は、一般名で表示する。
3) 後発薬のある医薬品は、先発薬を選択できないようにする。
4) オーダされた医薬品は、一般名に変換して処方箋に印字する。
5) 先発薬の名称で検索したときに、あわせて一般名も選択候補にあげる。

問 22 処方オーダや注射オーダ時の禁忌チェックについて適切でないのはどれか。番号を解答記入欄（ 22 ）に 2 つマークしなさい。

1) 過去 1 年分の投薬情報をチェック対象とする。
2) 患者のアレルギー情報をチェック対象とする。
3) アレルギーを起こした薬剤はオーダができないようにする。
4) アレルギーを起こした薬剤と同系統のものをチェック対象とする。
5) 処方オーダ時に、過去の注射オーダの情報をチェック対象とする。

問 23 内視鏡検査オーダに関する機能に通常含まれないのはどれか。番号を解答記入欄（　23　）にマークしなさい。

1) 病理検査オーダ連携
2) 検査機器の洗浄・消毒の指示
3) 出血を惹起する薬剤のチェック
4) 消化器内視鏡用語集に基づく報告書作成
5) 検査時に使用した処置薬剤や加算情報の入力

問 24 病理部門システムの機能でないのはどれか。番号を解答記入欄（　24　）にマークしなさい。

1) 治療計画の作成
2) 切り出し図の作成
3) 診断報告書の作成
4) 過去診断症例の表示
5) 医事会計情報の送信

問 25 造影CTオーダのチェック項目としてもっとも必要とされるのはどれか。番号を解答記入欄（　25　）にマークしなさい。

1) 処方歴
2) 依頼者
3) 刺青の有無
4) 腎機能障害の有無
5) ペースメーカーの有無

問 26 通常、病院情報システムから放射線治療情報システムへ送信される情報はどれか。番号を解答記入欄（　26　）に2つマークしなさい。

1) 照射実施情報
2) 患者基本情報
3) 放射線治療の依頼情報
4) 照射回数分の治療予約情報
5) 治療計画用のCT撮影オーダ

問 27 PACSの機能はどれか。番号を解答記入欄（　27　）にマークしなさい。

1) 照射録管理
2) 検査予約業務
3) 算定情報の送信
4) 検査画像の保存、参照
5) 検査オーダの受付、実施

問 28 通常、重症・急性期部門システムの機能において必要性がもっとも低いのはどれか。番号を解答記入欄（ 28 ）にマークしなさい。

1) パスの作成管理
2) 特殊治療の管理
3) 点滴ルートの管理
4) 生体モニタとの連携
5) 注射の頻回な速度変更への対応

問 29 歯科の予約システムで考慮する必要がないのはどれか。番号を解答記入欄（ 29 ）にマークしなさい。

1) 複数の予約枠の使用
2) 特定の診療室の指定
3) 使用する機器の指示
4) 患者の感染症の有無
5) 直近の検体検査結果

問 30 管理栄養士が行わないのはどれか。番号を解答記入欄（ 30 ）に2つマークしなさい。

1) 食事オーダ
2) 栄養指導オーダ
3) 栄養管理計画書の作成
4) 栄養指導報告書の作成
5) 栄養治療実施報告書の作成

問 31 BI（Business Intelligence）の説明に該当するのはどれか。番号を解答記入欄（ 31 ）にマークしなさい。

1) 業務の流れを可視化する。
2) 業務プロセスを再構築する。
3) 複数のシステムを連結し情報を共有する。
4) 異なるシステムを互いに連結しデータの統合を図る。
5) データを分析加工することで意思決定の迅速化を図る。

問 32 通常、予約を必要としない検査はどれか。番号を解答記入欄（ 32 ）に2つマークしなさい。

1) CT検査
2) 細菌検査
3) 術中迅速病理検査
4) 腹部単純撮影検査
5) ホルター心電図検査

問 33 骨髄移植を受けた患者の診療情報として管理する<u>必要性がもっとも低い</u>のはどれか。番号を解答記入欄（　33　）にマークしなさい。

1)　基礎疾患
2)　移植前の血液型
3)　移植後の血液型
4)　ドナーの同意書
5)　ドナーの HLA 型

問 34 医療機関の経営戦略策定において外部環境要因に<u>該当しない</u>のはどれか。番号を解答記入欄（　34　）にマークしなさい。

1)　景気
2)　診療報酬制度
3)　交通機関の整備状況
4)　医療圏の人口増加率
5)　医療機器のメンテナンス状況

問 35 医療 CIO の行動として<u>適切でない</u>のはどれか。番号を解答記入欄（　35　）にマークしなさい。

1)　医療情報部門の創設と管理
2)　適切な利用者トレーニングの支援
3)　専門ベンダーの提案通りのシステム導入
4)　医療従事者との継続的なコミュニケーション
5)　課題解決のための複合的なプログラムの再構築の主導

問 36 システム導入時にシステムベンダーが<u>通常作成しない</u>ドキュメントはどれか。番号を解答記入欄（　36　）にマークしなさい。

1)　外部仕様書
2)　運用管理規程
3)　システム設計書
4)　操作マニュアル
5)　データ移行計画書

問 37 公立病院の医療情報システムの仕様書作成において<u>適切でない</u>のはどれか。番号を解答記入欄（　37　）にマークしなさい。

1)　一つの項目には原則一つの要件を記載する。
2)　必要な機器を確実に導入するために商品名を記載する。
3)　ベンダーが見積に必要な情報を、別添資料として添える。
4)　全体のバランスがとれているか、システム担当責任者が確認する。
5)　現場と管理者で要求が相反する場合は、調整して要件の整合性を図る。

問 38 医療情報システムの要求仕様書に含まれないのはどれか。番号を解答記入欄（　38　）にマークしなさい。

1) 機能要求仕様
2) 非機能要求仕様
3) 病院へ確認する事項
4) 仕様を作成するうえで設定したシナリオ
5) システム導入の前提条件および制約条件

問 39 レンタルによる調達において誤っているのはどれか。番号を解答記入欄（　39　）にマークしなさい。

1) 使用後は返却する。
2) 中途解約が可能である。
3) 物件の管理はユーザが行う。
4) 所有権はレンタル会社にある。
5) 契約期間はリースより短期である。

問 40 医療情報システムの構築において病院職員が参加しないのはどれか。番号を解答記入欄（　40　）にマークしなさい。

1) 外部設計
2) 操作教育
3) 内部設計
4) 要件定義
5) リハーサル

問 41 病院情報システム導入時の院内部門間調整において適切でないのはどれか。番号を解答記入欄（　41　）にマークしなさい。

1) 部門の利益のみを優先しない。
2) 従来の業務フローに固執しない。
3) プロジェクトの目的を見失わない。
4) お互いの業務内容をよく理解する。
5) レアケースに対するシステム対応を重視する。

問 42 IT 資源調達フェーズの作業項目に含まれないのはどれか。番号を解答記入欄（　42　）にマークしなさい。

1) RFP の発行
2) 経営戦略策定
3) IT 導入計画の作成
4) 調達案件定義の決定
5) 調達先の選定・契約

問 43 「医療情報システムの安全管理に関するガイドライン 第5版」における電子署名について誤っているのはどれか。番号を解答記入欄（ 43 ）に2つマークしなさい。

1) 署名が必要とされる文書の電子保存には電子署名を施すことが求められる。
2) 電子化した紙の調剤済み処方箋の内容を修正する場合は、薬剤師が電子署名を行う。
3) インターネットを用いて他医療機関に情報を伝送する場合、電子署名を用いた暗号化が必須である。
4) 電子署名は保健医療福祉分野 PKI 認証局もしくは認定特定認証事業者等の発行する電子証明書を用いて施す。
5) 電子署名を施して保存した診療録は、法定の保存期間を過ぎた場合でも電子署名の有効性を担保しなければならない。

問 44 電子保存の3基準と関連性がもっとも弱いのはどれか。番号を解答記入欄（ 44 ）にマークしなさい。

1) 必ず、操作する本人の ID でログインする。
2) 情報を持ち出す場合は、病院のルールに従う。
3) 故意または過失による書き換え、消去を防止する。
4) 法令に定める保存期間内は復元可能な状態で保存する。
5) 必要に応じて、画面もしくは書面に表示できるようにする。

問 45 医療機関が診療データの外部保存を民間事業者に委託する際、受託事業者が遵守すべき要件として誤っているのはどれか。番号を解答記入欄（ 45 ）にマークしなさい。

1) 見読性を確保すること
2) データセンターの設置場所を秘匿すること
3) 保存した情報の分析、解析を実施しないこと
4) プライバシーマーク認定等を取得していること
5) 災害復旧後に診療録と同等の要件でリストアできること

問 46 業務端末を管理するシステム管理者の対応として適切でないのはどれか。番号を解答記入欄（ 46 ）にマークしなさい。

1) 市販ソフトであればインストールを許可する。
2) サポート切れする前に新しい OS への更新を計画する。
3) 不審なメールや添付ファイルは開かないよう通知する。
4) ウイルス感染が疑われた場合、端末とネットワークの接続を遮断させる。
5) アンチウイルスソフトのパターンファイルを自動更新するように設定する。

問 47 情報システム利用者の責務として誤っているのはどれか。番号を解答記入欄（　47　）にマークしなさい。

1) 印刷した紙を放置しない。
2) 離席する際はログアウトする。
3) パスワードは他者に利用させない。
4) 参照した情報を目的以外に利用しない。
5) 不正アクセスを発見したときは調査後に報告する。

問 48「患者紹介等に付随する医用画像についての合意事項（2016 年 9 月改定）」において、提供側医療施設が可搬型媒体経由で提供する際に基本的に遵守すべきことはどれか。番号を解答記入欄（　48　）に 2 つマークしなさい。

1) DICOM 画像は圧縮する。
2) CD-R 表面に患者氏名を記載する。
3) IHE 統合プロファイル PDI に準拠する。
4) 動画やシンスライスデータなどの画像情報を含める。
5) Viewer ソフトウェアを同梱する際はオートスタートにする。

問 49 情報セキュリティマネジメントシステム (ISMS) が採用している PDCA のうち、D の段階に該当する行動はどれか。番号を解答記入欄（　49　）にマークしなさい。

1) 施設のセキュリティポリシィを検討する。
2) 院内の各部署に対して定期的な監査を行う。
3) 監査の結果、指摘事項について改善策を検討する。
4) 院内の運用を整理し、対策が必要なリスクを洗い出す。
5) 医療従事者に対して、セキュリティに関する教育を行う。

問 50 医療用医薬品のバーコード形式はどれか。番号を解答記入欄（　50　）にマークしなさい。

1) NW-7
2) CODE39
3) QR コード
4) ITF シンボル
5) GS1 データバー

問 51 医療用医薬品のバーコードに含まれないのはどれか。番号を解答記入欄（ 51 ）に 2 つマークしなさい。

1) 薬価
2) 商品名
3) 有効期限
4) ロット番号
5) 商品コード

問 52 手術に関連するコードはどれか。番号を解答記入欄（ 52 ）に 2 つマークしなさい。

1) ICD10
2) JLAC10
3) K コード
4) HOT コード
5) ICD9-CM

問 53 DICOM 規格について正しいのはどれか。番号を解答記入欄（ 53 ）にマークしなさい。

1) 放射線治療の規格は含まれない。
2) レポートについての規格は含まれない。
3) 可搬媒体による情報交換は規格に含まれない。
4) 検査実施結果情報についての規格は含まれない。
5) 各装置の適合性宣言書に記載されていない接続はできない。

問 54 JJ1017 コードに含まれないのはどれか。番号を解答記入欄（ 54 ）にマークしなさい。

1) 手技
2) 部位
3) 超音波
4) 照射線量
5) 姿勢・撮影方向

問 55 新薬の治験を含む臨床試験、臨床研究におけるデータの収集、交換、申請、保存のための標準はどれか。番号を解答記入欄（ 55 ）にマークしなさい。

1) HOT
2) MFER
3) CDISC
4) SS-MIX
5) HL7 CDA

問 56 IHE において、施設間で医療ドキュメントを相互に参照する仕組みはどれか。番号を解答記入欄（ 56 ）にマークしなさい。

1) PDQ
2) PIX
3) XDS
4) XML
5) ATNA

問 57 IHE におけるドメインの略称とその説明の組み合わせで誤っているのはどれか。番号を解答記入欄（ 57 ）にマークしなさい。

1) PCC — 患者ケアに関する医療情報の連携手順
2) RAD — 放射線部門における部門情報の連携手順
3) PCD — 患者個人情報に関するセキュアな連携手順
4) LAB — 臨床検査部門における部門情報の連携手順
5) ITI — 医療の情報技術インフラ上での情報連携手順

問 58 SS-MIX2 標準化ストレージで取り扱わないデータ種別はどれか。番号を解答記入欄（ 58 ）にマークしなさい。

1) 病名情報
2) 入院予定
3) 処方オーダ
4) 退院時要約
5) 検体検査結果

問 59 複数施設から収集される臨床検査データのクレンジングで考慮すべき事項に含まれないのはどれか。番号を解答記入欄（ 59 ）にマークしなさい。

1) 半定性検査の結果表現を統一する。
2) 文字列が含まれる結果値を、数値型に変換する。
3) 検査方法の違いによる検査値の違いを考慮する。
4) 検査項目マスターの標準コードをマッピングする。
5) 病院情報システムに保存されるデータ構造を統一する。

問 60 「医療分野の研究開発に資するための匿名加工医療情報に関する法律（次世代医療基盤法）」についての解説で<u>誤っている</u>のはどれか。番号を解答記入欄（　60　）にマークしなさい。

1) 匿名加工医療情報作成事業者を認定するための諸要件を定めている。
2) 匿名加工情報を利活用していくための仕組みを提供することを目的としている。
3) 医療機関が所有する患者の医療情報を民間企業等が利用することが可能になる。
4) 医療機関に蓄積されていた医療情報を各種研究に利活用できると期待されている。
5) 医療情報が適切に管理されているかを判定する臨床研究審査委員会について定めている。

解答と解説

2023年度・医学・医療系

設問	解答番号	正解	設問	解答番号	正解	設問	解答番号	正解	設問	解答番号	正解
1	(1)	4	14	(14)		27	(27)	4,5	40	(40)	3
2	(2)	2	15	(15)	3	28	(28)	1,2	41	(41)	5
3	(3)	3,5	16	(16)	2,3	29	(29)	4,5	42	(42)	5
4	(4)	3	17	(17)	2	30	(30)	1,3	43	(43)	3
5	(5)	4	18	(18)	4	31	(31)	1	44	(44)	2
6	(6)	5	19	(19)	2	32	(32)	3,5	45	(45)	1,4
7	(7)	5	20	(20)	5	33	(33)	2	46	(46)	2
8	(8)	1	21	(21)	3	34	(34)	3	47	(47)	3
9	(9)	1,2	22	(22)	1	35	(35)	5	48	(48)	5
10	(10)	2,3	23	(23)	1	36	(36)	1,3	49	(49)	2,5
11	(11)	2	24	(24)	2	37	(37)	4	50	(50)	5
12	(12)	2	25	(25)	2,3	38	(38)	1			
13	(13)	3	26	(26)	3	39	(39)	5			

2023年度・情報処理技術系

設問	解答番号	正解	設問	解答番号	正解	設問	解答番号	正解	設問	解答番号	正解
1	(1)	3	14	(14)	3	27	(27)	2	40	(40)	1
2	(2)	2	15	(15)	4	28	(28)	3	41	(41)	4
3	(3)	1	16	(16)	1	29	(29)	1	42	(42)	2
4	(4)	3	17	(17)	4	30	(30)	2	43	(43)	2
5	(5)	2	18	(18)	4	31	(31)	2	44	(44)	5
6	(6)	3	19	(19)	1	32	(32)	2	45	(45)	3
7	(7)	5	20	(20)	1	33	(33)	1	46	(46)	1
8	(8)	5	21	(21)	4	34	(34)	2	47	(47)	4
9	(9)	1	22	(22)	1	35	(35)	4	48	(48)	1
10	(10)	3	23	(23)	3	36	(36)	1	49	(49)	1
11	(11)	2	24	(24)	4	37	(37)	4	50	(50)	4
12	(12)	2	25	(25)	4	38	(38)	3			
13	(13)	3	26	(26)	3	39	(39)	3			

2023 年度・医療情報システム系

設問	解答番号	正解	設問	解答番号	正解	設問	解答番号	正解	設問	解答番号	正解
1	(1)	5	16	(16)	3	31	(31)	5	46	(46)	1,4
2	(2)	4	17	(17)	3	32	(32)	2	47	(47)	4
3	(3)	1,2	18	(18)	3	33	(33)	3	48	(48)	1,5
4	(4)	3	19	(19)	1,3	34	(34)	1,3	49	(49)	3
5	(5)	5	20	(20)	4	35	(35)	3	50	(50)	2
6	(6)	2,4	21	(21)	3	36	(36)	1	51	(51)	5
7	(7)	1	22	(22)	1	37	(37)	2,3	52	(52)	3
8	(8)	2	23	(23)	5	38	(38)	2	53	(53)	4
9	(9)	1	24	(24)	1	39	(39)	4	54	(54)	5
10	(10)	4	25	(25)	2	40	(40)	5	55	(55)	3
11	(11)	5	26	(26)	3,5	41	(41)	3	56	(56)	4
12	(12)	4,5	27	(27)	1,2	42	(42)	1,2	57	(57)	1
13	(13)	5	28	(28)	2	43	(43)	1,4	58	(58)	3
14	(14)	1,4	29	(29)	1	44	(44)	3	59	(59)	1,3
15	(15)	2	30	(30)	1,2	45	(45)	2	60	(60)	3,4

問 1　　正解：4

4) 第二次予防とは、発生した疾病や障害を検診などにより早期に発見し、早期に治療や保健指導などの対策を行い、疾病や傷害の重症化を予防することである。

生活習慣や生活環境の改善、健康教育による 1) 健康増進を図ること、予防接種による 3) 疾病の発生予防、事故防止による傷害の発生を予防する、2) 事故予防は、いずれも一次予防である。治療の過程における保健指導や、5) リハビリテーションにより機能回復や社会復帰を図り再発を予防することは第三次予防である。

問 2　　正解：2

2) 地域包括ケアシステムとは高齢者が可能な限り住み慣れた地域で生活を継続できるよう、住まい・医療・介護・予防・生活支援が一体的に提供されるものをいう。

1) 地域連携パスは、パスが一つの医療機関内にとどまらず、地域の複数の医療機関や関係職種が関わり地域全体で患者のケアを行うものである。3) オンライン資格確認システムは患者が加入している医療保険情報をオンラインで確認出来る仕組みである。4) ヘルスケアデリバリシステムは個人情報の統合・共有化と施設・ケア提供者をネットワーク化したものである。5) PHR は経年的に蓄積される個人の健康・医療・介護に関する記録のことである。

問 3　　正解：3、5

3) リビングウィルは自らの終末期をどのように迎えたいかの意思表示である。DNAR は蘇生することが多くない中で蘇生処置を試みないことの意思表示として用いられ、リビングウィルの一つとして認識されている。5) GCP は医薬品開発における臨床試験（治験）の実施基準のことである。

1) リスボン宣言は患者の権利の宣言で、パターナリズムは医師主導による意思決定のことである。2) ヘルシンキ宣言は人間を対象とする医学研究の倫理的原則で、患者が自身の診療やケアに参加する患者参画医療とは関連しない。4) インフォームドコンセントは医師が診断・治療方針などを患者に十分説明し、患者が理解したうえで医療行為に同意するプロセスのことであり、個人情報保護とは関連しない。

問 4　　正解：3

インフォームドコンセントは医師が事実に基づいた医療行為を説明し、3) 患者・家族が十分に理解した上で同意をするプロセスのことで、その形成過程では未来を患者一人が決めるものではない。患者・家族は理解した内容によって未来を展望でき、専門家である医療者と共に最良の道筋を考え、自由に方針を決定でき、決定した方針は、患者の意向によっていつでも変えることができることが不可欠である。したがって、4) 専門家による医学的検討に基づいて行われ、1) 患者本人のみに決定権があるのではなく、2) 患者本人の意向に従い家族への病状説明も行う。また 5) 決定した治療方針の変更はいつでも可能である。

問 5　　正解：4

義務教育就学後（6歳以上）から70歳未満の自己負担割合は3割である。70歳から74歳は2割（ただし現役並みの所得がある人は3割）、75歳以上（後期高齢者）は1割（ただし所得の程度により2割もしくは3割）である。義務教育就学前（6歳未満）は2割であるが、負担軽減のためこれに加え、乳幼児医療費助成制度などによる助成も各自治体により行われている。

問 6　　正解：5

5) 特定健診および特定保健指導は、メタボリック症候群の一次予防を目的に40歳〜74歳までの公的医療保険加入者全員を対象とし、保険者にはその実施が義務化されている。

1) 介護保険料は40歳から徴収される（第2号被保険者）。2) 国民健康保険を管理しているのは市区町村である。3) 後期高齢者医療が適用されるのは75歳からである。4) レセプトの電子請求は96％以上で行われている（令和5年1月処理分は96.5％（うちオンライン請求69.6％、光ディスク26.9％））。

問 7　　正解：5

5) マイナンバーカードは、利用登録をすることで健康保険証として使え、病院などの端末で保険資格確認ができる。

1) 診察券は、通常自院の予約やカルテ管理に使われる。2) マイナンバーカードが今後は運転免許証としても利用できる予定である。3) HPKI カードは、保健医療福祉分野の公的資格を証明するためのカードで、国家資格の確認、電子処方箋交付時や調剤時などの電子署名で利用される。4) 住民基本台帳カードは、住民票コードなどが記録されたカードで、市町村の住民サービスに利用されていたが、マイナンバー制度の導入に伴い廃止された。

問 8　正解：1

1) 口腔外科などでの入院症例があるので、医科同様入院・入院外の区別がある。

2) 医科や調剤と同様、社保・国保とも1カ月ごとに行われる。3) 未コード化傷病名は、医科・歯科を問わず問題となっている。4) 保険請求の整合性チェックでは，病名、部位、診療行為などの様々な組合せのチェックを行わなければならず、大変複雑である。5) 歯科でのオンライン請求は48.6％（令和5年5月請求分、件数ベース）で以前より増加しているが、電子媒体（49.6％）よりは少ない。

問 9　正解：1、2

保険医療機関及び保険医療養担当規則（以下、療養担当規則）により、「療養の給付」の対象となるのは傷病である。1) 診察と2) 画像診断のように疾病又は負傷に対する医療行為は保険診療で認められている。

3) 健康診断は禁止されている（療養担当規則第12条、第20条）。4) 自然分娩は、予防接種、予防的医療、美容外科及び労災保険対象などとともに保険給付とならない疾患などとされている。5) 疲労回復のための入院は傷病による入院ではないので保険診療の対象外である。

問 10　正解：2、3

指導大綱および監査要綱（平成7年）では、保険医療機関の新規指定や指定更新時における指導の実施について定められている。指導形態としては、講習会などによる2) 集団指導、集団的個別指導、個別指導があり、個別指導には厚生労働省・地方厚生局・都道府県が共同して行い大学病院や臨床研修病院などが対象となる3) 特定共同指導などがある。

1) 会計監査は財務諸表の内容を第三者がチェックすること、4) 病院機能評価は日本医療機能評価機構による外部評価、5) 保健所立入検査は医療法に基づく設備・体制・人員に基づく検査である。

問 11　正解：2

要介護状態区分の決定は、訪問による認定調査および主治医意見書の情報をもとに、介護認定審査会において行われ、2) 要支援1～2および要介護1～5の計7段階に区分される。また、上記の7段階に該当しない場合は非該当と認定される。

問 12　正解：2

2) 言語聴覚士は音声機能・言語機能・聴覚機能の維持向上を図るための言語訓練などの業務を担うほか、医師の指示のもとに嚥下訓練や聴力検査、聴性脳幹反応検査などを行うことができる。

1) 管理栄養士は栄養の指導、給食管理、施設に対する栄養改善上必要な指導を行うこと、3) 作業療法士は医師の指示のもとに作業療法を行うこと、4) 歯科衛生士は歯科予防処置、歯科診療の補助、歯科保健指導を行うこと、5) 理学療法士は医師の指示のもとに理学療法を行うことが主な業務である。

問 13　正解：3

2020年（令和2年）人口動態統計による死因別死亡数を死因順位別にみると、第1位は3) 悪性新生物で約38万人である。なお、悪性新生物は昭和56年以降、日本の死因別死亡者数が最も多い疾患である。

以下、第2位は2) 心疾患で約21万人、第3位は老衰で約13万人、第4位は4) 脳血管疾患で約10万人、第5位は1) 肺炎で約8万人と続く。5) 不慮の事故は約4万人である。

問 14　削除

問 15　正解：3

診療情報管理業務には、3) 診療情報監査のほか、診療記録の管理、文書管理、診療情報開示などがある。

1) 医薬品の購買は、多くは用度・購入の担当部門が行う業務であるが、見積り交渉、発注、在庫管理を薬剤部が行う施設もある。2) 経営計画策定は、経営企画を担当する部門が行い、4) 診療報酬請求は医事部門の業務である。5) 診療録の修正は、記載した医療従事者が行うべきものである。

問 16　正解：2、3

インシデントレポートは、医療現場における危険要素や脅威を把握し、「なぜ」発生するのかの原因追求が目的であるため、2) 当事者以外から報告してもよく、通常は3) 匿名での報告も認められている。

電子的なシステムを導入している施設も多く、1) 紙媒体による報告が必須ではなく、4) 法令で書式は決められていない。インシデントレポートの対象は、患者への影響度が比較的軽微なものや、危ないことが発生したが、患者へ

の影響がなかった事例も含むため、5) 有害事象が発生したときにのみ報告するものではない。

問 17　正解：2

人間のパフォーマンスを最良のものにしようとする総合的な技術体系や学問体系をヒューマンファクターズとよび、それをわかりやすく図式化したものに「SHEL（シェル）モデル」がある。「S（software）」は手順書，運用ルールや2)教育方法などのソフトに関する要素である。「H（hardware）」は仕事に使われる機器すなわち1) 医療機器や道具などハード的な要素、「E（environment）」は3) 作業環境にかかわる要素、「L（liveware）」は4) 自分自身や周りの人たちを意味し，5) 上司や同僚や患者などの人的要素である。

問 18　正解：4

4) 現病歴は主訴に関連した症状や、発症から現在までの経過を記載するもので、説明文は現病歴に相当する。
1) 主訴は患者の主な訴えとなっている症状を記載する。収縮期の心雑音は医療者の客観的所見であり、医療面接で取得するものではない。2) 家族歴は直系の血族や兄弟姉妹の既往疾患や死因となった疾患を記載する。結婚歴や家族構成は家族歴ではない。3) 既往歴は今までに患った疾患や治療内容を記載する。母親の疾患は家族歴である。5) 生活歴は鑑別診断に必要な情報として、嗜好品（喫煙や飲酒）、生活習慣（食事や運動）、職業、居住地などを記載する。本人の骨折歴は既往歴である。

問 19　正解：2

クリニカルパスにおける2) アセスメントは、アウトカムの評価項目や評価項目が達成されたかを判断する基準のことを指す。
1) バリアンスはアウトカムが達成されない状態のことを指す。3) アルゴリズムは、パスの組み合わせやパス適用のルールのことを指す。4) アウトカムマネジメントは、バリアンスの原因を分析し、対策を講じてアウトカム達成を目指す手順の繰り返しのことを指す。5) クリティカル・インディケーターは、治療経過に重大な影響を与える可能性のあるアウトカムのことを指す。

問 20　正解：5

5) NICU は Neonatal Intensive Care Unit の略で、新生児に対する集中治療室のことである。
1) CCU は Coronary Care Unit の略で、冠動脈疾患に対する治療室、あるいは Cardiac Care Unit の略で、循環器疾患に対する集中治療室のこと、2) HCU は、High Care Unit の略で、ICU と一般病棟の間に位置する高度治療室または準集中治療室のこと、3) ICU は Intensive Care Unit の略で集中治療室を指す。4) SCU は Stroke Care Unit の略で、脳卒中に対する集中治療室のことである。

問 21　正解：3

3) 矢状断面とは、矢が身体を前後に貫通したかのように、身体を正中で左右に分断する面（A）およびそれに平行な面をいう。
1) 横断面は一般的に長軸に対して垂直となる面であり、全身的に用いる場合は体軸（頭尾軸）に垂直な面（図中で濃い網掛けの面、水平断面ともいう）。2) 冠状断面は、身体を前後（腹背）に分断する面（図中の色のついていない面）。4) 前頭断面、5) 前額断面も2) 冠状断面と同じであるが頭部で使われることが多い。

問 22　正解：1

1) 心房細動などの頻脈性不整脈は、本来の刺激伝導系とは異なる心筋の一部で異常な刺激や伝導が起こることによって引き起こされる。その異常な回路や部分に対してカテーテルを用いて焼灼し、異常伝導を阻止することで効果的な治療が可能となり多くの施設で実施されるようになっている。
2) 弁膜症が高度な場合は弁置換施術が行われる。3) 心筋梗塞には冠動脈カテーテルによる血管拡張やステント留置が行われる。4) 拡張型心筋症は心筋の変性、5) 感染性心内膜炎は感染によるものであり、対象とはならない。

問 23　正解：1

1) クローン病は、消化管の粘膜に慢性の炎症や潰瘍をひきおこす炎症性腸疾患の一つである。主に若年者にみられ、小腸や大腸、特に小腸末端部に好発し、腹痛や下痢、血便、体重減少などが生じる。
2) バセドウ病は甲状腺ホルモンが過剰産生されることで発症する自己免疫性疾患で、甲状腺腫大、頻脈、眼球突出のほか甲状腺機能亢進症状がみられる。3) パニック障害は不安障害の一つで、突然の動悸、呼吸困難、めまいなどの発作（パニック発作）を繰り返し、発作への

不安がみられることもある。4) メニエール病は、内耳のリンパ液が過剰になる内リンパ水腫により、回転性めまい、耳鳴、難聴を起こす疾患である。5) ネフローゼ症候群は、腎臓の糸球体障害により尿中に大量の蛋白質が漏出し、浮腫、体重増加、高血圧などの症状を引き起こす。

問 24　正解：2

2) 近年，歯周疾患と糖尿病との関係が分子レベルで明らかになりつつあり，歯周病をコントロールすることで糖尿病を軽症化できる可能性も示されている。

1) 歯髄炎で歯髄に細菌感染が及んだ場合は、非可逆性で強い臨床症状を伴う。3) 手術前後に口腔内を清潔に保つことで入院期間の短縮や誤嚥性肺炎を抑制できることから周術期の口腔ケアが重視されている。4) 進行した歯周炎では，歯牙でなく歯槽骨の吸収が生じる。5) ある種の嫌気性菌（酸素がないところで育つ菌）と歯周炎進行との関連が解明されている。

問 25　正解：2、3

体内で吸収された薬剤は、未変化体のまま、あるいは種々の代謝を受けた後に、その大部分が腎臓から 2) 尿として排泄されるか、肝臓から胆汁を経て 3) 糞便中に排泄される。

1) 汗、4) 呼気、5) 唾液から排泄される薬剤もあるが、その排泄量は極めて少ない。

問 26　正解：3

3) 麻薬は、麻薬及び向精神薬取締法により、厳格な管理が求められている。麻薬の施用や処方を行う医師は麻薬施用者であるため、個々に都道府県知事による「麻薬施用者免許」の取得が必要である。劇性の強い 1) 劇薬、毒性の強い 2) 毒薬はそれぞれ厚生労働大臣の指定を受けているが、その処方に際して特別な免許は必要ない。4) 向精神薬も麻薬及び向精神薬取締法により取扱いが厳しく定められているが、処方に際しての特別な免許は必要ない。5) 抗悪性腫瘍薬では承認要件の中で、事前の臨床経験や講習受講が求められているものもあるが、免許に類するものではない。

問 27　正解：4、5

電子処方箋とは 5) 電子的に処方箋の運用を行う仕組みで、複数の医療機関や薬局で直近に処方・調剤された情報の参照、それらを活用した 4) 重複投薬等のチェックなどを行うことが

できる。

1) 電子処方箋管理サービスを利用するためには利用申請を行う必要があるため、全ての病院・薬局で利用できるわけではない。2) 患者が健康保険証を利用する場合も電子処方箋を発行することができる。3) 電子処方箋管理サービスの対象となる医薬品は保険医薬品、処方箋は麻薬処方箋を含む院外処方箋である。労災、自賠責などの医療保険適用外の診療時に発行する処方箋は対象外である。

問 28　正解：1、2

看護実践用語標準マスターは保健医療情報分野の標準規格（厚生労働省標準規格）の1つであり、1) 看護観察編と 2) 看護行為編で構成される。

3) 看護診断には、NANDA-I（North American Nursing Diagnosis Association International）が開発した看護診断集があり、4) 看護成果には NOC（Nursing Outcomes Classification）が分類体系として存在するが、看護実践用語標準マスターとは関係がない。5) 看護必要度は看護実践用語標準マスターとの関係はない。

問 29　正解：4、5

看護必要度には、4) レセプト電算コードを活用した評価方法がある。評価表には、一般病棟用、特定集中治療室用、ハイケアユニット用があるほか、5) 回復期リハビリテーション病棟では日常生活機能評価表が用いられる。

1) 翌日に予定されている業務ではなく、日内で実施されたモニタリングや処理、患者の状況などが指標となる。2) 入院の看護の必要量を推定している。3) 評価項目は、A項目：モニタリングおよび処置など、B項目：患者の状況など、C項目：手術などの医学的状況の3種類である。

問 30　正解：1、3

スクリーニング検査では、真の陽性者をなるべく漏らさずに陽性と判定する率 [1) 感度] が高いことが求められる。これは同時に、陰性と判定された場合には真に陰性である率 [3) 陰性的中率] が高いことを意味する。したがって、スクリーニング検査におけるカットオフ値の調整にはこれらが重視される。

一方、真の陰性者を正しく陰性と判定する率 [2) 特異度] を上げれば偽陽性率は下がり、4) 陽性的中率は上がるが、スクリーニング検査の

主な目的とはそぐわない。5) 陽性予測値は 4) 陽性的中率と同じ意味である。

問 31　正解：1

1) 1秒量とは、肺機能検査（スパイロメトリー）において、最大吸気位からできるだけ速く呼気を行わせた呼気量である「努力肺活量」における、最初の 1 秒間の呼気量であり、血液ガス検査で測定するものではない。

2) 血液 pH、3) 酸素分圧（P_{O_2}）、4) 重炭酸濃度（HCO_3^-）、5) 炭酸ガス分圧（P_{CO_2}）は、いずれも血液ガス検査で測定する項目で、通常、動脈血が検体として使用される。

問 32　正解：3、5

3) 糖尿病では、血糖値や血中グリコヘモグロビン（HbA1c）値が診断基準として重視される。5) 心筋梗塞では、心筋の崩壊・壊死に伴い血中にトロポニンなどが漏出するため、それらの血中濃度測定は小病変や時期的に心電図変化を捉えにくい場合の診断にも有用である。

1) 胃がんでは、血中 CEA などの腫瘍マーカーの上昇がみられ、病勢の参考になる場合もあるが、特異性、感受性共に低く、診断に有用とは言えない。2) 高血圧は血圧の値、4) 脳出血は、頭部 CT が診断に有用であり、診断のために血液検査は用いられない。

問 33　正解：2

2) MRI 検査では、動きのある信号（血流信号）を捉えて画像化する MR Angiography（MRA）により、造影剤を使用せずに血管撮影を行うことができる。

1) CT 検査や 4) 心臓カテーテル検査ではヨード系造影剤などを用いることにより血管を描出する。3) 負荷心電図検査は運動をさせて心臓に負荷をかけながら心電図波形を記録するもの、5) 脳血流シンチグラフィ検査は血流分布を画像化することができるが血管自体を撮影するものではない。

問 34　正解：3

IVR（Interventional Radiology）は、「画像下治療」、「カテーテル治療」、「血管内治療」と呼ばれる治療手技で、5) X 線透視、1) CT、2) MRI、4) 超音波などの画像診断装置を用いて体内の状態をリアルタイムに観察しつつ、カテーテルや針を用いた治療を行うものである。3) PET（Positron Emission Tomography）は、陽電子を用いた核医学検査であり、IVR では

通常使用されない。

問 35　正解：5

上部消化管内視鏡検査では、経鼻あるいは経口により内視鏡を挿入し、食道、胃、および小腸の一部である 5) 十二指腸（下行脚まで）を観察する。

2) 空腸や 1) 回腸は通常の上部消化管内視鏡や大腸内視鏡では到達することができず、挿入長を長くしてバルーンを装着した小腸内視鏡を経口あるいは経肛門的に挿入して観察する。3) 結腸や 4) 盲腸の観察には大腸内視鏡を用いる。

問 36　正解：1、3

診療報酬点数表に定める処置料は、一般処置、救急処置、皮膚科処置、泌尿器科処置、産婦人科処置、眼科処置、耳鼻咽喉科処置、整形外科的処置、栄養処置、ギプスに分類される。1)、3) の組み合わせは正しい。

2) 酸素吸入は一般処置である。4) 鼻腔栄養は栄養処置である。5) 結膜異物除去は眼科処置である。

問 37　正解：4

4) 自律訓練法は訓練療法の一つで、活動時や昼間に活性化して全身を緊張させる「交感神経」と安静時や夜間に活性化して全身をリラックスさせる「副交感神経」のバランスをとるものである。

1) 支持療法とは、患者の自我を支えて情緒的な安定を図り、適応能力を回復させようとするものである。訓練療法には 4) 自律訓練法のほか、物事の捉え方の偏りである「認知の歪み」を修正しようとする 2) 認知療法や、不安や緊張をあるがままに受け入れることを目標におく 3) 森田療法などがある。また、洞察療法として 5) 精神分析療法などがある。

問 38　正解：1

1) ECMO（ExtraCorporeal Membrane Oxygenation）：膜型人工肺は体外回路で肺機能を代替するもので、重症呼吸不全時に用いられる。

2) IABP：大動脈バルーンパンピングは大動脈内に留置したバルーンを心臓の収縮に同期させて拡張・収縮させることで心機能を補助するもの、3) 血液透析は腎機能の一部を代替する腎不全治療法の一つ、4) 血漿交換は血漿中に存在する病因関連物質を除去することで病態を改善させるもの、5) 人工呼吸器は自発呼吸だ

けでは十分な酸素交換ができない患者に呼吸補助を行う機器である。

問 39　正解：5

5) 病院管理者が作成した病院日誌の保存期間は医療法により2年間と決められており選択肢の中でもっとも短い。

1) 医師が作成した診療録は医師法により5年間、2) 助産師が作成した助産録は保健師助産師看護師法により5年間、3) 薬剤師が作成した調剤録は薬剤師法により3年間、4) 歯科衛生士が作成した業務記録は歯科衛生士法施行規則により3年間の保存義務がある。

問 40　正解：3

SOAP形式による経過記録の記載では、主観的情報をS欄、客観的情報をO欄、評価をA欄、計画をP欄に、それぞれ記載する。3) 鑑別診断は医師による評価であり、A欄に記載する。

1) 血液生化学検査の結果は客観的情報であり、O欄に記載する。2) 次回来院時の画像検査の予定は計画であり、P欄に記載する。4) 来院時の痛みのスケールは主観的情報でありS欄に記載する。5) 患者から聴取した薬物アレルギーは主観的情報であり、S欄のほか、基礎データにも記載する内容である。

問 41　正解：5

5) カウンターサインが正しい。研修医のオーダに対しても実施される。

1) アウトカムはクリニカルパスにおける臨床上期待される成果、達成目標をいう。2) オプトインは事前に第三者の個人情報などの利用などについての承諾を取る仕組みをいう。3) サインアウトは患者が手術室から退室する前に、スタッフが一斉に手を止めて患者確認や、手術手技、使用した器材や材料を確認する作業をいう。4) ベンチマークは医療の質や経営状況などの指標を定め、他医療機関などと比較を行う手法をいう。

問 42　正解：5

特異度は【真陰性＝56】/【疾患のないもの＝58】＝0.97で、5) 0.97が正解である。

感度は【真陽性＝33】/【疾患のあるもの＝51】＝0.65、陽性予測値（陽性的中率）は【真陽性＝33】/【検査陽性であったもの＝35】＝0.94、陰性予測値（陰性的中率）は【真陰性＝56】/【検査陰性であったもの＝74】＝0.76である。したがって、1) 0.65は感度、2) 0.76は陰性予測値、4) 0.94は陽性予測値に該当する。

問 43　正解：3

エビデンスレベルの一例として、「Minds診療ガイドライン作成の手引き2014」で採用されているエビデンスレベル（高い順）を示す。

I　システマティック・レビュー／RCTのメタアナリシス

II　1つ以上のランダム化比較試験による

III　非ランダム化比較試験による

IVa　分析疫学的研究（コホート研究）

IVb　分析疫学的研究（症例対照研究、横断研究）

V　記述研究（症例報告やケース・シリーズ）

VI　患者データに基づかない専門委員会や専門家個人の意見

これらから分かるようにエビデンスレベルが最も低いのは3) 専門家委員会報告である。

問 44　正解：2

PICO（PECO）とは臨床的疑問や研究の疑問を、どのような Patient（患者）（あるいは Participate（参加者）や Problem（問題））に，どのような 2) Intervention（介入）や Exposure（暴露）により，何と Comparison（比較）して，どのような Outcome（転帰、結果）になるのか、という4つの要素に分けて明確にすることである。

問 45　正解：1、4

1) 順序変量の値は、順序関係という以外は量としての意味は希薄で、番号を足したものに明確な意味はない。4) 名義変量は順序を持たない質的変量であり、足し算はできない。

2) 離散変量は整数型の量的変量、3) 連続変量は実数型の量的変量であり、足し算が可能である。5) の順序変量は自然な大小関係をもつ質的変量であり、大小関係のような比較演算は可能である。

問 46　正解：2

2) 正規分布する標本では平均値±2×標準偏差内に全体の約95％が含まれる。平均値±標準偏差内に全体の約70％が含まれる。

1)、3) は一般的に正しい。4) 測定値のなかに外れ値が存在する場合には、外れ値によって影響を受けにくい中央値が代表値としてふさわしい。5) 一般に、感度、特異度の両方が高い検査の方が、低い検査よりも優れている。

問 47　正解：3

3) 箱ひげ図はデータ分布の表現に用いられ、箱の横線は中央値を表す。

箱の下端は 5) 第1四分位（下位25%点）、上端は第3四分位（下位75%＝上位25%点）を表す。箱の外にある線（ひげ）はデータの範囲を示すが、外れ値を考慮しない場合には、下端は最小値、上端は 1) 最大値になる。外れ値を考慮する場合には、データの範囲は上位・下位5%点や10%点など特定のパーセンタイル値などで表され、外れ値は点として示されることが多い。2) 最頻値および 4) 平均値は図中に示されることもあるが、箱ひげ図の主要な構成要素ではない。

問 48　正解：5

5) が正しい。H ファイルには、各評価表に応じた患者別日毎の A 項目、B 項目の値が記入される。

1) 様式1は退院サマリに記載される患者属性や病態などの情報を構造化およびデータベース化したファイル、2) 様式3は病床数や入院基本料などの施設情報が記入されたファイル、3) D ファイルは診断群分類点数表による包括レセプト情報が記入されるファイル、4) EF ファイルは医科点数表による出来高レセプト情報が記入されるファイルである。

問 49　正解：2、5

レセプト情報・特定健診等情報データベース（NDB）には、2008年度実施分からの 2) 特定健診情報および特定保健指導情報、2009年4月診療分からの 5) 医療保険レセプト情報が格納されている。

1) 自由診療情報は医療保険レセプト情報には記載されないため NDB には格納されていない。3) 要介護認定情報および 4) 臨床調査個人票も格納対象の情報ではない。

問 50　正解：5

5) 全国がん登録データベースは、がん登録等の推進に関する法律に基づき運用される顕名データベースである。

一般社団法人 National Clinical Database が運用する 1) NCD、独立行政法人医薬品医療機器総合機構（PMDA）が運用する 2) MID-NET、厚生労働省が管理する 3) DPC データベース、および、4) 介護保険総合データベース、はいずれも匿名データベースである。

問 1　正解：3

2進数「100」を10進数に変換すると「4」，16進数「10」を10進数に変換すると「16」である。したがって、3) $4_{(10)} + 16_{(10)} = 20_{(10)}$ となる。

問 2　正解：2

選択肢中にある情報の単位の接頭辞はE、T、P、Gの4種類である。E は exa の頭文字で 10^{18} を表す。T は tera の頭文字で 10^{12} を表す。P は peta の頭文字で 10^{15} を表す。G は giga の頭文字で 10^9 を表す。したがって、小さい順に並べたものは、2) G＜T＜P＜E となる。

問 3　正解：1

1) ASCII は ANSI（米国規格協会）が制定した7ビットの文字コードで、アルファベットの大文字・小文字、数字、記号などを扱える。漢字は扱えない。

2) UTF-8 は Unicode のエンコード方式の一つで、漢字をはじめ、多くの言語の文字を扱える。3) EUC-JP は UNIX で日本語を扱うために、EUC の符号化に ASCII および JIS X 0208（JIS 漢字コード）を配置したものである。

4) Shift-JIS は、日本国内のパソコンの標準文字コードとして広く普及した。5) ISO-2022-JP は、JIS（日本工業規格）が策定した文字コードで、日本語の電子メールでよく使用される。ASCII や半角カタカナのほかに漢字を扱うことができる。

問 4　正解：3

グレースケール10ビットで量子化した場合、$2^{10} = 1,024$（階調）の表現が可能であり、3) 1,024が正解である。

問 5　正解：2

サンプリング周波数20Hzとした場合、1秒間に20回の標本化が行われ、その後、量子化される。したがって、1秒間に生成されるデータ量は $16\,\text{bit} \times 20\,\text{回}/秒 = 320\,\text{bit}/秒$ となる。2秒間では、$320\,\text{bit}/秒 \times 2\,秒 = 640\,\text{bit} = 80\,\text{Bytes}$ となり、2) が正解である。

問 6　正解：3

あるフォーマットで保存されたファイルを識別する文字列を3) 拡張子という。拡張子はファイルの末尾に「.（ピリオド）」+「英数字の文字列」で表現される。

1) タグとは本来、「荷札」「つけ札」のことで、目印を表す。データのまとまりに付けられ、記述されたデータの意味付け、分類に用いられる。2) 演算子は式を記述する際に、さまざまな演算を表す記号である。4) フォルダは記憶装置内でファイルを格納する保管場所で、ディレクトリと呼ばれることもある。5) 文字コードは、コンピュータで文字を利用するために、各文字に固有の符号（コード）を割り当て区別するようにしたものである。

問 7　正解：5

シンクライアント（Thin Client）は、端末の機能を表示や入力、ネットワーク接続など必要最小限にして、サーバ側でアプリケーションやファイルなどの資源や実行環境を保持して処理を実行する仕組みであり、5) 端末にデータを持たないことが、シンクライアントの本質的な特徴である。

サーバ側でアプリケーションの処理を行うため1) サーバの負荷軽減にはならない。また個々のクライアント端末側の操作に対応してサーバ側で実行環境の処理を都度実行する仕組みであり、3) 大量データの一括処理を目的とするシステムではない。端末にデータをもたないため2) 情報漏洩対策が困難でなく、可能である。シンクライアントとサーバで役割を分担するクライアントサーバ方式であり、クライアントが同等な機能を持って繋がる4) ピアツーピア型の通信とは異なる。

問 8　正解：5

5) SSD は Solid State Drive の略で半導体メモリであるフラッシュメモリに情報を記録する。1) BD は Blu-ray Disc の略で青色半導体レーザーを使って情報を記録し、1層の記録では 25GB、2層では 50GB 記録できる。2) CD は Compact Disc の略で赤色半導体レーザーを使って記録する。3) DVD は Digital Versatile Disc の略で、CD と同様に赤色半導体レーザーを使って情報を記録するが、CD は片面のみ 700MB であるのに対し、DVD は片面で 4.7GB、両面で 9.4GB 記録できる。4) HDD は Hard Disc Drive の略で磁気ディスクに情報を記録する。

問 9　正解：1

ディスプレイは画像を点（ピクセルまたはドット）の集まりで表現し、横と縦のピクセル数を掛け合わせたものをディスプレイの解像度という。各解像度は 1) 4K が 3,840×2,160 ピクセル、2) HD が 1,366×768 ピクセル、3) FHD

が 1,920×1,080 ピクセル、4) XGA が 1,024×768 ピクセルである。したがって、最も解像度が高い規格は 1) 4K である。

問 10 　　正解：3

3) RAID5は複数のディスクにデータを分割して書込み・読込みを行う方式（ストライピング）で保存する。このときパリティ値を計算して各ディスクに分散して記録し冗長性を担保している。

1) RAID0は複数のディスクにストライピングするが、冗長性はない。2) RAID1はミラーリングとも呼ばれ、同一のデータを複数のディスクに記録して冗長性を持たせている。4) RAID01は複数のディスクをストライピングしたアレイ（グループ）をミラーリングする。一方、5) RAID10はミラーリングしたアレイをストライピングする。

問 11 　　正解：2

2) D-sub15はディスプレイとアナログ接続するためのコネクタである。

1) DisplayPort と 3) HDMI は音声と映像を伝送できるデジタル接続のコネクタである。USB は周辺機器とデジタル接続するためのコネクタで、4) Type-B は主にプリンタなどの比較的大型の周辺機器に用いられ、5) Type-C は上下の区別がない形状で、HDMI 変換アダプタを用いてディスプレイに接続可能である。

問 12 　　正解：2

2) タスク管理はプロセス管理とも言われ、プログラムの処理順序を管理し CPU 処理のスケジューリングを行う。

1) 時刻管理は、OS 内部の現在時刻を管理する。3) ユーザ管理は、利用者の登録・認証と周辺機器やファイル・フォルダへのアクセス制限を行う。4) ネットワーク管理は、ネットワークとの接続を管理する。5) ファイルシステム管理は、ファイル単位でのデータ保存とフォルダ構造によるファイル管理の仕組みを提供する。いずれも OS の機能である。

問 13 　　正解：3

コンピュータでプログラムを処理する方法で、3) インタプリタは高水準言語で書かれたプログラムを、1ステップごとに解釈しながら実行する方式である。1) アセンブラは低水準言語であるアセンブリ言語で作成したプログラ

ム全体を機械語に翻訳し実行する方式である。2) コンパイラは高水準言語で作成したプログラム全体を機械語に翻訳し実行する方式である。4) オブジェクトは処理対象を独立したモノ（Object）としてとらえるプログラムの記述方式である。5) マークアップはテキストファイル中の特定の文字列に、タグで付加情報を記述する方式である。

問 14 　　正解：3

リスト構造とは、データ部とポインタ部を合わせたセルで構成され、セルをポインタ部で連結することにより、論理的な順番でデータにアクセス可能となるデータ構造である。キュー（Queue）は待ち行列とも呼ばれ、最初に格納されたデータから順に並べ、3) 先に入れた要素を先に取り出す。

4) はスタック（Stack）のことで、プログラムの実行中に他のプログラムを呼び出す時などに用いられる。2) はソートのことで、代表的な方法として木構造のバブルソートやクイックソートなどがある。1) と 5) はリスト構造の基本的な機能である。

問 15 　　正解：4

このフローチャートは x÷y の余りが 0 となった時の y の値を求めるもので、手順は以下のとおりである。

①初期値は x＝42、y＝24 であるので 42÷24≒1 余り 18 となり、r に 18 が代入される。r＝18 となり r は 0 ではないため判断は No となる。

②y の値が x に、y は r の値が代入されるため x＝24、y＝18 となる。24÷18＝0 余り 6 となり、r＝6 で判断は No となる。

③y の値が x に、y の値は r の値が代入されるため、x＝18、y＝6 となる。これを計算すると 18÷6＝3 余り 0 で r＝0 となるので 4) 6 が出力される。

問 16 　　正解：1

データベース管理システム（DataBase Management System）は、コンピュータ上のデータベースとそれを利用するアプリケーションとのやりとりを介して、データの整理やデータの検索、更新、共有、問い合わせなどを行うソフトウェアで、その機能は 2) データの更新、3) セッション管理、4) データ照会への対応、5) データへのアクセス権限の管理、データの整合性確保、などである。1) 電源管理は OS（Operating System：オペレーティングシステム）の機能である。

問 17　正解：4

4) 論理設計では、概念モデルを元に、リレーショナルモデルなどの論理モデルを構築する。

1) 概念設計では、現実世界から抽出したデータを、どのような項目や形式でデータベースに収めるかを決める。2) 外部設計はソフトウェアの要件定義を指す。3) 物理設計は、論理モデルをハードウェアや OS 上に実装するための工程である。5) 耐障害設計は、冗長性確保などシステム停止を回避するための設計である。

問 18　正解：4

主文の SQL 文は、表「検査結果」から（FROM 検査結果）、「検査 2」の値が 300 を超えている（WHERE 検査 2 ＞ 300）行全体を抽出（SELECT *）するものである。したがって「検査 2」の列で値が 300 を超えているものを数えれば良く、これに該当するのは 1、5、8、9、11 行目の 4) 5 行となる。

問 19　正解：1

データを操作する一連の処理であるトランザクションを、途中で止めることを 1) アボートと呼ぶ。

2) コミットはトランザクション内の処理結果をすべて確定する動作である。一方、エラーやアボートのためトランザクションが完了しなかった場合に、処理開始前の状態に戻すことを 4) ロールバックと呼ぶ。3) リカバリは、バックアップデータをリストアした後に最新状態まで戻すこと、5) フェイルオーバーは障害発生時に待機系に自動切替することを示す。

問 20　正解：1

意思決定支援などのために複数システムのデータを時系列で統合したデータベースを 1) DWH（データウェアハウス）と呼ぶ。

2) ETL は、業務システムから DWH にデータを移す際の抽出／変換・加工／格納を示す。4) は Business Intelligence ツールの略で、経営判断のために様々なデータの分析や視覚化を行うツールを指し、この分析機能が 3) OLAP と呼ばれる。5) ダッシュボードは、多くの分析結果を集約表示する画面を示す。

問 21　正解：4

コミット済のトランザクション結果が失われ

ないことを 4) 耐久性（Durability）と呼ぶ。

トランザクションの一部だけが実行されることがない 3) 原子性または 5) 不可分性（Atomicity）、トランザクションの前後や途中でデータに矛盾が生じない 1) 一貫性（Consistency）、個々のトランザクションが独立して互いに影響を与えない 2) 隔離性（Isolation）とともに ACID 特性と呼ばれ、信頼性のあるトランザクション処理に必要である。

問 22　正解：1

1) IP は Internet Protocol の略で、OSI 参照モデルでは「ネットワーク層」で処理される。

2) TCP は（Transmission Control Protocol の略で、「トランスポート層」で処理される。3) UDP は User Datagram Protocol の略で、「トランスポート層」で処理される。4) DHCP は Dynamic Host Configuration Protocol の略で、「アプリケーション層」で処理される。5) SMTP は Simple Mail Transfer Protocol の略で、「アプリケーション層」で処理される。

問 23　正解：3

NAPT は Network Address Port Translation の略で、プライベート IP アドレスとグローバル IP アドレスの変換に加えて 3) ポート番号も変換される。

1) SSID は Service Set Identifier の略で、無線 LAN において接続先の識別に用いられる。2) ホスト名はインターネットにおけるサーバや端末の識別名である。4) MAC アドレス（Media Access Control Address）はネットワークインターフェースに付与された 48 ビットの固有アドレスである。5) サブネットマスクは IP アドレスのネットワーク部とホスト部を区別するために用いられる。

問 24　正解：4

WWW（World Wide Web）では HTTP（HyperText Transfer Protocol）を用いるが、これをセキュリティ的に強化したものが 4) HTTPS（HTTP over SSL）である。

1) DNS は Domain Name System の略で、IP アドレスとホスト名、ドメイン名の対応関係を管理するサービスである。2) SSH は Secure Shell の略で、セキュリティを強化したリモートアクセスサービスである。3) SNMP は Simple Network Management Protocol の略で、大規模な情報システムでの構成管理に利用する。5) SMTPS は Simple Mail Transfer Pro-

tocol over SSL の略で、メールの転送を司る SMTP のセキュリティを強化したプロトコルである。

問 25　正解：4

IMAP4 は Internet Message Access Protocol version 4の略であり、メールサーバに到着した電子メールを取り扱う（端末への移送、サーバ上における削除など）ためのプロトコルであり、4）メール閲覧に用いられる。

問 26　正解：3

サブネットマスクが24ビットであることから、この端末が接続しているネットワークのネットワークアドレスは 192.168.3.0 である。従って、1）192.168.2.10、4）192.168.4.10、5）192.168.4.24 はネットワーク部のアドレスが異なることから不正解である。2）192.168.3.10は、ネットワーク部のアドレスは例示された端末と同じであるが、「1つのネットワーク内には同一 IP アドレスの端末を2つ以上接続してはならない」というルールがあるため不正解である。

問 27　正解：2

2）ping は指定した通信先にパケットを送り、応答によってネットワーク到達状況を確認するために用いられる。

1）arp は自端末で管理される IP アドレスと MAC アドレスの対応表（ARP テーブル）を操作するために用いる。3）netstat はネットワークの接続状況を確認するために用いる。4）ipconfig は IP アドレスなどネットワーク設定情報を表示するために用いる。5）nslookup は DNS の情報を取得して表示するために用いる。

問 28　正解：3

PoE（Power over Ethernet）は Ethernet の通信ケーブルを通して、3）LAN ポートからの電源供給する技術を指す。

1）ワイヤレス給電-WPT（Wireless Power Transfer）は無線により電源を供給する技術を指す。2）光信号と電気信号の変換については、代表的な機器として ONU がある。4）アクセスポイントの遠隔設定は無線 LAN コントローラや Web ブラウザなどから行う。5）ネットワーク機器の遠隔監視では、代表的なプロトコルとして SNMP（Simple Network Management Protocol）がある。

問 29　正解：1

1）NTP（Network Time Protocol）はネットワークに接続されている機器で時刻同期するためのプロトコルである。

2）RTP（Realtime Transport Protocol）は主には音声や動画などリアルタイムデータ転送で使用されるプロトコル。3）DHCP（Dynamic Host Configuration Protocol）は IP アドレスなどのネットワーク情報を自動的に設定するプロトコル。4）LDAP（Lightweight Directory Access Protocol）は利用者管理や端末管理などで用いるディレクトリサービスのアクセスに使用するプロトコル。5）PPPoE（PPP over Ethernet）は IP イーサネット上を流れるフレームに PPP（Point to Point Protocol）フレームをカプセル化するためのプロトコル。

問 30　正解：2

2）無線 LAN におけるアクセスポイントの識別子である SSID を、複数のアクセスポイントを設置したネットワークでも同一の SSID を使用できるよう拡張した識別子が ESSID（Extended Service Set Identifier）である。

1）UDID（Unique Device Identifier）は米アップル社の iOS 端末に割り当てられる識別コード。3）ユーザ ID（User Identifier）は利用者を識別するために用いられる。4）IP アドレスはネットワーク上の機器に割り当てられる識別子。5）MAC アドレスはネットワークインターフェースに割り当てられる 48 ビットの識別子。

問 31　正解：2

情報セキュリティは、JIS Q 27000:2014において「情報の機密性、完全性及び可用性を維持すること。さらに、真正性、責任追跡性、否認防止、信頼性などの特性を維持することを含めることもある」と定義され、機密性、完全性、可用性が特に重要視され情報セキュリティの3要素とよばれる。安全性はシステムの信頼性を評価する信頼性評価指標（RASIS）の評価項目である。真正性は情報セキュリティの要素であるが3要素には含まれない。よって正解は2）機密性 — 完全性 — 可用性である。

問 32　正解：2

2）リスク特定は JIS Q 31010:2012において「リスクを発見、確認、及び記録するプロセスである」と定義される。

1）リスク対応とはリスクを修正するプロセ

スを指す。3) リスク評価はリスクのレベルおよび種類の重大さを決定するために、リスクの推定レベルと、状況の確定時に決定するリスク基準との比較を行う。4) リスク分析はリスクの理解を深めるためのプロセスである。5) リスク保有はリスクの影響力が小さく許容範囲内として受容できる場合や，リスク対応のコストが損失コストより大きくなる場合，また現状において実施すべき対策が見当たらない場合などにリスクをそのままにしておくことを指す。

問 33　正解：1

物理的対策とは設備や建物などに対策を講じることである。よって正解は 1) 入退室管理。

2) アクセス権の設定、4) ファイアウォールの設定は技術的対策とよばれ、システムや機器の設定などにより対策される。3) セキュリティ教育、5) セキュリティポリシーの策定は人的・組織的対策とよばれ、情報資産を取り扱う上でのルール策定および遵守徹底などを行うことを指す。

問 34　正解：2

2) SSL / TLS は、Web サービスやメールで用いられる HTTP や SMTP などの通信をより安全に送受信する目的で利用され、通信の暗号化、データ完全性の確保、サーバやクライアントの認証を行うことができる。

1) 通信の高速化、3) 通信の中継、4) 通信の遮断、5) 改ざん検出通知のような機能は無い。

問 35　正解：4

DoS 攻撃は標的のサーバに対して過剰なサービス要求や、大量のデータを送りつけるなどして、相手のサーバやネットワークに過大な負荷をかけて機能を停止あるいは低下させるサイバー攻撃のひとつである。DoS 攻撃の結果、1) データを改ざんする攻撃、2) サービスを不正利用する攻撃、3) データを不正に取得する攻撃、5) サーバの管理者権限を奪取する攻撃のような被害を受ける可能性もあるが、DoS 攻撃の直接的な説明は 4) サーバを過負荷状態にする攻撃となる。

問 36　正解：1

公開鍵基盤 (PKI) では，信頼のおける第三者である認証局 (CA) と呼ばれる機関が公開鍵を保証する。公開鍵が認証局により保証された証となるものが電子証明書であり、これをもって公開鍵が真に正しいということが証明され

る。

証明書を発行してもらう側を加入者、証明書を検証し利用する側を利用者とすると、2) 加入者の秘密鍵は加入者が作成し、3) 利用者の公開鍵は不要である。4) メッセージの改ざん検出および 5) メッセージの電子署名は利用者が行う。

問 37　正解：4

多要素認証は知識情報 (ユーザのみ知り得る情報)、所持情報 (ユーザのみ所持する情報)、生体情報 (ユーザ自身の特性情報) の 3 要素のうち 2 要素以上を組み合わせて認証することである。所持情報と知識情報の組み合わせである 4) 職員証 IC カードとパスワードが正解となる。

1) 氏名と生年月日は知識情報と知識情報の組み合わせ、2) 指紋認証と顔認証は生体情報と生体情報、3) 暗証番号と秘密の質問、5) メールアドレスとパスフレーズはいずれも知識情報と知識情報の組み合わせとなり、多要素認証の要件を満たしていない。

問 38　正解：3

医療機関には多くの医療情報システムおよびそこに接続される医療機器があり、多数の納入業者が院内ネットワーク上でサービスを提供している。これらの納入業者にサイバー攻撃への対策が不十分な業者があった場合には、その業者を経由して医療機関へ攻撃される可能性がある。このようなサイバー攻撃を 3) サプライチェーン攻撃という。

1)、2)、4)、5) の脅威については、納入業者を介することを条件とするものではない。

問 39　正解：3

3) E-R 図 (Entity-relationship Diagram) は、ER モデルにて用いられる、実体 (entity) と関連 (relationship) と属性 (attribute) で表現される表記手法である。

1) DFD (Data Flow Diagram) は、一連の業務プロセスや情報システムにおけるデータ処理の過程を流れ図として可視化したものである。2) UML (Unified Modeling Language) は、オブジェクト指向開発でのシステムの概念モデルの表現方法を共通仕様としてまとめたものである。4) 状態遷移図は、情報システムの状態がイベントによってどのように遷移するか表したものである。5) ユースケース図は、UML で定義されているもので、開発するシステムの基本的な機能、振る舞いを表現するものである。

1) アジャイル開発は、エクストリーム・プログラミング（XP）やスクラムといった手法を用いて、計画、設計、実装、テストといった開発工程を機能単位の小さいサイクルで繰り返し、開発を進める手法である。

2) スパイラルモデルは、大規模なシステムをウォーターフォールモデルのプロセスの繰り返しにより開発する手法である。3) インクリメンタルモデルは、サブシステムに分割し、並列に開発、リリースする手法である。4) プロトタイピングモデルは、開発の早い段階で試作品（プロトタイプ）を作成し、評価と調整を繰り返しながら要求仕様を明確にし、開発する手法である。5) ウォーターフォールモデルは、設計、プログラミング、テストなどを順番に進める開発手法である。

問 41　正解：4

4) ブラックボックステストは、モジュールの内部構造（ロジック）は考慮せず、モジュールの機能を検証するテスト方法で、同値分割や境界値分析の他に、因果グラフ、直交配列、ユースケースなどを利用してテストを実施する。

1) 確認テスト、2) 評価テストは、システム開発における検証テストの種類にはない。3) 負荷テストは、結合テストの中で実施され、通常の稼働状況よりも高い負荷をかけ、性能劣化や限界値を確認する。5) ホワイトボックステストは、テスト対象の内部を意識してテストケースを作成し実施する手法で、制御パスやデータフローパスよりテストケースを作成する。

問 42　正解：2

2) 積算法は、システム開発に必要な作業を洗い出し、各作業に必要な人員、工数を算出して積み上げる手法である。

1) 概算法、および3) 類推法は、システムの仕様がまだ十分に確定していない初期の段階で、おおよその見積りを行うために採られる手法で、過去の類似のシステム開発と比較し見積もる方法が取られるため、見積り精度は高くない。4) COCOMO（Constructive Cost Model）は、システムプログラムのステップ数を元に工数を算出する手法である。5) ファンクションポイント法は、画面の入出力や帳票出力、外部システムとの インターフェースなど、機能に基づいて工数を見積る手法である。

問 43　正解：2

2) PERT（Program Evaluation and Review Technique）は、ネットワーク図を用いて作業を開始できる最も早い時刻（最早時刻）や最低いつまでに作業を開始しなければならないか（最遅時刻）などを求める手法である。

1) 管理図は、品質管理手法の一つで、製造工程が安定しているかを調べる手法である。3) ABC分析は、「重点分析」とも呼ばれ、重要視する指標を選んで優先的に管理する分析方法である。4) パレート図は、品質管理手法の一つで、問題への取り組み範囲を重点指向で決定するための判断材料を提供する。5) ガントチャートは、縦軸に作業工程、横軸に日程を並べ、工程の予定と実際を横棒グラフで表す。工程の全体的な進捗状況を把握できる。

問 44　正解：5

5) デバイスクライアントアクセスライセンス契約（デバイスCAL契約）は、サーバ・クライアント型のシステムなどでサーバへの接続端末数を監視して上限以上を制限する契約である。

1) コアライセンス契約は、サーバ上で稼働するCPUのコア総数で制限する契約である。2) サイトライセンス契約は、組織内で端末台数やユーザ数の上限を定めずにソフトウエアを利用できる契約である。3) サブスクリプション契約は、料金支払いによって利用権が一定期間付与される契約である。4) ボリュームライセンス契約は、利用できる端末台数が決まっている契約である。

問 45　正解：3

コールドスタンバイは、本番系と待機系で冗長系を構成するデュプレックスシステムの一種で、3) 本番系と同一構成の予備システムを停止状態で待機させることである。

5) もデュプレックスシステムの一種だが、待機系も常時稼働で本番系を即時代替可能なことから、ホットスタンバイと呼ばれる。1) 障害発生時の自動停止や2) 遠隔バックアップは、障害に対するシステム保護（フェールセーフ）の手段である。4) 障害時に最小限の機能の確保を図るのは、フォールバック（縮退運転）である。

問 46　正解：1

PDCAサイクルは、Plan（計画）、Do（運用）、Check（評価）、Act（見直し）の繰り返しによ

る運用改善の取り組みで、1) 教育の実施は運用の一環として実施するので、Do にあたる。

2) パフォーマンス評価は Check、3) マネジメントの計画は Plan、4) 問題箇所の是正、改善 および 5) セキュリティポリシーの見直しは Act に、それぞれ該当する。

問 47 正解：4

平均故障間隔（MTBF）は、故障の発生間隔の平均を表す指標で、値が大きいほどシステムの 4) 信頼性が高いとされる。

信頼性以外の項目に対する指標としては、1) 安全性は不正使用の発生回数、2) 可用性は稼働率（システムの運用期間に対する実際の稼働時間の割合）、3) 完全性はバグの数やデータ不整合の割合、5) 保守性は平均修復時間（障害発生から復旧までの平均時間）が、それぞれ挙げられる。

問 48 正解：1

輻輳回数の輻輳とは通信においてアクセス集中により通信不能状態に陥ることを指す。輻輳回数が多い場合には通信回線の性能不足が考えられる。

2) CPU 使用率は情報機器にかかる処理負荷の状況、4) スワッピング数は情報機器における仮想記憶の使用頻度を表し、いずれも情報機器の性能評価に用いられる。3) ジョブ処理件数はバッチ処理の実行状況を表す。5) トランザクション件数はオンライン処理の実行状況を表す。

問 49 正解：1

システム障害の発生要因には、意図的要因、非意図的要因、災害などが挙げられるが、1) 機器故障のようにシステムの構成要素において偶発的に発生する障害は、非意図的要因に分類される。

2) 内部不正、3) 不正侵入、4) 情報の詐取、5) ウイルス攻撃は、何者かによる意図的な介入に起因する障害であり、意図的要因に分類される。

問 50 正解：4

4) ZigBee はセンサネットワーク向けに策定された低消費電力・近距離無線通信規格で、メッシュネットワークによる耐障害性や通信範囲の拡張性が当初から規格に盛り込まれている。

1) 5G、2) LTE は、携帯電話向けの、比較的長距離の無線通信規格である。5) Bluetooth は周辺機器向けの近距離無線通信規格で、メッシュネットワークは拡張規格での対応となる。3) RFID は無線通信方式による個体識別技術の総称である。

問 1　正解：5

医療情報の一次利用とは、収集した診療情報を利用し、患者に直接還元することである。患者本人が望んだ診療のための利用であり、基本的に患者の同意が得られているものとみなす。1）〜4）は1次利用である。

二次利用とは、収集した診療情報を公益のために利用する場合などをいう。二次利用するには原則として患者の同意を得なければならない。5）がん登録は大規模データベースに蓄積し、医療の質の向上や地域医療計画を策定するための基礎資料などに利用されることから、二次利用に該当するため誤りである。

問 2　正解：4

医療従事者が患者に対する倫理的な責務を果たすために、医療情報担当者は、医療従事者が必要な医療記録に適切かつ時期を得て安全にアクセスできるよう援助する必要がある。よって、4）医療従事者に関わる責務に該当する。

1）社会的な責務は社会全体に対する責務、2）自身に関する責務は自分自身に対する責務である。3）患者に対する責務は「患者（記録の対象者）」と「記録とそれに含まれるデータ」との関係による責務である。5）施設・雇用者に対する責務は、医療情報担当者が、自身が所属する施設とその雇用者に対して負う責務である。

問 3　正解：1、2

3）〜5）のシステムで取り扱われる3）投薬情報、4）医事会計情報、5）診療記録は、どの患者に対しての情報であるか紐付いている必要があり、患者IDが空欄で運用することはできない。

DICOMでは、画像（インスタンス）ごとにモダリティ（撮影装置）がユニークな番号であるUIDを付与しており、これに患者IDを紐付けている。画像はUIDで特定できるため、患者IDは空欄のまま検査を実施し、後で患者IDを付与することもできる。

2）重症系システムのモニタリング情報はベッド毎に表示している。患者IDや氏名などの詳細が不明な救急患者でもベッド番号で紐付けて収集情報を管理し、後で患者IDと紐付けることができるようにしている。

問 4　正解：3

図では、Bに対して医師が作成する診療記録や看護師が記録する看護記録が保存されるので3）電子カルテシステムに該当する。

1）医事会計システムは、実施会計情報を受け取り診療報酬（レセプト）請求していることからDと特定できる。2）物流管理システムは、出庫請求を受け取り外部業者などに対して発注することからCである。5）オーダエントリシステムは、医師が依頼（オーダ）を入力しBへ実施記録を送信していることからAである。4）患者案内表示システムは、受付済みの患者に対し院内での動きを指示するシステムであるため、A〜Dに該当しない。

問 5　正解：5

シンクライアントシステムでは、端末で動作するアプリケーションを中間サーバで処理させ、画面情報のみを端末に送信し、マウスやキーボードなどの端末操作情報を端末から中間サーバへ送信する。限定されたファイルのみを送受信し、サーバを操作する命令も使わないので、端末にウイルス感染があっても、サーバに影響することがなく、1）セキュリティは向上するといえる。2）複数画面の端末であっても端末の情報を得て複数画面を作成し表示することも可能である。画面データを端末に送付するだけであり、終了すると画面データは消える。もちろん画面情報をキャプチャーして保存することは可能であるが、3）患者データそのものを保存するとはいえない。4）クライアント・サーバ型に比べて、画面データの送信だけのため、通信量を100分の1から1000分の1に削減できるといわれている。

一方、端末に直接接続されたプリンタは中間サーバで動くアプリケーションからは認識できず利用が困難である。そのため、中間サーバ上の端末アプリケーションからネットワークプリンタへ印刷命令を出す必要がある。よって5）は誤り。

問 6　正解：2、4

内視鏡検査は一般的に予約が必要な検査であり、依頼時に予約を取る必要があるため2）予約枠管理機能が求められる。内視鏡検査では病理組織診のため組織採取が行われることが多く、4）病理検査オーダと連動する機能が求められる。よって2）、4）が適切である。

1）費用計算は、医事会計システムの機能である。3）検査結果報告書の作成は、内視鏡部門システムの機能である。5）検査薬剤の在庫管理は、薬品在庫管理システムの機能である。

問 7　　正解：1

　医療情報システムでは、マスターを利用して
アレルギーや禁忌情報の自動チェックを行う。
マスターには医薬品を一意に特定するための
コード情報を含み、これを利用して医薬品を特
定してアレルギーを登録し、オーダ時に選択し
た医薬品のコードとチェックする。1) 薬剤名
をフリーテキストで登録した場合、コード情報
を持たないため、自動チェックが困難となるこ
とから適切でない仕様である。
　2)〜5) は仕様・運用として適切である。

問 8　　正解：2

　2) 緊急時の注射は投与までの時間が短いた
め、診療現場に常設されている定数配置薬を使
用して実施されることが多い。緊急性の高い外
来などで採用される方法で、病床管理機能との
関連は弱い。
　病床管理（ベッドコントロール）機能は、病
床を効率的に利用することを目的として利用さ
れている。4) 入退院オーダ、3) 緊急時の転棟
などの入退院情報を利用して病床の占有状況を
病床マップで視覚的に表示する。1) 食事は、
入院時にすぐに食事オーダが出せるよう入院
オーダ時の必須項目の一つとなることが多い。
5) 定期注射の払い出しは、事前オーダされた
薬剤を定められた搬送時間に、入院患者の病棟
あてに払い出される方法として採用されること
が多い。

問 9　　正解：1

　歯科における診断・治療は「一口腔単位」で
体系的に計画される。しかし、個々の歯に対す
る処置の履歴は治療経過の記録であり、いつ・
どの歯に・どのような処置を加えたかについて
「歯単位」でシステムに保持する。よって、1)
が誤りである。
　2)〜5) はいずれも正しい。

問 10　　正解：4

　4) 医療情報システムの安全管理対策の立案
は、「医療情報システムの安全管理に関するガ
イドライン」などに基づいて、病院情報システ
ム管理に関する部門・組織で行われる。
　医療安全管理部門は、病院内の医療安全管理
を担う部門である。その業務を大きく分類する
と、1) 医療事故への対応、2) 安全管理体制の
構築、3) 医療事故を防止するための情報収集
および分析・対策立案・フィードバック・評
価、5) 医療安全に関する職員への教育・研修

の実施の他、安全文化の醸成がある。

問 11　　正解：5

　5) サーベイランス機能とは、院内の種々の
感染症の発生動向を調査することで、感染対策
の有効性評価、発生頻度の異常を検出のために
行われる。感染管理部門において行われる感染
対策対応の一つである。よって安全管理部門シ
ステムの機能でない。
　医療安全管理部門システムには、院内で発生
した医療安全に関する事象を報告・収集・分
析・対策立案・フィードバック・評価を効率的
に行うための機能を有する「インシデント・ア
クシデントレポートシステム」と、医療安全に
関する職員への教育・研修を支援する機能を有
する「e-ラーニング・研修管理システム」があ
る。1)〜3) は前者、4) は後者に該当する。

問 12　　正解：4、5

　高額な外来診療受診者が、自己負担限度額以
上となった窓口負担を一旦先に支払わなくて済
むようにするために事前交付を受ける 4) 限度
額適用認定証の所得区分、疾患別リハビリテー
ションの診療報酬の算定上限日数や加算の計算
に必要となる 5) リハビリテーションの起算日
の情報は、いずれも診療報酬に関わるものであ
り医事会計システムで管理される。
　1) DESIGN-R® は褥瘡の重症度などを評価
するツールで、医事会計システムでは管理しな
い。2) 特定健診の検査値は、公益社団法人国
民健康保険中央会の特定健診等データ管理シス
テムで管理される。3) インプラント装着の有
無は診療に関わる記録であり、電子カルテで管
理される情報である。

問 13　　正解：5

　5) マイナンバーは、マイナンバー法（行政手
続における特定の個人を識別するための番号の
利用等に関する法律）により社会保障・税・災
害対策分野に限って利用が認められており、そ
れ以外の目的で取得・収集・保管することは禁
止されている。したがって、医療機関が医事会
計業務を目的にマイナンバーを医事会計システ
ムに登録することはできない。
　1)〜4) の情報は患者登録・受付や会計など
の医事会計業務に必要な情報であり、医事会計
システムに登録される。

問 14　　正解：1、4

　看護部門のシステムには、看護職員や病床を

管理する「看護管理システム」と看護業務を支援する「看護業務支援システム」がある。1) 看護計画は、「看護業務支援システム」の看護過程に沿った看護実践の記録を支援するシステムのひとつである。4) ワークシートは、指示受けや受け持ち割り振りなど看護業務を支援するシステムのひとつである。

2) 看護勤務管理、3) 病棟管理日誌は、看護管理システムである。5) クリニカルパスは、疾患別医療の標準治療計画に基づいた医療の管理手法である。

2) 患者への処方は、他医師による処方も含め前回処方を参考にした上で、引き続き投与することが多い。よって、2) 他医師の処方の流用を禁止するのは適切でない。

1) 処方時には前回処方を参照することが必要である。3) 従来は、内服薬の分量を1日量として記載し、1日に服用する回数を「分3」などと表記することが多かったが、平成22年からは1回量と1日服用回数での表記が標準となった。4) 医師の分量の勘違いやタイプミスなどを防止、あるいは保険診療上の制限を意識させる意味で、常用量の1.5〜2倍以上の処方では警告を発することが望ましい。5) 患者に副作用などの影響を及ぼす可能性がある医薬品の処方には考慮が必要なので、強調表示されることが望ましい。

3) 検体検査オーダでは、選択可能な検査項目が数千にも及ぶため、効率的なオーダ入力のために、共通セットや科別セット、医師別セットなど、独自にセットを作成し、利用できるようにするオーダエントリシステムの機能が求められる。

3) 以外の選択肢については、オーダエントリシステムではなく、主に検体検査部門システムにて運用する機能である。

臨床検査技師が行う検査は、患者から血液・尿などの検体を採取し分析する「検体検査」と、患者から直接生体信号などを測定し分析する「生理機能検査」に大別される。3) 精度管理は、おもに検体検査で必要な機能である。

超音波検査など生体信号を画像情報として取得する生理機能検査では、1) その画像を管理する機能や、5) 検像した結果を報告する機能

が必要となる。

生理機能検査、検体検査のいずれにおいても、所要時間が長い検査の場合は、4) 予約を管理し、2) その予約患者の受付処理をする機能が必要である。

3) 標本管理は採取した検体標本の管理であり、報告書の運用管理に関する機能でない。

報告書の運用管理とは、1) 進捗管理：報告書が作成から公開までの間のどの段階にあるのか、2) 版数管理：報告書のどこがいつ変更されたか、4) 未読管理：報告書を読むべき人が読んでいるかどうか、5) 診断者管理：だれが診断したか、を管理するものである。

DICOM に対応する PACS では、照射線量情報である 1) RDSR（Radiation Dose Structured Report）も、3) 検査画像と同様に Storage サービスクラスで保存し、Q/R（Query and Retrieve）サービスクラスで検索/取得できる。また、DICOM Web Services（PS3.18）に対応していれば、電子カルテなどの DICOM プロトコルに対応しないシステムからも HTTP（World Wide Web）を使用した情報共有が可能である。

2) 照射録は診療放射線技師法第28条、同法施行規則第16条に記載事項の条件があり、主に RIS で管理される。検査画像に造影の有無は記録されるが、4) 使用した造影剤を登録する DICOM タグは存在するものの、造影剤名称などの登録は医事会計のために RIS などに登録されることが一般的である。5) も同様に RIS あるいは直接に物流システムに登録される。

4) 不規則抗体がある患者への輸血では交差適合試験が必須だが、不規則抗体がない患者には交差適合試験をおこなわないコンピュータクロスマッチが適用可能である。

コンピュータクロスマッチは、1) ABO 血液型、2) RhD 血液型の検査をあらかじめ実施し、不規則抗体スクリーニング検査により臨床的に問題となる抗体が検出されない場合、ABO 血液型の適合のみで輸血が可能と判断される方法である。3) 自己輸血ではない輸血時の検査において 5) 交差適合試験を省略できる。

診療報酬上の算定ルールにより、療法士1人

が実施できるリハビリ訓練の時間に制限がある。1日18単位（1単位は20分）を標準として週108単位までであり、加えて、1日24単位が上限とされており、3）療法士の訓練の上限を把握する必要がある。

1）、2）、4）は病院組織として労務管理を行うため、リハビリ部門システムではなく、事務系部門の労務管理機能を利用して確認することになる。5）は患者に対して実施した単位数の確認（実施情報）であるため、労務管理機能ではない。

問 22　正解：1

患者ごとの食事の種類・献立内容、エネルギーや食塩量、アレルギー情報や指示などを印刷したものが1）食札であり、トレーに載せてトレイメイク（盛り付け）・配膳を行うものである。よって、実際の食事オーダを構成する情報ではない。

2）～5）については、すべて食事オーダを構成する情報である。

問 23　正解：5

医療用医薬品の取り違え事故の防止、トレーサビリティの確保、流通の効率化を推進するため、薬機法に基づいて医療用医薬品や医療機器等への製造段階でのバーコード表示（ソースマーキング）が義務化されいている。1）～3）はソースマーキングにより実現できることであり正しい。令和4年9月の厚生労働省通知「医療機器、体外診断用医薬品等を特定するための符号の容器への表示等について」より4）は正しい。同年同月の通知「医療用医薬品を特定するための符号の容器への表示等について」では、特定生物由来製品には調剤包装単位で「商品コード」「有効期限」「製造番号又は製造記号」の表示を義務付けているが、その他の医薬品では「商品コード」のみ義務化とし、「有効期限」は義務化されておらず5）が誤りである。

問 24　正解：1

1）SPDシステムは、Supply（供給）Processing（加工）and Distribution（分配）システムの略称であり、医療機関で用いる医薬品や医療材料の在庫管理・定数管理・発注などの物流管理業務を支援するシステムである。

2）組織の財務状況を把握・分析し、経営戦略の立案を支援するシステム、3）院内がん登録や全国がん登録を目的に、がんの診断・治療・経過などに関する情報を収集・保管・整理・分析するシステム、4）患者登録や受付・会計・診療報酬請求などの業務システム、5）医療事故につながる事例や実際に医療事故が起こってしまった事例について報告・分析・共有するシステムである。

問 25　正解：2

2）褥瘡の処置記録は看護計画に必要な機能であり、栄養サポートチーム（Nutrition Support Team：NST）の支援システムとしての必要性は低い。

1）、3）～5）はNSTを支援する機能である。

問 26　正解：3、5

3）を優先した場合、システム導入の遅延、システムのカスタマイズが多数発生するなどの問題が生じる。さらに、通常業務の運用に支障をきたす可能性が高まるため適切でない。5）従来の業務フローを踏襲することを重視した場合、導入システムが想定する業務フローとの乖離が大きくなり、システム全体の運用変更が大きくなり導入困難となる可能性も生じるため適切でない。システム導入に合わせて全体最適の視点で業務改善を目指し、従来の業務フローを見直すべきである。

1）、2）、4）はいずれも正しい。

問 27　正解：1、2

外部環境要因は、企業や病院など組織の内部環境の外に存在し、組織の事業に影響を及ぼす可能性のある要素を指す。1）情報技術の革新は外部環境要因であり、近年ではスマートデバイスの隆興がその例である。一方、政策的な面では2）保険医療制度の動向も重要である。診療報酬の改定は、病院情報システムの導入や更新へ直接的に影響を与えうる。

3）～5）はいずれも内部環境要因である。

問 28　正解：2

RFI（Request for Information）は「情報提供依頼書」と呼ばれるものであり、情報システムなどの調達を計画する側が、システムインテグレーター（System Integrator；SIer）やベンダーなどの相手企業に対して、相手企業の基本情報や相手製品の基本情報・技術情報・機能要件などの提供を求めるための依頼書である。したがって、2）調達範囲は医療情報システムを調達する病院側が決定するものであり、RFIにより相手企業から得られる情報には含まれない。

問 29　正解：1

リースとは、契約者が利用したい物件をリース会社が調達し、一定期間、契約者に貸し出す仕組みである。貸し出し期間は物件の法定耐用年数をもとに定められており、通常3年以上である。よって1）が誤りである。

物件の所有権はリース会社にあるが、2）物件の管理は契約者が行い、3）原則として途中解約はできない。また、契約者は物件調達のための初期費用が不要であり、毎月定額のリース料を一定期間支払う方式のため4）キャッシュフローを平準化することができる。さらに、物件の固定資産税は、リース会社が申告から納付まで行うため、契約者は5）物件に関わる税務上の事務処理を省力化できる。

問 30　正解：1、2

1）業務部門からの要求をそのままベンダーに伝えるのではなく、要求を検討し、必要性や優先度を判断する必要がある。2）システム導入時において、部門間の利害や責任分界点の明確化により、対立が起きやすいが、中立的な立場で調整を行い、部門間の調整役を果たすことが求められる。よって、1）2）が適切でない。

3）～5）については、病院情報システムの導入プロジェクトにおける医療情報部門担当者の対応として、いずれも適切である。

問 31　正解：5

5）接続テストのテスト項目をシステム導入の要求仕様書作成の段階で全て洗い出すことは現実的に不可能であり、適切でない。

1）種類ではなく具体的なシステム名を記載する必要がある。2）既存システムにも変更が必要かどうか明確にする必要がある。3）連携仕様書が見積段階で入手可能か、入手時に秘密保持契約が必要かどうか、などを明確にする必要がある。4）接続テストでは既存システム側にもコストが発生するが、その負担方法を明確にする必要がある。

問 32　正解：2

病院情報システムは、病院の診療業務を支援する情報システムである。このようなシステムの安全な運用を実現するために、管理者と利用者が遵守すべき使用機器、ソフトウェアおよび運用に必要な仕組み全般の取り扱いと管理に関する規定などを定めたものが「運用管理規程」であり、2）が正しい。

1）は「医療情報システムの安全管理に関するガイドライン」などを指し、3）～5）は「運用管理規程」と直接関係しない。

問 33　正解：3

3）は情報セキュリティ対策として正しい。

1）情報セキュリティの観点からユーザには必要最小限の権限を与えるべきである。2）一つの端末が侵害されると他の全て端末も危険にさらされることから端末ごとに異なるパスワードを設定すべきである。4）装置のセキュリティ設定やアクセス制御が誤った構成にされる可能性は否定できず、それが情報漏洩などのリスクを顕在化する可能性が高まるため、病院側も設定に関与すべきである。5）telnet は認証を含むすべての通信を暗号化せず平文で送信する仕様のため、傍受による情報漏洩のおそれがあり利用すべきでない。

問 34　正解：1、3

1）医薬品や臨床検査などのマスターは、適切にコードが管理されたうえで、定期的に更新される。更新のたびに差分データも公開され、自施設のマスター更新を円滑に行うことができる。3）他施設とデータ連携を行う際に、コード体系が一致しない場合はテキスト情報で共有せざるを得ず、検索や集計が円滑に行えない。このため、双方のコード体系を標準マスターに合わせておくことが望ましい。

2）ユーザ情報など、そもそも施設ごとに異なるマスターについては標準マスターの適用対象でなく、5）独自運用のために特化したものでない。4）標準マスターの利用は見読性や保存性を高めるが、真正性を直接的に高めるものではない。

問 35　正解：3

3）セグリゲーションは「segregation of duties（職務の分離）」を意味する。組織の内部統制の手法のひとつであり、意図的に特定の従業者に集中している業務を分離したり、業務の執行者と承認者の権限や職責を明確に分離したりすることで、従業者が常にモニタリングされている組織設計をすることを指す。従業者の不正行為は、同僚や上司に自分の行動が知られない、または関心がもたれないというモニタリングの欠如から発生することが多いとされており、これを未然に防止することを目的とする。

問 36　正解：1

システム担当者として障害復旧にあたるた

め、その原因を特定する必要がある。原因特定のため、まず発生状況（どのような現象がどのような範囲で起こっているかなど）を把握する必要があり、1）が正解となる。

2）安易にサーバを再起動すると、障害の原因が特定できず復旧が遅延したり、連動する他のシステムにも障害を引き起こしたりする可能性がある。3）復旧にかかる予想時間や紙運用への切り替えなど、障害情報を正確に把握した上で状況に応じた対応をアナウンスする必要がある。4）バックアッププロセスを中断することで、リストアが出来なくなる恐れがある。5）マニュアル整備は再発防止策として障害復旧後に行うべきことである。いずれも初動としては不適切である。

問 37　正解：2、3

紙運用は電子カルテシステムが使用不可能な状況での運用であり3）は正しく、2）のとおり紙運用の実効性は検証しておくべきであり正しい。

1）白紙による運用は管理が困難であり、実施内容の確認にも影響を与えるため、電子カルテ導入以前に使用していた伝票・帳票類による運用を参考とする。4）紙運用で使用した各種伝票類をもとに電子カルテに事後入力することは可能であり、その場合、紙の保存は不要である。紙運用の詳細は運用管理規定に定める必要がある。5）予備系システムを準備していても、災害によっては予備系システムも利用できない状況も起こりうるため、紙運用も想定すべきである。

問 38　正解：2

「3-2-1ルール」はバックアップ業務のベストプラクティスを指す用語である。データは少なくとも「3つ（オリジナル1つ＋コピー2つ）」持ち、コピーを「2種類の媒体」に保存し、そのうち「1つはオフライン」で保管することを指す。よって正答は2）となる。

「3-2-1ルール」の「1」については、「1つはオフサイト（遠隔地）」で保管とする場合もある。

問 39　正解：4

サービスデスクの主な業務は、システム利用者からのサービス要求、マスターや設定など定型業務の変更受付、障害対応などを処理することである。4）システム改修のコスト見積もりや明細の作成は、システム開発やプロジェクト管理の担当者の役割であり、サービスデスクが

行うオペレーションでない。

1）〜3）、5）については、いずれもサービスデスクが行うオペレーションである。

問 40　正解：5

1）「処方内容（控え）」は電子処方箋を選択した患者に渡されるもの、2）電子処方箋管理サービスに登録済みの処方箋を修正することは可能（ただし、修正後の処方箋の引換番号は新しいものとなる）、3）電子処方箋管理サービスに疑義照会の機能はないため従来通りの方法（電話など）で行う、4）医療機関が確認した投薬記録が診療上必要な情報であれば電子カルテに記載する。以上のとおり、1）〜4）は誤りである。

令和5年現在、オンライン診療では患者が顔認証付きカードリーダーを操作できないためマイナンバーカードによる認証が行えない。そのため、患者が薬剤情報を医療機関に提供することに同意することができない。よって5）が正解となる。なお、健康保険証で資格確認すればオンライン診療においても電子処方箋を発行できる。

問 41　正解：3

電子カルテが診療録として認められるために、真正性、見読性、保存性の確保が求められている。真正性の確保のため、「作成責任の所在が明確である」ことと、「故意または過失による、虚偽入力、書き換え、消去、及び混同が防止されている」ことが必要である。3）診療記録の修正履歴の保存は、後者を実現するために必要な機能といえる。また、医師法施行規則によると、診療録（＝電子カルテ）の内容は、診療を受けた者の住所、氏名、性別及び年齢、病名及び主要症状、治療方法（処方及び処置）、診療の年月日とされている。1）2）4）5）の選択肢はこれらに該当せず、電子カルテが診療録であるために必須の機能は3）となる。

問 42　正解：1、2

オンライン診療の実施は、厚生労働省の「オンライン診療の適切な実施に関する指針」に従う必要がある。同指針より、信頼性の高い機関によって発行されたサーバ証明書を用いた1）暗号化通信の実施が求められている。医学的知識のみならず、情報通信機器の使用や情報セキュリティなどに関する知識が必要となるため、2）医師に研修が義務づけられている。

3）録画などの実施は推奨しておらず、患者側、医師側ともに録画などを同意なく行うこと

がないよう確認することを求めている。4) 責任分界点を明確にすることを条件に、オンライン診療システムの中にビデオ会議システムなどの汎用サービスを組み込むことを認めている。5) 電子カルテ端末での実施は義務づけられていない。むしろセキュリティ上の懸念から注意喚起している。

問 43　　正解：1、4

1) 患者の診療情報は要配慮個人情報であり、地域医療連携システムを介した他施設への提供には本人の同意が必要である。4) 地域医療連携システムの機能を介して施設間で患者情報を連携する仕組みのため、参加施設が同じ病院情報システムを利用している必要はない。よって、1)，4) が誤り。

2) 地域医療連携で収益が増加するとは限らないないので、維持費は課題となる。3) 医療機関間で患者情報を共有し、医療連携を円滑に行うことが地域医療連携システムの目的である。5) 医療機関の違いで検査や薬剤のコードが異なる可能性があり、相互運用性を確保するためにはコード変換が必要となる。

問 44　　正解：3

PHR（Personal Health Record：個人健康記録）は公的機関に限らず民間業者によっても運営されており、3) が誤りである。

PHR は 1) 法的記録ではなく、個人が自らの健康情報を活用するための仕組みであり、本人のバイタル情報や診療情報、2) 健診情報を登録できる。4) 本人の意思により健康に関する情報を記録でき、また医療機関などに閲覧の許可を与えることができる。本人が入手した 5) 複数医療機関の診療情報を保存することもできる。

問 45　　正解：2

2) 院外処方箋を電子化する電子処方箋ではなく、あくまで紙の院外処方箋による運用である。処方箋は法令で定められた期間（通常 3 年間）保存する必要がありその間は破棄できない。

院外処方箋に印字された 2 次元バーコードは院外薬局側の入力作業を効率化するものであり 1)、3)、4) は正しい。5) は、処方箋の記載と 2 次元コードの読み取り結果が異なれば疑義照会が行われるため、改ざんの検知が期待できる。

問 46　　正解：1、4

1) ケアプランは介護支援専門員（ケアマネージャー）が作成する記録であり、4) 訪問看護指示書は医師が作成する記録である。

3) 訪問看護計画書、5) 訪問看護報告書は、診療報酬制度、介護報酬制度において様式が定められており、訪問看護師が必ず作成する記録である。2) 連絡ノートは制度上定められたものではないが、一人の対象者に様々な事業所が関わるという在宅医療の性質上、頻繁に用いられる記録である。なお、厚生労働省の「在宅医療・介護連携推進事業の手引き」においては、事業者間に留まらず対象者の意思決定に活用する使途もあるとされている。

問 47　　正解：4

4) 要介護度は一次判定結果と主治医意見書をもとに介護認定審査会が審査・判定する。コンピュータによる判定は一次判定である。

1) ケアプランデータの連携は介護に有用である。2) 2019 年よりマイナポータルにて介護ワンストップサービスが開始され、関連行政手続きをオンライン申請できるようになった。3) 被介護者を IoT デバイスで見守ることは介護支援に有用である。5) 厚生労働省は、介護関連情報の収集・分析、現場へのフィードバックを目的とした科学的介護データベースである「LIFE（Long-term care Information system For Evidence）」を 2021 年度より運用開始した。

問 48　　正解：1、5

DICOM では、画像（インスタンス）ごとにタグ情報を記載でき、その中に 1) 検査を実施した技師情報を記録できる。日本の病院情報システムでは、オーダエントリシステムで検査オーダを識別する 5) 検査番号（Accession number）が発行され、これが RIS へ伝達され、RIS からレポートシステムやモダリティにも伝達され、レポートや画像に含めることで一連の紐付けがなされる。

2) 薬剤情報を記載する DICOM タグは存在するが、注射オーダ情報は取り扱えない。3) UID は、画像（インスタンス）単位、シリーズ単位、検査単位を世界中で一意に特定する番号である。患者単位を識別する患者 ID を UID に紐付けることができるが、1 患者に対して複数の UID が発行できるため、UID が患者を 1：1 の関係で一意に特定することはできない。4) DICOM では放射線治療の照射線量分布の情報は、治療計画情報を介して画像情報が参照する

関係であり、照射線量分布図を画像としては扱っていない。

問 49　正解：3

医療情報に関する規格とデータ実体（インスタンス）の表現形式の組合せを問うており、HL7 FHIR ではメッセージや文書を JSON や XML で表現し取り扱うため3）が正しい。

1) DICOM は SOP をデータエレメント（Tag＋VR＋Value Length＋Value Field）を連結したバイナリーデータ、2) HL7 CDA R2 は XML、4) HL7 V2 メッセージは「|」などをデリミタ（区切り文字）としたテキストデータ、5) HL7 V3 メッセージは XML で表される。

問 50　正解：2

SS-MIX2 標準化ストレージには、国際標準規格 ISO 27931（HL7 V2.5）に準拠した診療情報（患者基本情報、入退院・外来受診歴、アレルギー情報、傷病名、食事・処方・注射・放射線検査・内視鏡検査のオーダおよび実施情報、検体検査・生理検査のオーダおよび結果情報など）が、患者・診療日・データ種別から構成される階層型フォルダに格納される。2) 放射線画像は SS-MIX2 標準化ストレージの対象外であり格納されない。

1)、3)～5) は、SS-MIX2 標準化ストレージに格納される診療情報である。

問 51　正解：5

個人情報の保護に関する法律第 20 条（適正な取得）第 2 項に、あらかじめ本人の同意を得ないで要配慮個人情報を取得できる場合が規定されている。「医療・介護関係事業者における個人情報の適切な取扱いのためのガイダンス」（以下、ガイダンス）においても、医療機関が患者本人から要配慮個人情報を適正に直接取得する場合は、その行為をもって本人の同意があったものと解されるとしており、5) が正しい。

1) 個人情報保護法の規定から、医療機関は個人情報取扱事業者である。2) 個人情報保護法第 28 条（外国にある第三者への提供の制限）に適合すれば国外への提供は可能である。3) 診療録には（保険診療では診療が完結してから）5 年間の保存義務があり、患者の請求に応じて削除する事は違法となりうる。4) 要配慮個人情報はオプトアウト方式での第三者提供は禁止されており、ガイダンスにおいても「黙示の同意」があったと考えられる利用目的の範囲

は、患者のための医療サービスの提供に必要な利用の範囲とされている。

問 52　正解：3

個人情報の保護に関する法律の 2021 年改正により、学術研究目的の個人データ利用に対する個人情報取扱事業者の義務の一律な適用除外が廃止された。個人データにあたる診療情報を医学研究目的で扱う場合、安全管理措置に係る義務は生じることとなり、3) が正しい。

法改正により地方公共団体も法律の対象となったが、定義上、地方公共団体は個人情報取扱事業者の対象外とされる。ただし、地方公共団体の病院や大学の運営の業務には個人情報取扱事業者とみなして個人情報や個人データ等に対する義務が適用される特例が定められている（法第五十八条の 2）ため、1) は誤り。診療情報から仮名加工情報を作成する場合、利用目的を公表する必要があり2) は誤り。要配慮個人情報に該当する診療情報を漏えいした場合、件数を問わず個人情報保護委員会への報告義務が生じるため4) は誤り。利用停止の申し出は本人の権利であり、個人情報取扱事業者側に不法行為がなくとも対応する必要があるため5) は誤りである。

問 53　正解：4

4) が正解である。「ブレークグラス」の名称は、非常時に消火栓装置を使用したとき、非常押しボタンを覆うガラスカバーが割れている状態が痕跡として残ることに由来する。

1) はファイヤーウォールなどの境界防御型のネットワークセキュリティの管理手法、2) は院内における無線 LAN の不正な使用を防止するためのステルスモードの利用による対策、3) はシングルサインオン、5) は DoS / DDoS 攻撃の説明である。

問 54　正解：5

5) ランサムウェアに感染した兆候を確認した際に、最も優先すべき行動は感染の拡大を防ぐことである。そのため、まずネットワークから該当端末を隔離することが必要となる。

1)、3)、4) については感染の調査や対応としては必要だが、ランサムウェアの感染拡大への早急な対応を考慮すると、これらの行動は初期対応としては適切でない。2) については感染リスクを広げる可能性があるため適切でない。

問 55　正解：3

当該ガイドラインでは「運用管理規程において、改ざんの動機が生じないと考えられる期間（長くとも1〜2日程度以内）を定めるとともに、その期間内に遅滞なくスキャンを行わなければならない。」とある。よって3）1〜2日が正解となる。

合理的な理由があれば遅滞が許容される。たとえば、夜間や休日は人員の関係などで即時のスキャンが難しいことが想定されるので、1）3時間、2）12時間は現実的とはいえない。一方で、4）1週間、5）1ヶ月は長すぎると考えられる。

問 56　正解：4

リアルワールドデータ（Real World Data：RWD）は、電子カルテ・レセプト・DPC などの日常診療や保険請求のためのデータを包括的に集めたものである。レセプトや DPC データには施設間で共通のレセプト電算コードが付与されているが、電子カルテデータには施設独自のローカルコードが付与されていることが多い。したがって、RWD を多施設間の臨床研究に用いるためには、それぞれの施設で電子カルテデータのローカルコードを共通の方法で標準コードにマッピングする必要があり、4）は適切でない。

1）〜3）、5）は RWD を用いた臨床研究における課題の指摘として適切である。

問 57　正解：1

ETL（Extract, Transform, Load）は、業務用システムのデータベースから各種データを抽出（Extract）し、各種要件に基づきデータを変換（Transform）した上で、データウェアハウスに書き込む処理（Load）であり、2）〜5）の機能に該当する。

1）正規化は、リレーショナルデータベースを設計する際に行われる作業であり、ETL の主要な機能ではない。

問 58　正解：3

退院後、患者が自施設を再び受診しなかった場合、患者のその後の転帰については、追跡調査などを実施しない限り不明である。そのため、自施設の病院情報システムに蓄積されたデータのみでは死亡に関する情報が無いため3）がん5年生存率を導出することは困難である。日本でがんと診断されたすべての患者のデータを国でまとめて集計・分析・管理する仕組みが「全国がん登録」である。このデータベースを利活用することで、がんの罹患率、進行度、生存率などの統計情報を得ることができる。

1）、2）、4）、5）については自施設の病院情報システムに蓄積されたデータより算出できる。

問 59　正解：1、3

1）SWOT 分析は自院を取巻く内部環境と外部環境について、プラス要因とマイナス要因に分類して分析する手法であり、保有する患者データの詳細を分析するために適用する手法ではない。3）KPI（Key Performance Indicator；重要業績評価指標）は組織の目標を達成するための重要な業績評価の指標である。病院経営において従業員の満足度向上を目指す場合、フィードバックの収集、コミュニケーションの強化、教育・トレーニングの提供など、包括的なアプローチを採用する必要がある。よって、1）、3）が誤りである。

2）、4）、5）はいずれも正しい。

問 60　正解：3、4

オフサイドモニタリングでは病院外から電子カルテにアクセスすることになるため、3）使用する PC とネットワークが安全なものかどうか事前に確認すべきである。モニタ（モニタリング担当者）が実際に来院しないため、なりすましの可能性があることから4）本人確認の手順を事前に確認すべきである。よって、3）、4）が正解となる。

1）、2）、5）は医療情報システム担当者が確認すべき事項ではない。1）必ずしも確認する必要はないが、研究者に対して確認すべき内容である。2）研究者に対して正しい手続きを踏んでいるかを確認する内容である。5）研究者がモニタに対して適切なスキルを有しているかを確認する内容である。

2022年度・医学・医療系

設問	解答番号	正解	設問	解答番号	正解	設問	解答番号	正解	設問	解答番号	正解
1	(1)	3	14	(14)	2	27	(27)	5	40	(40)	5
2	(2)	3	15	(15)	3	28	(28)	5	41	(41)	2
3	(3)	5	16	(16)	5	29	(29)	1	42	(42)	4
4	(4)	3	17	(17)	1	30	(30)	3	43	(43)	1
5	(5)	1,3	18	(18)	4	31	(31)	4	44	(44)	3
6	(6)	5	19	(19)	1	32	(32)	3	45	(45)	4
7	(7)	3,5	20	(20)	1	33	(33)	1	46	(46)	4
8	(8)	1	21	(21)	3,4	34	(34)	2	47	(47)	2
9	(9)	5	22	(22)	4	35	(35)	1,2	48	(48)	5
10	(10)	1,5	23	(23)	2	36	(36)	4	49	(49)	5
11	(11)	2	24	(24)	3	37	(37)	2	50	(50)	2,5
12	(12)	1	25	(25)	3	38	(38)	1			
13	(13)	3	26	(26)	1	39	(39)	5			

2022年度・情報処理技術系

設問	解答番号	正解	設問	解答番号	正解	設問	解答番号	正解	設問	解答番号	正解
1	(1)	1	14	(14)	3	27	(27)	4	40	(40)	4
2	(2)	5	15	(15)	5	28	(28)	4	41	(41)	4
3	(3)	3	16	(16)	2	29	(29)	4	42	(42)	3
4	(4)	5	17	(17)	2	30	(30)	5	43	(43)	5
5	(5)	5	18	(18)	4	31	(31)	1	44	(44)	4
6	(6)	3	19	(19)	1	32	(32)	1	45	(45)	5
7	(7)	2	20	(20)	2	33	(33)	5	46	(46)	1
8	(8)	2	21	(21)	2	34	(34)	5	47	(47)	4
9	(9)	3	22	(22)	3	35	(35)	4	48	(48)	3
10	(10)	3	23	(23)	2	36	(36)	4	49	(49)	1
11	(11)	5	24	(24)	4	37	(37)	4	50	(50)	2
12	(12)	3	25	(25)	1	38	(38)	2			
13	(13)	3	26	(26)	1,4	39	(39)	5			

設問	解答番号	正解	設問	解答番号	正解	設問	解答番号	正解	設問	解答番号	正解
1	(1)	1,2	16	(16)	3	31	(31)	3	46	(46)	5
2	(2)	5	17	(17)	2	32	(32)	4	47	(47)	2,5
3	(3)	2	18	(18)	4	33	(33)	3	48	(48)	5
4	(4)	3	19	(19)	4	34	(34)	5	49	(49)	4
5	(5)	5	20	(20)	5	35	(35)	1	50	(50)	2,4
6	(6)	1	21	(21)	5	36	(36)	5	51	(51)	4
7	(7)	4	22	(22)	2,3	37	(37)	1	52	(52)	5
8	(8)	1,4	23	(23)	5	38	(38)	2	53	(53)	2
9	(9)	2,5	24	(24)	5	39	(39)	2	54	(54)	1
10	(10)	1	25	(25)	5	40	(40)	2	55	(55)	5
11	(11)	3,5	26	(26)	4	41	(41)	3,4	56	(56)	2,4
12	(12)	3	27	(27)	4	42	(42)	1	57	(57)	1,3
13	(13)	4	28	(28)	2	43	(43)	4	58	(58)	4
14	(14)	4	29	(29)	1,4	44	(44)	2	59	(59)	1
15	(15)	1	30	(30)	2	45	(45)	4	60	(60)	5

問　1　　正解：3

3) ヘルシンキ宣言は、戦争中に起こった強制的な人体実験への反省から被験者の同意を得ないで人体実験を行うことを禁じた4) ニュルンベルク綱領を基に世界医師会が制定したもので、これらはいずれも被験者の権利と福利の尊重を目指している。

1) リスボン宣言とは患者の権利宣言、2) ジュネーブ宣言とは医の倫理に関する規定で、西洋医学の始祖とされるヒポクラテスによる7項目の規範からなる5) ヒポクラテスの誓いの精神が引き継がれたものである。

問　2　　正解：3

医療・介護事業者は、あらかじめ本人の同意を得ないで、個人データを第三者に提供してはならないが、例外の一つに、「公衆衛生の向上または児童の健全な育成の推進のために特に必要な場合であって、本人の同意を得ることが困難であるとき」がある。この例として、児童虐待事例についての関係機関との情報交換があげられており、3) 警察からの児童虐待に関する照会は正しい。

1) 学校、2) 職場、4) 製薬メーカー（マーケティングなどを目的とする会社など）、5) 民間保険会社からの照会には、本人の同意を得る必要がある。

問　3　　正解：5

5) 個人情報保護法において、医療・介護関係事業者は、適正な医療・介護サービスを提供するという利用目的の達成に必要な範囲内において、個人データを正確かつ最新の内容に保つよう務めなければならない。そのため患者に求められても患者優位な情報に書き換えてはならない。

医療者にはそれぞれの関連法や規則による1) 守秘義務がある。また、個人情報保護法で2) 訂正請求権、3) 開示請求権が定められている。同法に明記されていないが、開示などの請求、目的外利用の禁止、不適正利用の禁止により、4) 自己情報の流れを制御する権利（自己情報コントロール権）は達成される。

問　4　　正解：3

インフォームドコンセントの形成過程において、未来を患者一人が決めるものではない。2) 医療者による説明が事実に基づき、1) 患者・家族に理解でき、患者・家族は理解した内容により未来を展望でき、4) 医療者とともに最良

の道筋を考えることができ、5) 患者・家族が自由に協議して方針を決定でき、決定した方針は患者の意向によっていつでも変えることができることが不可欠である。したがって、3) いったん決定した方針は変更ができないことは適切でない。

問　5　　正解：1、3

医療保険は、対象者の年齢や職業などにより健康保険（被用者保険・職域保険）と国民健康保険（地域保険）および後期高齢者医療制度からなっている。1) 国はどの保険者にもならない。3) 共済組合は健康保険である共済保険の保険者である。

2) 市町村は国民健康保険の保険者、4) 都道府県は後期高齢者医療制度の保険者であるとともに、2018年4月より国民健康保険の保険者でもある。5) 国民健康保険組合は特定の職種ごとに設立された国民健康保険の保険者である。

問　6　　正解：5

5) 歯科でのオンライン請求率は35.7%（令和4年6月請求分、件数ベース）で多くはいまだにCD-Rなどの電子媒体（62.0%）により請求されており、医科の84.1%、調剤の99.2%に比べると少ない。

1) 未コード化傷病名は、医科・歯科を問わず問題となっている。2) 医科や調剤と同様、毎月行われる。3) 保険請求の整合性チェックには、病名、部位、診療行為などの様々な組合せがあり、大変複雑で容易ではない。4) 診療報酬明細書の書式は歯科専用である。

問　7　　正解：3、5

3) 白癬治療、5) コンタクトレンズ検査はいずれも保険診療の対象である。

保険給付の対象とならない疾患などは表に示すとおりである。保険診療の対象となる治療は、あらかじめ決められた全国共通の基準に基づき診療点数・診療報酬が計算されるため、基本的には全国どこで治療を受けても同じ医療費となる。

表　保険給付の対象とならない疾患など

・業務上の理由に起因	・厚生労働大臣の定めない
・健康診断	特殊治療、新治療
・予防接種、予防的医療	・研究目的の検査
・事業所への出張、巡回	・薬価基準未収載医薬品の
・美容目的	施用及び処方
・正常妊娠、正常分娩	・犯罪、故意の事故
・人工妊娠中絶	・少年院に入院中、監獄、
・自己診療	留置場などに拘禁留置中
	・第三者行為（医療事故）

（医療情報 第7版 医学・医療編 p36 表2.1.3より引用）

問 8　正解：1

地域の実情に応じた医療提供体制の確保に対して、医療法第30条の4で「都道府県は、基本方針に則して、かつ、地域の実情に応じて、当該都道府県における医療提供体制の確保を図るための計画（以下「医療計画」という。）を定めるものとする」と定められており、1) 都道府県が計画立案の主体となる。

問 9　正解：5

5) 臨床心理士は、民間資格であり名称独占は法律に規定されていない。

名称独占とは、法令によって一定の職種、施設などのみが特定の名称を使用することが認められ、他の者がその名称を使用することが禁じられているものである。1) 医師、2) 看護師、4) 薬剤師は業務独占ならびに名称独占が規定されており、3) 保健師は名称独占が規定されている国家資格である。名称独占が規定されている他職種としては、管理栄養士、公認心理師、理学療法士、作業療法士、介護福祉士、社会福祉士などがある。なお、公認心理師は名称独占が規定されている国家資格である。

問 10　正解：1、5

1) 医療機関の経営状況の把握、5) 患者に最適な医療機関の選択肢の提示は、病院機能報告制度の目的ではない。

病院機能報告制度は、各都道府県が4) 地域の医療機関が担う医療機能と資源の報告から現状を把握する。そして、3) 二次、三次医療圏ごとの需給関係を分析し、バランスの取れた2) 医療機能の分化および連携を推進することが目的である。病床機能報告制度は、医療法第30条の13に基づいて実施する制度であり、報告対象は、一般病床・療養病床を有する病院・有床診療所である。

問 11　正解：2

厚生労働省は、重度な要介護状態となっても

住み慣れた地域で自分らしい暮らしを人生の最後まで続けることができるよう、住まい・医療・介護・予防・生活支援が一体的に提供される「地域包括ケアシステム」の構築を進めており、保険者である2) 市町村や都道府県が、地域の自主性や主体性に基づき、地域の特性に応じて作り上げていくものである。

問 12　正解：1

医療法施行規則第1条11では、病院等における医療安全管理体制の確保について、医療安全管理に関する指針の整備、医療安全管理委員会の設置、医療事故等の調査および分析、改善に向けた方策立案と従業員への周知、その状況調査と見直し、3) 医療安全に関する職員研修、4) 医療事故等の院内報告体制、2) 院内感染制御体制の整備、5) 医薬品安全管理体制の整備、医療機器安全管理体制の整備、高難度新規医療技術又は未承認新規医薬品等管理体制の整備を義務付けている。さらに特定機能病院では、同規則第15条4で医療安全確保に関する監査委員会の設置と開催、1) 患者相談窓口の設置が義務付けられている。したがって、1) は一般病院および有床診療所では義務付けられていない。

問 13　正解：3

3) NST（Nutrition Support Team：栄養サポートチーム）は、医師、看護師、管理栄養士、薬剤師、臨床検査技師など、多職種で構成される患者への適切な栄養管理を実施し支援するチームである。

1) AST（Antimicrobial Stewardship Team：抗菌薬適正使用支援チーム）は、感染症の治療効果を高め、耐性菌の出現を防ぐチーム、2) ICT（Infection Control Team）：感染制御チームは、感染対策が正しく実践されることにより院内で発生する様々な感染症から患者や職員を守る活動を行うチーム、4) DMAT（Disaster Medical Assistance Team：災害派遣医療チーム）は、災害急性期に活動できる機動性を持ったトレーニングを受けた医療チーム、5) PERIO（Perioperative management center：周術期管理センター）は、手術を受ける患者に快適で安全、安心な術前・術中・術後の環境を効率的に提供するものである。

問 14　正解：2

日本医療機能評価機構では、添付文書に記載された用法と違う経路で薬剤を投与した4件の

事例報告を受け、医療安全情報 No.101（2015年4月）を発出し、そのなかで、薬剤の準備時・投与直前に 6R（6つの Right）を確認することを提唱している。この 6R とは、1) 正しい患者（Right Patient）、正しい薬剤（Right Drug）、4) 正しい目的（Right Purpose）、正しい用量（Right Dose）、5) 正しい用法（Right Route）、3) 正しい時間（Right Time）である。2) 正しい計画（Right Plan）は含まれていない。

問 15　正解：3

3) 医療機器の選定・更新計画においては、多くの機種を購入するのではなく、少ない機種に限定して購入することが望ましい。すなわち、機器の操作研修、保守点検や部品のストック確保のために有用である。

1)、2)、4)、5) はいずれも正しい。

問 16　正解：5

EBM は Evidence Based Medicine の略で、「科学的根拠（エビデンス）に基づく医療」と訳される。EBM の実際の手順は、①目の前の患者に関して臨床上の疑問を抽出する（c. 問題の定式化）、②疑問点に関する文献を検索し、情報収集を行う（b. 情報検索）、③手に入れた情報を批判的に吟味する（a. 批判的吟味）、④情報の患者への適応（d. 判断の適用）、⑤一連の作業を振り返る（e. 自己評価）、の5段階に分けられる。したがって、5) の手順が正しい。

問 17　正解：1

中枢神経系は脳と 3) 脊髄からなり、脳は 4) 大脳半球、脳幹、2) 小脳に分けられる。脳幹は中脳、橋、1) 延髄からなる。大脳半球は脳溝により前頭葉、頭頂葉、後頭葉、5) 側頭葉に分けられる。したがって、1) が正しい。

問 18　正解：4

4) 静脈血は右心房に集まり、右心室、肺動脈を経て肺に送り込まれる。したがって、肺動脈は動脈という名前がついているが静脈血が流れている。

1)〜3)、5) には動脈血が流れている。

問 19　正解：1

1) 胃がんの多くは、細菌であるヘリコバクター・ピロリ感染により引き起こされる萎縮性胃炎を基礎として発生する。

2) 脳梗塞は脳の動脈の閉塞によるもので、高血圧・糖尿病（動脈硬化による「アテローム血栓性梗塞」）、心房細動（心原性塞栓症）などが関係する。3) 悪性中皮腫はアスベストなどの粉じん吸入が主たる原因となる。4) 子宮頸がんの多くはヒトパピローマウイルス（HPV）の感染によって生じる。5) 潰瘍性大腸炎は大腸粘膜がびまん性におかされ、しばしばびらんや潰瘍を形成する原因不明の非特異性炎症である。

問 20　正解：1

アプガースコアとは、出生直後の新生児の状態を評価し、新生児仮死の有無を判断するためのスケールで、生後1分後と5分後に測定する。評価項目は、5) Appearance（皮膚色）、4) Pulse（心拍数）、Grimace（刺激）への反応、3) Activity（筋緊張）、4) Respiration（呼吸）、の頭文字をとって Apgar score と称されている。この中に 1) 血圧は含まれていない。

問 21　正解：3、4

薬物の体内動態のなかで、生体防御機構として異物を体外に排出する経路の過程を代謝と呼び、主に 3) 肝臓で様々な薬物代謝酵素群により行われる。人種や個人により、代謝酵素の構成や遺伝子が多様化しているため、個々の代謝に違いが生じる。肝臓のほか、小腸上皮細胞にも薬物代謝酵素群が存在する。薬は代謝により構造が変化し、水溶性の代謝物となり 4) 腎臓から排泄されるが、脂溶性の薬は肝臓から胆汁中に移行（排泄）される。このほか、乳汁、唾液、呼気、汗などの排泄経路もある。以上より、薬の代謝・排泄を担う臓器は 3) 肝臓および 4) 腎臓である。

1) 胃は消化、2) 肺は呼吸（ガス交換）、5) 膵臓は各種消化酵素分泌やインスリンなどの内分泌が主な機能である。

問 22　正解：4

4) 向精神薬の取り扱いに係る記録については、麻薬及び向精神薬取締法 第50条23の3に「譲り渡し、譲り受け、又は廃棄した向精神薬（第三種向精神薬を除く。）の品名及び数量並びにその年月」を記録しなければならないと定められている。したがって、記録対象となるのは第一種および第二種向精神薬である。

1) 麻薬の保管については、同法第34条2に「麻薬の保管は、麻薬以外の医薬品（覚せい剤を除く。）と区別し、かぎをかけた堅固な設備内に貯蔵して行わなければならない。」（同法第34条2）とあり 1) は正しい。ほか、2)、3)、5)

はいずれも正しい記述である。

問 23　正解：2

投薬量は、予見することができる必要期間に従ったものでなければならない。この場合、厚生労働大臣が定める内服薬及び外用薬については当該厚生労働大臣が定める内服薬及び外用薬ごとに1回14日分、30日分又は90日分を限度とする（療養担当規則第20条2へ）と定められている。このなかで、2) 14日分を限度とされるものとして、「新医薬品であって、使用薬剤の薬価（薬価基準）への収載の日の属する月の翌月の初日から起算して1年を経過していないもの（例外あり）」(厚生労働省告示第107号第10-2投薬期間に上限が設けられている医薬品(一)ハ) が定められている。

問 24　正解：3

3) 看護管理日誌は、病棟全体の入院患者の状況、病院全体の外来患者の状況、看護師の勤務状況などを記したものであり、看護過程には関連しない。

看護過程とは、まず患者・家族の健康状態や生活環境などを総合的に捉えた4) 看護基本情報を5) 看護アセスメント（査定）し、アセスメントに基づき、2) 看護診断を行い、必要となる1) 看護計画を立案、実行、評価を行うことである。

問 25　正解：3

担送とは、ストレッチャーやベッドなどでの移送で、2人の介助者を要する状態のことであり、車いすでの移送は護送に含まれるため、3) は誤りである。

護送とは、搬送時に付き添いや見守りといった介助が必要な状態であり、肩を貸すことも含まれる。独歩とは、介助がなくても1人で移動できる状態のことである。

問 26　正解：1

看護必要度は、日々評価を行う必要があるが、「根拠となる記録」の記載は、2020年度の診療報酬改定で不要となっているため、1) は誤りである。

看護必要度は、2) 入院患者について評価するものであり、3) DPCデータを利用できる項目がある（A項目・B項目）。回復期リハビリテーションでの看護必要度は、4) 日常生活機能評価表に従って評価する。急性期一般入院料、7対1入院基本料、看護必要度加算など、5) 看護必要度に応じて入院料・加算が決められる。

問 27　正解：5

赤血球内で酸素輸送を担うヘモグロビン（Hb）は非酵素的に血中のブドウ糖と緩徐に結合して5) グリコヘモグロビン（HbA1c）分画に含まれるようになる。HbA1c値はHb全体に対するHbA1c分画の割合（%）であり、赤血球の寿命である過去90日間程度の平均的な血糖値とよく相関することから糖尿病の診断に用いられる。

1) CEAは胃がん・大腸がんなどの腫瘍マーカーである。2) 赤血球数は貧血の指標で糖尿病とは無関係である。3) C反応性蛋白（CRP）は炎症反応性物質で炎症のマーカーである。4) クレアチンキナーゼ（CK）は骨格筋、心筋、脳に多く含まれており、心筋梗塞、筋炎、外傷、脳炎などで上昇する。

問 28　正解：5

5) 過換気状態では、炭酸ガスが体外へ排泄されて血液中の濃度が下がり、血液pHは上がりアルカローシスとなる。

1) 糖尿病や2) 尿毒症では代謝性のアシドーシスとなり、3) 気道閉塞や4) 呼吸不全では呼吸性のアシドーシスとなる。

問 29　正解：1

1) 脳波は意識の混濁や脳の機能低下により徐波となり、てんかんではその病型ごとに特徴的な波形（発作波）がみられる。このため、てんかんの診断には不可欠な検査である。

2) 筋電図は筋肉（主に骨格筋）の活動性（収縮）を調べる検査で、筋肉や神経、脊髄の病気の診断に用いられる。3) 心電図は心臓が拍動するときに生ずる起電力の時間的変化を波形として記録するもので、虚血性心疾患や不整脈などの診断に用いられる。4) 聴性脳幹反応（ABR）、5) 体性感覚誘発電位はともに誘発電位検査で、感覚刺激に対して誘発される神経系の電位反応を検出し、反復刺激で波形を加算して反応波を抽出する。ABRは他覚的聴力検査で、手術時や昏睡状態の患者の脳幹機能の判定のほか、脳死判定に用いられる。

問 30　正解：3

3) 尿素呼気試験は、ヘリコバクター・ピロリ（Hp）感染症の診断に用いる検査の一つである。Hpの持つウレアーゼ活性により尿素

$((NH_2)_2CO)+H_2O \rightarrow 2NH_3+CO_2$ に分解され、吸収されたCO_2は肺に移行し、炭酸ガスとして呼気に排出される。この原理を応用して、^{13}Cで標識された尿素を内服させ、その前後で呼気を採取して$^{13}CO_2$を測定する。Hp感染者では呼気中の$^{13}CO_2$が増加することで診断が可能である。感染診断および除菌判定で広く用いられている。

1)、2)、4)、5)はいずれも患者にセンサーを装着し、そこから得られる情報を記録する生理機能検査である。

問 31　正解：4

超音波検査は胎児に対しても安全であり妊娠中でも実施可能である。4) Mモード超音波検査とは、体表から深部にかけての断面を2次元画像として観察するBモードとは異なり、特定の1点について、縦軸を体表からの距離、横軸を時間経過として観察する。主に心臓壁や弁の動きの観察に用いられる。

1) MRI検査は放射線を使わない点では胎児に対する影響は少ないが、造影剤に対しては安全性が確立しておらず注意が必要、2) PET検査、3) 造影CT検査は放射線を用いる検査であり注意が必要、5) 上部消化管内視鏡検査は、検査時に平滑筋を弛緩する薬剤や麻酔薬が投与される場合があるので確認が必要である。

問 32　正解：3

3) CT（コンピュータ断層撮影）は放射線を用いて人体の断層画像を撮影する検査。X線の透過度に応じた濃淡画像が得られる。

1) 脳波は頭部に貼付した多数の電極により脳の活動電位を測定するもので、てんかんなどの診断に用いられる。2) 心電図は四肢および胸部6箇所に貼付（標準12誘導心電図検査の場合）した電極により心臓の活動電位を観察するもので、不整脈や虚血性心疾患（心筋梗塞など）の診断に用いられる。4) MRI検査は、体外から強い磁場を与え体内から放出される電波を用いて体内の状態を画像化する。5) エラストグラフィーは超音波検査装置を用いて組織の弾性を観察するもので、肝臓の線維化（肝炎や肝硬変）や乳腺腫瘤の評価に用いられる。

問 33　正解：1

1) 超音波検査ではプローブ（探触子）から発せられる超音波が深部に直進し反射して戻るまでの時間と強度により組織の状態を検査する。したがって、音波を遮るもの（骨など）や拡散・乱反射するもの（空気など）があると観察が難しくなる。胸腺は免疫系（T細胞の分化成熟）に重要な組織であるが、胸骨の裏側に存在することや、成人後は退縮していくことから超音波による観察は難しい。

2) 心臓は肋骨の間や心窩部から観察できる。3) 腎臓は側腹部～腰部から容易に観察できる。4) 膀胱は下腹部～恥骨上部から観察できるが、検査前に尿を貯めておく必要がある。5) 甲状腺は下頸部で皮膚のすぐ下に存在するため、高い周波数のプローブ（探触子）が用いられる。

問 34　正解：2

上腹部に存在する2) 肝臓は、肝細胞とそれを取り巻く脈管からなる実質臓器で、腹腔鏡による表面観察は可能であるが、内視鏡による内部観察は不可能である。

気管支内視鏡により1) 肺の内部の亜区域気管支付近（比較的末梢に近い部位）まで観察できる。3) 血管は、極めて細く作られた血管内視鏡により冠動脈や末梢動脈の内腔が観察できる。4) 膀胱は、尿道から内視鏡を挿入して内腔を観察することができる。5) 十二指腸は胃に連続する臓器であり、内視鏡検査に適している。上部消化管内視鏡検査（いわゆる胃カメラ）では十二指腸の一部まで内視鏡を挿入して観察する。

問 35　正解：1、2

放射線治療は「がん病巣」に放射線を照射するが、病巣のみならず周囲の正常組織にも様々な副作用を引き起こすため、1) 侵襲的治療である。しかし、手術治療のように体に傷をつけて出血させないので、2) 非観血的治療である。

がん病巣に限定して照射するため、3) 全身的ではなく局所的治療で、一般に使用される放射線は4) 粒子線ではなくX線である。粒子線はその放射線特性から病巣部位の線量を高めることができるため、低侵襲治療として期待されている。5) 放射線治療は根治を目的に行う根治照射と、QOL向上や症状の改善や緩和を目的とする症状寛解（姑息）照射があり、5)は誤りである。

問 36　正解：4

4) 診療録の記載内容は保険請求の根拠となるため、算定に必要な指導内容は遅滞なく記載する必要がある。

1) 医師法第24条では「医師は、診療をしたときは、遅滞なく診療に関する事項を診察録に

記載しなければならない」と定められている。2) 記載のとおり、診療録の記載は医師法によって定められている。3) 診療録には医師（歯科医師）のほか、看護師や薬剤師なども記載することができる。また医師の指示のもとで行う医師事務作業補助者による代行記載もある。5) 医師法第24条2により、診療録の保存義務者は病院または診療所の管理者である。

問 37　正解：2

2) 保険医療機関及び保険医療養担当規則第22条によって、医科では1号用紙、2号用紙、3号用紙に記載すべき事項が定められている。既往症のほか、原因・主要症状・経過等と処方・手術・処置等は2号用紙に記載する必要がある。

1) 転帰、3) 生年月日、4) 保険情報は1号用紙に、5) 保険点数は3号用紙に記載すべき項目である。

問 38　正解：1

1) 寛解は一時的な改善にとどまらず、治療によって異常所見や症状が消失した状態である。これは、慢性疾患や難病についてよく用いられる転帰区分である。

2) 軽快は診療結果に改善がみられた状態であり、治療により異常所見や症状が消失した状態とは限らない。3) 増悪は当該疾患に対して治療を行ったが、改善がみられず悪化した状態、4) 中止は医師の判断もしくは患者の都合で治療を中止した状態、5) 不変は入院前と退院後に差がない状態を指す。

問 39　正解：5

5) 推定される入院費用は、医療法第6条の4および基本診療料の施設基準にある入院診療計画で策定し説明すべき項目に含まれていない。

医療法第6条の4において、患者の氏名、生年月日及び性別、2) 当該患者の診療を主として担当する医師又は歯科医師の氏名、1) 入院の原因となった傷病名及び主要な症状、3) 入院中に行われる検査、手術、投薬その他の治療（入院中の看護及び栄養管理を含む。）に関する計画、その他厚生労働省令で定める事項の記載が定められている。また、基本診療料の施設基準にある入院診療計画（2）において、入院の際に、医師、看護師、その他必要に応じ関係職種が共同して総合的な診療計画を策定し、患者に対し、文書により1) 病名、症状、3) 治療計画、検査内容及び日程、手術内容及び日程、4) 推

定される入院期間等について入院後7日以内に説明を行うこと、と定められている。

問 40　正解：5

5) ホルター心電図検査は穿刺・投薬・外科的な治療、手術等を伴わない侵襲性が低い検査であり、同意書の取得は必須とされていない。

侵襲性が高い検査・治療である1) 手術・麻酔、2) 内視鏡検査、3) 造影CT検査、4) 心臓カテーテル検査は、説明と同意書の取得は必須である。

問 41　正解：2

システマティックレビューとは、文献をくまなく調査して、出版バイアスのようなデータの偏りを限りなく除き、研究のエビデンスについて、系統的な検索、特定、選択、評価、統合を行うことであり、2) は正しい。

1) と4) はコホート研究、3) は症例対照研究（ケース・コントロール研究）、5) は無作為化比較試験（Randomized Controlled Trial：RCT）の説明である。

問 42　正解：4

4) コホート研究とは要因を測定した後に、将来の一時点（あるいは複数の時点）においてアウトカムを測定する研究方法を指し、縦断的研究の一種である。

1) 横断的研究 は、ある特定の集団に対してある一時点におけるデータを収集し、分析や検討をすること。2) 前向きコホート研究、後ろ向きコホート研究、コホート内症例対照研究の3つの研究デザインがある。3) 因果関係の推定を行うことが目的ではあるが、決定することまではできない。5) は症例対照研究の説明である。

問 43　正解：1

1) スクリーニング検査において、対象とする病気を持っている人と持っていない人を正しく識別する能力のことを妥当性と呼ぶ。感度とは疾患ありの人のなかの検査陽性者の割合、特異度とは疾患なしの人のなかの検査陰性者の割合であり、感度と特異度がともに高い検査が妥当性の高い検査である。

2) 特異度が低いと疾患なしの人を疾患ありと判定してしまう確率が高くなり、4) 感度が低いと疾患のある人を検出しにくくなる。3)、5) 感度も特異度も妥当性の評価に関係する。

問 44 正解：3

3) 治験は、臨床薬理試験（主に第Ⅰ相）、探索試験（主に第Ⅰ相から第Ⅱ相）、検証試験（主に第Ⅲ相）からなる。第Ⅱ相（探索試験）では、少数（50～300人）の患者を対象とする。

1) 多数の患者を対象とするのは、主に第Ⅲ相（検証試験）である。2) 治験は人を対象として実施する「臨床試験」で動物実験は含まない。4) は治験の前段階で行う基礎研究やスクリーニングのこと、5) は主に第Ⅰ相で行う臨床薬理試験のことである。

問 45 正解：4

4) 血圧は連続変量であり正しい。

変量は量的変量と質的変量に大別できる。量的変量は、数の大きさが量としての意味を持ち、足し算などができる変量である。量的変量は連続変量と離散変量に分けられる。データ型でいえば、連続変量は実数型に、離散変量は整数型に対応する。質的変量は、本質的に数量でない標本の特性である。性別や好きな色のような名義変量と、健康状態（良い、普通、悪い）のような順序変量がある。年齢、体温は連続変量である。

問 46 正解：4

4) データの収集後、最初に行うべきことは、データ分布の形状を把握することである。

量的変量であれば、たとえばヒストグラムを用いて分布の形状、特に左右対称かどうかを確認する。データの分布がおおむね正規分布であれば平均値や標準偏差などの代表値を求める。尖度とは分布が正規分布からどれだけ尖っているかを表す統計量、歪度とは分布が正規分布からどれだけ歪んでいるかを表す統計量である。母集団のヒストグラムを確率密度関数と呼ぶ。

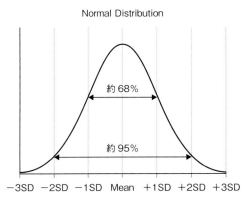

Normal Distribution

約68%

約95%

−3SD −2SD −1SD Mean +1SD +2SD +3SD

問 47 正解：2

赤血球数が420万/μl とは、平均値（Mean）−1標準偏差（SD）の値である。正規分布であれば、Mean±1SD の間には約68%が分布する。したがって、その外側には左右対称なため各々16%ずつが分布する。Mean−1SD である420万/μl 以下には 5,000万人の16%である800万人が分布することになる。

問 48 正解：5

主文は 5) ロジスティック回帰分析の説明である。

1) 重回帰分析は1つの目的変数（量的変数）を複数の説明変数で予測するものである。2) 主成分分析は、多くの変数を持つデータを集約して、主成分を作成する方法である。3) クラスター分析は個々のデータから似ているデータ同士をグルーピングする分析方法である。4) 多変量生存時間回帰分析である Cox の比例ハザードモデルでは、生存時間を従属変数とするのではなく、ハザード（瞬間死亡率）が説明変数によってどれくらい影響を受けるのかをモデル化する。

問 49 正解：5

5) 病期でがんを分類する方法である TNM 分類はナショナルデータベース（NDB）に格納されている匿名レセプト情報および匿名特定健診情報のどちらにも含まれていない情報である。

1) 転帰、3) 傷病名は匿名レセプト情報の一部として、2) BMI、4) HbA1c は匿名特定健診情報の一部として格納されている。

問 50 正解：2、5

2) 都道府県が実施主体となり行われてきた地域がん登録は、2016年から始まった全国がん登録に統合され、全国規模でのデータ収集が行われている。5) がんと診断された人の情報を一元管理するため、氏名、カナ氏名、性別、生年月日などの基本情報がデータベースには登録される。

1) 死亡情報は市町村から提供される。3) 全国がん登録の基本となる情報を院内がん登録で用いるが、登録項目は各医療機関の裁量に任されているため、全国がん登録に用いるデータ以外も登録される。4) データは都道府県知事に届け出ることが義務化されている。

問 1　正解：1

2進数は桁が一桁上がると2倍になるので、2進数と10進数の関係は以下のようになる。

$1_{(2)} = 1_{(10)}$、$10_{(2)} = 2_{(10)}$、$100_{(2)} = 4_{(10)}$、$1000_{(2)} = 8_{(10)}$、$10000_{(2)} = 16_{(10)}$、$100000_{(2)} = 32_{(10)}$、$1000000_{(2)} = 64_{(10)}$

10進数の101は$64+32+4+1$と10進数の和で表すことができる。

これに対応する2進数の足し算は、1000000 + 100000 + 100 + 1とあらわされる。

したがって、

```
    1000000
 +   100000
 +      100
 +        1
 ─────────────
    1100101
```

となり、答えは1) になる。

問 2　正解：5

半導体レーザを用いてデータの読み取りを行う記録媒体にはCD、DVDとBlu-ray Discがある。前者のCDとDVDは赤色レーザを用いて読み取りを行うが、5) Blu-ray Discはより波長の短い青色レーザを用いて読み取りを行う。したがって正解は5) である。

3) ICカードは半導体集積回路にデータを記録したものである。4) SDメモリカードはフラッシュメモリが内蔵され、データの記録や読み取りができる。

問 3　正解：3

3) フラッシュメモリはEEPROM (Electrically Erasable Programable ROM) が内蔵され、書き換えが可能である。

1) 電力供給がなくても記録を保持できる。2) ハードディスクのように回転する機構は存在しない。4) データの読み出しに磁気は用いない。5) 半導体メモリなのでランダムアクセスが可能である。

問 4　正解：5

情報の単位の大きさを表す接頭辞は、昇順にK（キロ）、M（メガ）、G（ギガ）、T（テラ）、P（ペタ）、E（エクサ）になる。最も小さな情報の単位を表す接頭辞のK（キロ）は10^3を表し、接頭辞の並びが右に一つずれると10^3倍になる。したがって、5) の10^{15}はP（ペタ）が正しい。

問 5　正解：5

1) 論理和は両方のビットが0のとき0で、それ以外の組み合わせでは1になる。したがって問題の論理和は「1011」になる。3) 否定論理和は論理和のビット反転で「0100」になる。2) 論理積は両方のビットが1のとき1で、それ以外では0になる。したがって問題の論理積は「1000」になる。この論理積のビット反転したものが5) 否定論理積で「0111」になり、答えである。4) 排他的論理和は2つのビットが異なるとき1で、それ以外では0になるので、問題の排他的論理和は「0011」になる。

問 6　正解：3

画素は$1,024 \times 1,024$個すなわち1M個あり、その各画素が10bitsの情報を持つ。したがってフレームあたりの情報量は10Mbitsであり、それが1秒間に60フレームあるという設定である。したがって1秒当たりの情報量は600Mbitsであるが、選択肢はbyte単位なので、換算すると75Mbytesとなる。

問 7　正解：2

2) 蓄積されたデータに対してあらかじめ登録しておいた一連の処理を実施する方式がバッチ処理と呼ばれる。

1) は処理が随時実行されるのでリアルタイム処理の一種である。3) は分散処理の一種でクライアント・サーバ方式、垂直分散方式などと呼ばれる。4) は分散コンピューティングで、大規模計算などで良く使われる。5) はタイムシェアリング（または時分割）と呼ばれ、オペレーションシステムなどで広く用いられている。

問 8　正解：2

2) パイプライン方式は、複数の処理を直列につなげて前の処理の出力を次の処理の入力にし、連続的に処理する方法を指し、シンクライアントの方式とは無関係である。

他はいずれもシンクライアントを実現する技術であり、1) は専用ソフト上で仮想マシンを稼働させるもの、3) は1枚の基板として実装した多数のコンピュータを集約するもの、4) は起動時に必要な情報をネットワーク上のストレージから読み込む方式、5) はリモートで稼働するマシンにタイピングやマウス操作の情報を送出して画面情報のみを受け取る方式である。

問 9　正解：3

3) 仮想化環境では、CPUやメモリなど仮想

マシンの動作を再現するための計算が必要となるため全体の処理量が多く、同スペックのハードウェア上で動作する非仮想化環境と比べると、データ処理は遅くなる。

仮想化環境では、1）1台のハードウェア上で複数のサーバを運用でき、2）各仮想マシンに割り当てる CPU 数やメモリ量を設定でき、5）各仮想マシンの状態をスナップショットファイルとして保存・再現できる。またハードウェア削減により 4）システムテストも効率化される。

問 10　　正解：3

RAID6 は、データをブロックに分割した上で各ディスクに分散して格納し、さらに誤り補正用のパリティブロックを2つ持つ。したがって RAID6 構成のうちディスク2本分の容量はパリティブロック分で消費され、一方でディスク2本までの障害ではデータが失われない仕組みである。8TB のデータを格納するには、データ容量分の 2TB×4台の他に2台のディスクが必要になるため、合計6台のディスクが必要となる。

問 11　　正解：5

5）プリンタなどの周辺機器は、デバイスドライバを通して OS が制御する。ワークシートを印刷する際にも、表計算ソフトウェアから OS に印刷情報が渡され、それを元に OS がデバイスドライバ越しにプリンタに印刷指示を送る。

一方、1）～4）の操作はすべて表計算ソフトウェアの内部で完結する処理であり、OS の機能が直接利用されるものではない。

問 12　　正解：3

3）ドライバは、OS からデバイスを制御するソフトウェアであり、デバイスドライバともいう。1）シェルは、キーボードやマウスからの命令をカーネルに伝達するプログラムである。2）カーネルは、OS の核となる機能（リソース管理、プログラム制御など）が組み込まれたソフトウェアである。4）アセンブラは、アセンブリ言語で書かれたプログラムを機械語のプログラムに変換するプログラムである。5）ファームウェアは、ハードウェアの基本的な制御を行うために機器に組み込まれたソフトウェアである。

問 13　　正解：3

x から y を a 回引いた b の値が、y より小さくなったとき、終了することから、x を y で割ったときの商（a）と余り（b）を求める処理を表している。①［準備］a に0を代入し、b に x の値17を代入する。②［判断］b<y を満たすかどうかで分岐する。1回目では、b=17、y=3であるので満たさず、③［処理］b から y を引いた値を b に代入し、a には1を足す。②［判断］が満たされるまで、③［処理］を繰り返し、a=5、b=2になったとき、出力処理に分岐して終了する。

	1回目	2回目	3回目	4回目	5回目	6回目
a の値	0	1	2	3	4	5
b の値	17	14	11	8	5	2
b<y (=3)	No	No	No	No	No	Yes

問 14　　正解：3

3）コンパイラ方式は、人間がプログラミング言語で作成したソースプログラムを、翻訳プログラムによってコンピュータが理解できる機械語のプログラムに変換し、実行可能なコードを生成する方式である。

1）手続き型言語は、指示された手順に沿って処理をすれば問題が解けるように記述していくプログラミング言語である。2）アセンブリ言語は、2進数の機械語の命令を短いアルファベットの文字列（ニーモニックコード）に置き換え、作成の便宜を図ったプログラミング言語である。4）インタプリタ方式は、高級言語で書かれたソースプログラムを機械語に1ステップごとに解釈しながら実行する方式である。5）マークアップ言語は、テキストファイルの中に内容と同時に特定の文字列のタグを利用して付加情報を記述した言語である。

問 15　　正解：5

5）Python は、インタプリタ方式の軽量言語と呼ばれるスクリプト言語の一つである。

1）C# は、共通言語基盤（共通言語ランタイムなど）が解釈する共通中間言語にコンパイルされて実行される。2）Java は、OS やプロセッサに依存しないプログラムで、ソースコードはコンパイル時に中間コードに変化され Java 仮想マシン（JVM）により実行される。3）COBOL は、会計処理などの事務処理に使われる手続き型言語でコンパイル方式の言語である。4）Prolog は、自然言語の解析などの研究のために考案された非手続き型言語で、インタ

プリタ方式で開発され、コンパイルして実行する。

問 16　正解：2

「A」から「B」へは 1000001 → 1000010 であり、下3桁を見ると 001 → 010 となっていることがわかる。「E」は「A」から数えて5番目であることから、下3桁だけみると、

001 → 010 → 011 → 100 → 101

となるため、「E」を表す2進数の ASCII コードは、1000101 となる。

4桁ずつに区切ると 0100 0101 となり、$0100_{(2)} = 4_{(16)}$、$0101_{(2)} = 5_{(16)}$ と変換できるので、$1000101_{(2)} = 45_{(16)}$ となる。

問 17　正解：2

2) MP4 は、QuickTime ムービーをもとに策定された MPEG-4 形式のファイル形式で、多くのコーデックに対応し、高画質な H.264 にも対応している。

1) BMP (Microsoft Windows Device Independent Bitmap) 形式は、Windows で使われる標準のビットマップ画像ファイル形式である。3) PNG (Portable Network Graphics) 形式は、ビットマップの可逆圧縮画像フォーマットである。4) FHIR は、HL7 の内、Web 通信での連携を前提にした医療データ交換の標準規格である。5) JPEG (Joint Photographic Experts Group) 形式は、ISO と ITU-T (旧 CCITT) のカラー静止画像圧縮方式検討委員会によって標準化された静止画の圧縮方式である。

問 18　正解：4

周波数成分の最大値が f_{max} のアナログ信号をデジタル信号へ変換するのに必要なサンプリング周波数 f_s は、標本化定理より、$f_s > 2f_{max} = 2 \times 400\,\mathrm{Hz} = 800\,\mathrm{Hz}$ で、4) が正解である。

問 19　正解：1

1) 可逆圧縮では、圧縮時および圧縮したデータからの復元時に情報の欠落がないため、圧縮前のデータに復元可能である。

2)、3)、4) 非可逆圧縮は、一般に可逆圧縮より圧縮率が高いが、復元時に情報が欠落するため、音声データではひずみが生じ、テキストデータでは内容が欠損するが、可逆圧縮ではこのような歪みや欠損は生じない。5) 可逆圧縮・非可逆圧縮とも、圧縮によりファイルサイズは減少する。

問 20　正解：2

グレースケール画像の各画素を 4,000 段階に量子化するのに必要な最小ビット数は $\log_2 4{,}000$ ビットである。$\log_2 4{,}000 = \log_2 (4 \times 1{,}000) \doteqdot \log_2 (4 \times 1{,}024) = \log_2 (2^2 \times 2^{10}) = \log_2 (2^{12}) = 12$ であり、2) が正解である。

問 21　正解：2

問題文の SQL は、「WHERE 病棟 = 'E13'」で病棟を指定し、「GROUP BY 薬剤コード」で薬剤コード別に、「病棟」、「薬剤コード」、および「数量」の件数を出力することを意図したもので、2) が正解である。

1)、4)、5) GROUP BY 句で病棟が指定されていないため、「病棟別」ではない。3)、5) COUNT (数量) は該当するレコード件数を得るもので、数量を合計するものではない。また、4)、5) で WHERE 句に薬剤が指定されていないため、「指定した薬剤」ではない。なお、問題文の SQL は一部の DBMS では動作するが、標準 SQL 規格 (SQL：2016) では、GROUP BY 句を使用する場合、SELECT 句で指定できるのは、GROUP BY 句で指定したカラム、集約関数、定数に限られる。そのため、問題の SQL の GROUP BY 句は、「GROUP BY 病棟, 薬剤コード」とするのが、標準 SQL に準拠した正しい構文となる。

問 22　正解：3

主キーとは、テーブル中の行を一意に識別できる列や列の組み合わせである。「薬剤請求記録」テーブルでは、3) 薬剤請求コードが同一となる行は複数存在せず、行を一意に識別できるため、これが正解である、

1) 病棟、2) 薬剤コード、4) 病棟と薬剤コードの組み合わせ、5) 請求日と薬剤コードの組み合わせは、いずれも同一となる行が複数存在するため、主キーとはなれない。

問 23　正解：2

2) 積は、2つの表の両方に属する要素を取り出す。

1) 差は、2つの表の一方にはあり、もう一方にはない要素を取り出す。3) 結合は、複数の表を結合して1つの表のように扱う。4) 射影は表から必要な列を取り出す。5) 選択は、表から条件に合致した行を取り出す。

問 24　正解：4

4) NoSQL は、Not only SQL の略であり、

リレーショナルデータベース（関係データベース）以外のデータベースの総称である。

1) SQL（Structured Query Language）は、RDMBS（リレーショナルデータベース管理システム）の操作を行うための言語である。3)、5) リレーショナルデータベースは、データは表形式のテーブルで管理され、テーブル同士を関連付けされる。

問 25　正解：1

1) 一貫性 (consistency) は、トランザクションの前後や途中でも整合性が保たれ、矛盾のない状態が継続される特性である。

2) 原子性 (atomicity) は、トランザクション処理が「すべて実行される」か「1つも実行されない」のどちらかの状態となる特性である。3) 耐久性 (durability) は、トランザクションの完了時に結果が記録され、障害時にも失わない性質を指す。4) 統一性 (integrity) は、データベース管理で、データの形式や保存場所などの統一ができているかなどで用いられることもあるが、ACID 特性には関係ない。5) 独立性 (isolation) は、トランザクションの過程が隠蔽され、他のトランザクションに影響しない特性である。

問 26　正解：1、4

1) 8.8.8.8 は、「Google Public DNS」という Google 社がインターネット上で無償提供している DNS の IP アドレスを指す。4) は、グローバル IP アドレスであるため、アドレス変換を行わずに通信できる。

2)、5) は、プライベート IP アドレスであり、自組織内でのみ利用できインターネット上にはルーティングされないため、インターネット上の機器との通信にはアドレス変換が必要である。3) 127.0.0.1 は、ローカルループバックアドレスやローカルホストアドレスと呼ばれ、機器自身（自ホスト）をさす特別なアドレスであり、自ホストからはルーティングされない。実際には、先頭が 127 であればよいが、一般的には 127.0.0.1 が用いられる。

問 27　正解：4

ウェルノウンポート（well-known-port）は、よく使われるサービスやプロトコルで用いられるアドレスを指し、4) 443 は、Hyper Text Transfer Protocol over TLS/SSL（HTTPS）で用いられる。

1) 22 は Secure Shell（SSH）、2) 80 は Hyper Text Transfer Protocol（HTTP）、3) 123 は Network Time Protocol（NTP）、5) 995は Post Office Protocol 3 over TLS/SSL（POP3s）を表す。

問 28　正解：4

4) "Host Unknown" の "Host" は送信先ホストを指し、宛先のメールサーバがみつからないことを示す。

1) 迷惑メールと判定された場合は、送信元偽装の可能性から通常はエラーメッセージを返送しない。2) 送信元アドレスの存在については、SMTP では基本的にはチェックされない。3) メールサイズ超過では、エラーメッセージは "Message Size Exceeds" などとなる。5) 送信先ホストにユーザが存在しない場合は、"User Unknown" などとなる。

問 29　正解：4

4) 光ファイバケーブルのシングルモードは単一波長、マルチモードは複数波長への対応を示す。

他はいずれも金属線の LAN ケーブルの説明で、1) カテゴリ分けは通信特性による分類、2) RJ45 は 8 極 8 芯のコネクタ規格である。3) 8 本の芯線を撚り合わせるのは金属線の電磁ノイズを相互干渉で打ち消す仕組みである。5) 結線方法のストレートは両端で同じ端子に同じ線を結線する方法、クロスは配線を交差させ送信端と受信端を相互に結線する方法である。

問 30　正解：5

5) 電子レンジは 2.45 GHz 付近の強いマイクロ波を放射して水分子を共振させ加熱する仕組みである。

1) PHS は 1.9 GHz 帯を使用する。2) IC タグでは、一部で 2.45 GHz 帯が使用されるが、出力が微弱なパッシブタグで用いるもので、影響は小さい。3) 携帯電話は、規格上は 2.4 GHz 帯を使用しない。ただし、スマートフォンの Wi-Fi テザリングには注意が必要である。4) 気象レーダは 5 GHz 帯、9.7 GHz 帯を使用する。

問 31　正解：1

1) TCP/IP において、通信プロトコルはポート番号で区別される。基本的には最初の接続要求に使用するサーバ側のポート番号が決められているので、宛先ポート番号で対象のプロトコルを指定できる。

2) 接続許可時間帯は、前提条件に使用する

時間帯が明記されていないので、関係ない。3) 送信元ポート番号は通信先の特定には寄与しない。4) 宛先 IP アドレス、5) 送信元 IP アドレスは、通信機器は特定できるが、プロトコルは特定できない。

問 32 正解：1
サブネットマスク 255.255.255.128 では、2 進数での下 7 桁がホスト部になる。ネットワークアドレスはホスト部が 2 進数で全て 0 のアドレスを指すので、第 4 オクテットは 0000 0000$_{(2)}$ = 0$_{(10)}$、1000 0000$_{(2)}$ = 128$_{(10)}$ のいずれかとなる。IP アドレス 192.168.1.62 の場合、第 4 オクテットが 62 で 128 より小さいので、ネットワークアドレスは 1) 192.168.1.0 である。

問 33 正解：5
5) IPv6 の IP アドレスは 128 ビットのビット列を 4 ビットずつ 16 進数に変換した上で、4 桁ごとにコロン（:）で区切って表現する。さらに、4 桁の先頭にある 0 およびそれに続く 0 は省略でき、コロンとコロンの間がすべて 0 の場合はすべて省略することが可能である（省略表記）。したがって、これに該当するのは 5) のみである。
1) は IPv4 の IP アドレスの表記である。2) と 3) はともに MAC（Media Access Control）アドレスの表記である。4) は書籍についている ISBN（International Standard Book Number）の表記である。

問 34 正解：5
5) DNS は Domain Name System のことであり、IP アドレスとホスト名（ドメイン名）の関係づけを管理するとともに、問い合わせに答える機能を持つ。
1) は電子メールサーバの役割である。2) は IP ネットワークにおいては、主にルータの役割である。3) は DHCP（Dynamic Host Configuration Protocol）の役割を示す。4) は ARP（Address Resolution Protocol）の役割を示す。

問 35 正解：4
4) VLAN は Virtual LAN の略であり、「仮想ネットワーク」と訳される。
1) VDI は仮想デスクトップ（Virtual Desktop Infrastructure）のことである。2) VGA（Video Graphics Array）は、IBM がパソコン製品に搭載したグラフィック表示システム名である。画素数や表示モード、アナログ RGB 信号を出力するコネクタ（端子）を指すこともある。3) WAN は Wide Area Network の略である。LAN 同士をつなぐ広域ネットワークを指す。5) WINS は Windows 環境においてコンピュータ（NetBIOS）名と IP アドレスの対応づけを管理するサービスである。

問 36 正解：4
4) WAF は Web Application Firewall の略であり、Web アプリケーションの脆弱性を突いた攻撃に対するセキュリティ対策のひとつである。
1) DMZ は De-Militarized Zone（非武装地帯）の略であり、外部ネットワークと内部（院内、社内）ネットワークの中間に作られるセグメントのことである。2) IPA とは、独立行政法人情報処理推進機構の英語名の略である。3) IPS は Intrusion Prevention System の略であり、不正アクセスを検知して通信を遮断するシステムの総称である。5) WPA は Wi-Fi Protected Access の略であり、準拠していることを示す Wi-Fi アライアンスが策定した無線 LAN 機器の認証プログラム、あるいはセキュリティプロトコルのことである。

問 37 正解：4
情報セキュリティにおける 4) 真正性とは「ある主体または資源が、主張どおりであることを確実にする特性」と定義されている。
1) 可用性は「認可されたエンティティが要求したときに、アクセスおよび使用が可能である特性」、2) 完全性は「資源の正確さおよび完全さを保護する特性」、3) 機密性は「認可されていない個人、エンティティまたはプロセスに対して、情報を使用不可または非公開にする特性」、5) 信頼性は「意図した動作および結果に一致する特性」とそれぞれ定義されている。

問 38 正解：2
公開鍵基盤（PKI）において、証明書の発行や管理を担う第三者に当たる（ア）は「認証局」である。また、認証局は利用者から問合せされる（イ）「証明書」の検証も担っている。加入者はメッセージを送る際、電子署名とともに（イ）「証明書」を利用者に送付する必要がある。以上から、正解は 2) である。

問 39 正解：5
デジタル署名では送信者はまず、鍵ペア（秘密鍵と公開鍵）を作成する。可変長の本文から

ハッシュ関数により固定長のメッセージダイジェストを作成し、さらに秘密鍵を用いて暗号化してデジタル署名とする。受信者は受け取ったデジタル署名を公開鍵で復号し、これと本文から同一のハッシュ関数で求められたメッセージダイジェストと比較、一致することにより検証が成立する。よって5)が正しく、1)〜4)は誤りとなる。

問 40 　正解：4

4) ランサムウェアはコンピュータをマルウェアに感染させ利用できないような状態にし、解除のために金品の支払い（身代金：ransom）を要求する。

1) バックドアはコンピュータを不正に遠隔操作するために仕掛けられる裏口のことである。2)、3) スパイウェアはコンピュータに潜入してデータを流出させる。また、コンピュータに内蔵されたカメラやマイクを遠隔操作して盗撮、盗聴を行うものもある。5) フィッシングは実在の組織や管理者を騙り、パスワードを入力させるなどして個人情報を詐取することである。

問 41 　正解：4

生体認証（バイオメトリクス認証）はユーザの身体的な特徴である生体情報を利用して認証を行うもので、2) 指紋、眼球の1) 虹彩、手のひらや指先の血管 [3) 静脈]、5) 声紋、顔などが利用される。今のところ、4) 歯列は実用化されていない。

問 42 　正解：3

2要素認証は2つの要素を組み合わせ認証を行う。知識情報と所有情報、知識情報と生体情報、所有情報と生体情報の3通りの組み合わせがある。3) IC カードは所有情報、パスワードは知識情報による認証なので、2要素認証として適切な組み合わせである。

1) ID とパスワードはともに知識情報による認証である。2) IC カードと5) SMS はともに所有情報による認証である。4) 異なる2つのパスワード、5) パスワードと秘密の質問はともに知識情報による認証である。

問 43 　正解：5

5) ホワイトボックステストはシステムの内部構造を把握し、設計通りに実現されているかを調査する。制御フローテストとデータフローテストの2つの技法がある。制御フローテスト

はプログラムコードがすべて実行されるテストである。データフローテストはプログラム内のデータの流れを追うテストである。

1) トップダウンテストは上位のモジュールから、2) ボトムアップテストは下位のモジュールから順に結合しながら動作を検証していく。4) ブラックボックステストはデータの入出力に着目してテストを行う。3) グレーボックステストはホワイトボックステストとブラックボックステストを組み合わせたテストである。内部構造を把握し、外部からの仕様に基づきテストを行う。

問 44 　正解：4

4) 業務フローは業務の全体像を把握するために仕事の流れをフロー図で表したものである。作成は要求分析・定義に含まれる。

1) コーディング（プログラミング）はソフトウェア構築に含まれる。2) システムテストはシステムが要件どおりに動作するかを検証するテストで、総合テストに含まれる。3) プログラム内の構造化設計（モジュール分割、モジュール単位の処理内容）はソフトウェア詳細設計に含まれる。5) データベースの設計（マスターテーブルの作成）は外部設計のうち機能設計に含まれる。

問 45 　正解：5

5) リスク評価は、リスクの理解を深めるためのプロセスであり、リスク対応には含まれない。1) リスク回避は、リスク発生の要因を停止あるいは別の方法に変更することで、そのリスクを消し去る方法である。2) リスク軽減は、リスクが実際に起こる可能性や実際に起こった際の被害の規模を小さくするための方策である。3) リスク受容は、リスクの影響力が小さく、許容範囲内として受容できる場合などに、リスクをそのままにしておくことである。4) リスク転嫁は、リスクを他社などに移すことであり、保険と外部委託の2つの方法がある。

問 46 　正解：1

1) ER 図は、データ構造を様々な Entity（実体）の Relation（関係）として表現する方法である。

2) クラス図は、機能や役割など同じ特性を持つオブジェクトを抽象化し、クラス名、機能、構成要素を図にしたものである。3) シーケンス図は、オブジェクト間の時間関係と同期・非

同期をあらわす図で、通信の時系列をあらわす。4）ユースケース図は、システムが外部に提供する機能やユーザが要求する機能・動作をユーザの視点であらわしたものである。5）コミュニケーション図は、オブジェクト間の相互作用を平面的にあらわしたものである。

問 47　正解：4

PERT 図の経路のなかで、最も時間を要する経路がクリティカルパスとなる。経路と要する時間は以下のとおりである。
　ア）START → A → F → GOAL　6日
　イ）START → B → E → F → GOAL　6日
　ウ）START → C → D → E → F → GOAL　9日
　以上からウ）がクリティカルパスとなり、最短であるア）の経路との差、3日がタスク A において許容できる最大の遅れとなる。

問 48　正解：3

3）スループットは、単位時間当たりのトランザクション数をあらわすサービス水準評価指標である。
　1）故障回数は、システムや機器がある時間だけ稼働させたときに故障した回数で、信頼性評価指標で使われる。2）輻輳回数は、同時アクセスの集中などにより通信ができなくなる状況の発生回数で、運用性評価指標である。4）平均就労時間は、業務の開始から終了までの平均時間で、休憩時間を含む時間数である。5）メモリ使用率は、ソフトウェアが実行中に、ど

の程度の時間メモリを占有しているかの割合で、運用性能評価指標である。

問 49　正解：1

1）フェールソフトは、システム障害発生時に、必要最小限の機能でシステムを稼働させることである。
　2）フールプルーフは、ヒューマンエラー防止のために、操作ミスをしても障害が生じないように設計することである。3）デュアルシステムは、システムを同じ構成で二重化し、処理結果を相互参照することにより 1 つのシステムとして稼働する。4）ホットスタンバイは、障害が発生した機器の代わりに、待機中の機器が直ちに稼働する方式である。5）コールドスタンバイは、本番系の正常稼働中は待機系の電源を切った状態にし、本番系障害時に待機系の電源を投入して稼働をさせる方式である。

問 50　正解：2

2）AR（拡張現実）とは、現実世界にデジタル情報を付加し、現実世界を拡張する技術で、現実空間との融合がある。
　VR（仮想現実）とは、コンピュータ上に人工的な環境を作り出し、時間や空間を超えてそこにいるかのような感覚を体験できる技術である。1）、5）両者とも視覚のみならず聴覚も対象とし、スマートフォンやゴーグル型のディスプレイの装着で体験できるが、4）相互の顔認証は不要である。3）他人との知覚を共有する研究は進んでいるが実用化はされていない。

2022年度・医療情報システム系　解答と解説

問 1　正解：1、2

症候は心身に現れた病的変化であり、患者自身が感ずる自覚的（主観的）なもの、他者による観察で認められる他覚的（客観的）なものがある。1）患者が訴える症状は主観的症候情報である。2）胸部X線写真の画像そのものは生体情報にあたる。しかし、所見は、医師の観測、観察によって得られるもので、客観的症候情報にあたる。

3）医師の診断に至る思考は、価値判断を伴う高次の医療情報である。4）医療機関を特徴づける情報は、医療関連施設の医療情報に分類されるもので、医療の実践で生じる情報である。5）手術の承諾を得るための説明の記録は、事実の記録情報である。

問 2　正解：5

1次利用とは、収集された種々の医療情報を本来の収集目的のために、患者に直接還元するものである。5）は保険診療における診療報酬請求に診療情報を利用するもので、患者に直接還元されるものであるから1次利用にあたる。

1）～4）は患者に直接還元されるものではなく、いずれも2次利用にあたる。

問 3　正解：2

2）医事会計システムは高いニーズがあり初期の計算機でも対応できたため、1960年代終わりには実稼働した。

1）PACSは高速なプロセッサ、大容量のメモリと記憶媒体、高速なネットワークが必須であり、実用化は1980年代終わり以降であった。3）臨床検査システムは検査機器の自動化と検査機器との連携が必要であったが、計算処理に向いており1970年代に実用化された。4）看護業務は多岐にわたり、複雑なシステムとなる上に実用的なネットワークが必要でもっとも遅くに実用化された。5）オーダエントリシステムは多数の端末とネットワークが必須であり導入コストが問題となったため、実用化は1970年代後半であった。

問 4　正解：3

国内外でサイバー攻撃を受けた医療機関で患者への治療・検査の遅れ、入院長期化、予後不良、合併症増加などの事例が報告されており、3）を前提に対策を講ずる必要がある。

医療機関においてもマルウェアは対応すべき脅威である。1）病院情報システムへのランサムウェアの感染・身代金要求の事案が発生して

おり、2）医療機器を制御するプログラムへの感染は機器の機能を損なう可能性がある。4）ネットワークから切り離す（エアギャップ）対策をしても可搬型媒体経由での感染が起こりうる。そのため5）のような、不用意なUSBメモリの病院端末への接続は避けるべきである。

問 5　正解：5

5）ログインしたまま離席すると第三者がその端末を操作できるため、不適切である。「医療情報システムの安全管理に関するガイドライン」では、「長時間離席する際に、正当な利用者以外の者による入力のおそれがある場合には、クリアスクリーンなどの対策を実施させること」が義務づけられている。

1）～4）は適切な行動である。

問 6　正解：1

記述は社会的責務の基本であり、1）社会的な責務が正解である。

2）自身に関する責務としては、職業人としての一般的な責務が述べられている。3）患者に対する責務には、患者の個人情報が適切に扱われ、患者の権利が擁護されるよう行動する責務がある。4）医療従事者に関わる責務は、患者に対する責務に矛盾しない範囲で、患者の加療にあたる医療従事者を援助する責務を負うとされる。5）施設・雇用者に対する責務では、医療情報担当者は、施設・雇用者に対して、能力を備えること、勤勉であること、誠実であること、忠実であること、という義務を負うとされる。

問 7　正解：4

4）輸血においては、患者と異なる血液型の血液製剤の輸血（異形輸血）や、患者の白血球に含まれる特異的な抗体（不規則抗体）の確認不十分などの不適切な輸血によって、生命に危険を及ぼすリスクがある。このため、電子カルテシステムなどが有する患者基本情報や検査結果などの情報と、輸血管理システムが有する血液製剤の情報を突合する必要があるため、独立させることは不適切である。

問 8　正解：1、4

1）画像診断専門医と主治医との間で情報共有する形態なので、D to D型である。4）TV会議システムの映像は読影に必要な精度を満たさず、かつ、画像診断専門医と主治医が直接会話する必要性は乏しいため用いられない。

テレラジオロジーでは、画像診断専門医が、医療機関の外部から画像診断を行うことができる。3) 人材不足の解消に寄与という利点があるが、5) セキュリティの確保は必須であり、2) DICOM をはじめ標準規格の活用が不可欠である。

問 9 　正解：2、5

「オンライン診療の適切な実施に関する指針」に記載された「オンライン受診勧奨」の事例をそのまま記載したものが2)、5) である。

1) の「高血圧患者の血圧コントロールを確認」は患者の病状を判断している医療行為である。3) も疾患名を伝えているので、診断をしており医療行為である。4) についても診断し指示しているので医療行為である。

問 10 　正解：1

1) 電子薬歴は調剤内容を記録するシステムであり、直接的に調剤行為を支援する機能はない。

2) 散剤調剤システム、3) 自動錠剤分包システム、4) 計数調剤支援システムは内服薬の調剤に使用する。5) 薬剤ピッキングシステムは、内服薬と注射薬いずれの調剤にも使用する。

問 11 　正解：3、5

3) 訪問看護指示書は医師から訪問看護事業所に提出するものであり、訪問看護業務支援システムでは作成しない。5) 居宅サービス計画書は居宅介護支援専門員（ケアマネージャー）が作成し、利用者に交付するものである。

訪問看護業務支援システムで使用する帳票の仕様は、2022 年 8 月に厚生労働省が公表した「訪問看護計画等標準仕様」で定義されている。ここに 1) 訪問看護報告書、2) 訪問看護計画書、4) 訪問看護記録書Ⅱが含まれている。1) は訪問看護事業所から、訪問看護指示書を発行した医師に提出するもの、2) および 4) は訪問看護事業所の内部で使用するものである。

問 12 　正解：3

3) 一般的な健診は保険適用外なので審査支払機関に対する請求は行われない。

1) 検査結果に応じて、受診者が適切な行動ができるよう、検査診断結果をレベル分けして表示するのが一般的である。2) 改善点や悪化点がわかるように過去の結果と比較できるようにする。4) 画像診断など、予約の段階でオーダ入力を行い、検査件数の管理を行う場合があ

る。初回の受診者の場合は、実際に受検する際に ID を発行する。5) 複数の検査をまとめてコースとして提示することで受検者の選択を容易にすることが多い。

問 13 　正解：4

4) マイナンバーカードの個人番号が登録可能になったとしても、患者が過去に診療を受けた医療機関を再受診しない限り、過去の診療情報と個人番号が対応付けられない。また、個人番号は変更が可能なため、名寄せの際に変更履歴を確認する仕組みが必要である。

1) 厚生労働省は維持費、更新費を補助しないことにしており、システムを利用した紹介時の情報提供加算など診療報酬でこれらを支払うことは難しく、参加医療機関の持ち出しになっている。2) SS-MIX2 のデータが媒体に書き込まれた後、あるいは中央保管サーバに書き込まれた後に医療機関側でデータ更新した場合、更新したことを伝達する方法は現在考えられてない。地域医療連携で中央保管している場合、常時追加情報を確認する仕組みを用意している事例はある。3) 電子カルテが異なるベンダーに更新された場合、データベース構造が異なるため過去の情報が新しい電子カルテに完全に取得できるとは限らない。患者が連携システムに登録された場合、過去ベンダーの SS-MIX2 データからも取得する必要がある。5) SS-MIX2 データを各医療機関から毎回取得する地域連携システムでは、その医療機関の SS-MIX2 サーバが維持されている必要がある。

問 14 　正解：4

2022 年 8 月時点では、4) 放射線画像情報は掲供されていない。

2021 年 10 月、マイナンバーカードの健康保険証利用の本格運用が開始された。健康保険証利用を登録した利用者は、マイナポータルにおいて 5) 特定健診結果（2020 年度以降）、1) 薬剤情報、2) 医療費通知情報（共に 2021 年 9 月診療分以降）、3) 健康保険証情報（保険者・被保険者証記号-番号-枝番号など）を確認できる。2022 年 9 月より、オンライン資格確認に対応した医療機関・薬局において、受付時に患者の同意が得られた場合、閲覧権限のある医師・薬剤師は当該患者の薬剤情報、特定健診結果に加え、診療情報（受診歴、診療ごとの処方・処置など診療行為の実績をレセプト情報から抽出したもの）が閲覧可能となった（患者本人も同様）。また、2023 年 5 月までに手術に関する情

報も閲覧可能となる予定である。

問 15　正解：1

1) 文字情報、数値情報、波形情報、画像情報のいずれにおいても、電子カルテは複製が容易である。特に波形情報や画像情報は、紙カルテで複製する場合は手間や費用が大きくなる。

2) システム導入時の運用から変更しようとすると既存のシステムでは対応できず、改修が必要となる場合がある。また、新しい運用を周知するにも時間がかかるため運用変更は容易ではない。3)〜5) は情報システムの一般的特徴で、電子カルテにもあてはまる。

問 16　正解：3

インシデント・アクシデントレポートシステムは、病院内で発生したインシデントやアクシデントの事例を、3) すべて病院職員が効率よく報告するためのシステムである。

1) 事故防止に役立てるために、重大事故事例（アクシデント）のみならず、何らかの医療事故に至る可能性があった出来事（インシデント、ヒヤリハット）も登録する必要がある。2) 報告者が不利益を被らないように、事例の登録・公表は無記名で行われる。4) 報告されたレポートは、定量的に把握され内容を分析したうえで共有する必要があるため集積される。5) 医療事故を起こした者もレポートを登録することがある。当事者を特定してアクセスを制限する機能は不要である。

問 17　正解：2

院内処方・院外処方の判断に現在入院中か否かは重要だが、過去の 2) 入院歴をチェックする必要はない。

小児科や腫瘍内科など 1) 体重に応じた投与量の設定が必要な場合がある。3) 内服薬歴と 4) 注射薬歴は他の薬剤との相互作用をチェックする必要があるため、必要である。5) 病名情報は、病名によって禁忌の薬剤があるため、必要である。

問 18　正解：4

4) 最初の 2 文字目まで名称が同一の医薬品は非常に多い（例：抗アレルギー剤の最初の 2 文字は「アレ」が多い）ため、誤選択のリスクが高い。このため 3 文字以上の入力を求めることが一般的である。

3) インスリンなど自宅で使用する注射薬もあり、この場合は外来処方オーダを用いて処方

箋を発行する。5) 署名や押印をする必要があるため、近傍のプリンターに即時出力する。1)、2) はいずれも正しい説明である。

問 19　正解：4

4) 処置オーダは、医師のオーダ後に看護師が処置（採血・与薬など）を行い実施入力するケースと、医師がその場で処置を行いオーダ入力するケースがある。後者の用途のために即実施機能が備わっている。

1)、3) 処置に使用した器具などのラベルや台帳の記録をもとに、他のスタッフが処置オーダを代行入力するといった入力漏れを防ぐ運用が必要である。2) 処置に使用した薬剤は基本的に処置料に含まれるため、処方オーダから入力しない。5) 医師のオーダ入力あるいは他スタッフによる代行入力によって発行される。

問 20　正解：5

クリニカルパスとは、疾患別医療の標準的治療計画に基づいた医療の管理手法である。5) 同じ病名であっても、患者の状態に合わせて適用の可否を決定する必要があるため、自動的に適用させることはできない。

クリニカルパス画面から、2) オーダ発行・4) 実施状況確認・1) バリアンス登録などができる。それぞれのクリニカルパスには適用・除外基準が定められており、3) 患者状態に合わせ選択する。

問 21　正解：5

5) 抜歯後に人工物で補う場合など一歯ごとの管理が必要であり、選択肢の文章は誤りである。

歯科診療が歯単位で行われることを問う問題であり、以下は正しい。1) 歯単位で病態が推移するため、一歯ごとに区別して管理が必要である。2) 歯の治療痕は個人で状態が異なり、死後変化も小さいことから身元確認に利用可能である。3) う蝕（＝むし歯）など同じ歯でも歯面・歯根で進行が異なり、分けて管理する。4) 義歯などで複数歯が同じ状態の場合、同時に扱うのは合理的で誤認も防げる。

問 22　正解：2、3

産科（周産期）診療ではスクリーニングが重要であり、異常をピックアップする必要がある。2) パルトグラム（分娩の経過を時間経過に沿って記録したもの）、3) アプガースコア（出生直後の新生児の状態を評価し新生児仮死の有

無を判断するスケール）を用いて、分娩経過の記録や異常の有無を判断している。

1) DESIGN-R® は、褥瘡状態判定スケールであり、褥瘡の重症度分類と治癒過程の数量化する。4) フェイススケールは、痛みの評価スケールであり、人間の顔の表情によって痛みの程度を評価する。5) スライディングスケールは、あらかじめ医師が患者の状態を加味して血糖値に応じたインスリン量を決定した目安表であり、測定した血糖値より、注射するインスリン量を決定するスケールである。

問 23　正解：5

5) 一連の検査をセットで行うことが多く、わざわざオーダ入力する必要性が低いうえに、検査機器から結果情報が眼科システムに送信されるので、それをもって実施入力と見なすことができる。複数の自科検査を一括してオーダ入力し、個々に実施入力を行うことの必要性は 1)～4) と比較して低いといえる。

1)～4) は、眼科診療を行う上で必須の機能である。

問 24　正解：5

5) 当日の患者状態を確認し、抗がん剤の投与を行うかどうか、減量するかどうかを決定することは、担当医師の判断による。システムが自動的に行うものではない。

1)～4) は外来化学療法システムに必要な機能である。

問 25　正解：5

5) 抗菌薬使用状況（使用量や種類）を継続的に測定・モニタしていくことは、抗菌薬を適正に使用することにつながり、薬剤耐性菌のコントロールに重要な資料となる。

1) 感染症情報をマップ上に表示することで、どの感染症がどこでどのくらい発生しているのかなどが可視化できる。2) 手術部位感染モニタの実施を通じて、手術部位感染症の発生状況の把握、対策立案・実施・教育・啓発などを行うことができる。3) 感染症発生状況をモニタすることで、感染症対策の評価判定およびそのフィードバック、ならびに感染症発症に関する基礎データが得られる。4) 感染症対策ラウンドでは、院内感染症事例の把握および院内感染症対策の実施状況の把握ならびに指導を行う。

問 26　正解：4

4)「カルテ」は医療行為の記録であり、狭義の「診療録」を意味する。紙の診察録の保管・貸出（アリバイ管理）や搬送、診療記録への収納などの業務を「カルテ管理」ということが多い。

医事会計システムとは、コンピュータによる医事会計処理のためのシステムである。2) 料金計算および収納の窓口業務、3) 未収金管理、診療報酬明細書（レセプト）作成などが対象となり、1) DPC 包括制度の対応、5) レセプト電算処理対応などの機能も持つ。

問 27　正解：4

看護業務支援システムは、看護過程に沿った看護実践の記録を支援するシステムと、指示受けや各種ワークシートなどの看護業務を支援するシステムがある。看護過程の一連のシステムは、4)「アセスメント」→ 3)「診断」→ 2)「計画」→ 5)「実施」→ 1)「評価」の5段階で構成される。看護師は患者が入院してきたら、看護データベースに基づいて情報収集とアセスメントを行い、入力する。

問 28　正解：2

2) 検査依頼は、オーダエントリシステムの機能である検査オーダから入力されるものであり、検査情報システムの機能でない。

検査情報システムは、臨床検査部門のワークフローに合わせた検査業務の支援機能を持つ部門システムである。検査依頼情報の受信、検体受付け処理、受付情報や検査結果情報の送信などの機能を持つ。近年では、3) 採血支援システムや検査自動化システムがサブシステムとして加えられた構成が一般的である。自動分析装置の 1) 精度管理も重要な機能である。さらに、臨床検査部門内の 4) 物流（在庫）管理、検査結果として画像データが発生する場合はその 5) ファイリング管理などの機能も部門システムとして包含される。

問 29　正解：1、4

放射線画像検査オーダ情報は HIS（オーダエントリシステム）から RIS に伝送され、さらに CT、MRI などのモダリティへ DICOM などで伝送される。実施手続き、つまり、検査終了など検査実施情報の生成・入力は 4) モダリティで行われる。また、1) RIS 端末でも検査実施情報の入力や確定が行われる。

問 30　正解：2

2) 放射線治療のための部門システム（治療

RIS）が構築され、患者放射線治療予約、照射線量などを管理している。

1）体の外から放射線を照射する外部照射の放射線治療の場合、基本的に何度か分割して照射する。3）確定は放射線治療専門医が行い、診療放射線技師はその計画を実施する。4）密封小線源の内部照射装置は線源を格納庫から出して指定の位置まで移動させるが、画像は作成しない。5）放射線治療計画用CTや治療計画装置で作った線量分布図は放射線治療用DICOMサーバに保存され参照できる。

問 31　正解：3

3）リハビリテーションを行う際に、患者の検査情報の変化でその内容が変化することはほとんどなく、部門システムとして連携する必要性は低い。

1）リハビリテーションは予約する必要が多い。2）担当療法士の勤務状況によりリハビリ実施への影響がある。4）リハビリテーションの実施による診療報酬請求のため医事会計システムとの連携は必須である。5）リハビリテーションを行う際の患者状態の把握と結果の報告のために電子カルテとの連携は必要である。

問 32　正解：4

患者状態の把握には病理検査結果が参考とされるが、血液浄化部門から4）病理オーダを出すことはなく連携の必要性は低い。

血液浄化部門における患者への対応として、患者の状態の変化によって処置内容が変化する可能性が高く、患者状態の把握のため1）検査結果、2）処方オーダ、5）患者プロファイルとの連携は重要である。血液透析は時間がかかり、予約管理が必要なため3）予約オーダとの連携も必要である。

問 33　正解：3

3）食事オーダは、患者の状態や希望に基づいて変更されることが多く、修正は医師以外の職種でも可能であり、オーダ入力した医師のみ修正可とするのは適切でない。

1）食事の準備には時間がかかるため、締め切り時刻の設定が必要なことが多い。2）患者の状態や希望によってメニューを選択できるべきである。4）食事オーダの際に食物アレルギーの確認は重要である。5）患者の体型を判断するBMIなどによって栄養量を検討し食事内容を決定すべきである。

問 34　正解：5

5）GS1-128はバーコードシンボルとコード体系の国際的な規格である。GS1-128コードは商品識別コードのみでなく、有効期限やロットナンバーなどの情報も含まれ、それら情報種も標準化されており、トレーサビリティ向上が期待できる。医療安全の観点からも物流管理に利用すべきバーコードである。

1）ITFは集合包装用商品コードを商品の梱包用段ボールに印字する目的で利用される。2）JANは日本における商品識別を目的とするバーコード規格の呼称である。3）NW-7および4）CODE39はバーコードシンボルの規格であり、表現桁数は自由であるが、コード体系が標準化されていない。

問 35　正解：1

1）ICF（International Classification of Functioning, Disability and Health：国際生活機能分類）はWHOによる「健康の構成要素に関する分類」であり、「生活機能」（心身機能・構造、活動、参加）の分類およびそれに影響する「背景因子」（環境因子、個人因子）の分類で構成される。

2）STEM7は外科系学会社会保険委員会連合（外保連）が管理する、臨床的観点から体系的に整理した手術分類コードである。診療報酬点数表の診療行為のうち手術はK、医科処置（歯科手術）はJの区分番号が割当られており、それぞれ4）Kコード、3）Jコードと呼ばれる。5）ICD-9CMは米国がWHOによるICD-9に基づいて作成した手術および処置の分類コードである。

問 36　正解：5

横断的チーム医療を実践するためには、各専門職の専門領域に対する記録記載書式が必要になる。その記録記載書式に対して全職種のメンバーが自由に記述可能になった場合、どの職種がどのような記録をしているのかを確認することが容易ではない。結果として、チーム医療を円滑に進めることが困難となるため、5）すべての記録記載書式に全職種のメンバーが入力することは適切でない。

1）～4）は適切な機能である。

問 37　正解：1

臨床研究システムは、臨床研究を円滑に進めることを支援するシステムである。1）倫理審査は臨床研究の開始前に受審するものであり、

その支援は対象外あるいは優先度は最も低い。

3) CDISC は国際的な臨床試験データ関連の標準規格であり対応すべきである。臨床研究には、試験・症例の登録、被験者登録、2) 被検者割付（決められた規則によりグループに振り分け）、4) モニタリング（適正に研究が実施されていることの調査）、5) データクリーニング、登録対象データ収集・管理（データマネジメント）、評価（統計解析）などのプロセスがあり、情報システムによる支援が求められる。

問 38　　正解：2

2) 医療機関は自己責任において情報システムを導入する。

1) 医事会計システムを代表とした部門システム、電子カルテシステムなどの診療報酬請求に関連するマスターの更新は必要であるが、システム更新までは不要である。3) すべての業務を電子化することは困難な場合もあるため、全業務を搭載する計画は立案しない。4) 導入コストを安価に抑えることも重要であるが、5) 医療の質向上や業務の効率化・負荷低減などを総合的に検討し、バランスよく効率化するシステム導入をすべきである。

問 39　　正解：2

2) 導入予算総額の変更は、ワーキング・グループでの活動結果から変更される可能性はあるが、直接的に変更を決定するものではない。

システム導入時に各種ワーキング・グループが活動するものとして1)、3)〜5) がある。1) 現状業務の分析をすることで、現状の課題などを把握し、課題の解決をするために4) システム化対象範囲の決定を実施することになる。4) により 3) 業務運用フローの策定が可能となり、5) ベンダー技術者とのシステム構成などに関する協議をあわせて実施することになる。

問 40　　正解：2

2) 概算見積は、要求仕様書を基にベンダーが提案書において提示するものである。

要求仕様書は、利用者が開発を担当するベンダーに依頼するシステムの要求事項を文章化したものである。そのため、4) 導入目的や調達物品、構成内容、システム全般の技術的要件、ハードウエアおよびソフトウエアの技術的要件、5) システムの納品形態、1) 納期、3) 検収条件などを必要とする。

問 41　　正解：3、4

3) 病院情報システムは基幹システムである電子カルテシステムだけでなく、多くの部門システムが連携している。したがって、マスターは多くの部門システムに存在しており、マスター管理を一人で行うことは現実的でない。4) 2年ごとの診療報酬改定のタイミングだけでなく適宜改定される場合があり、当該年度内でも診療報酬点数の値を変更する必要が生じる可能性がある。

1)、2)、5) は適切な対応である。

問 42　　正解：1

1) 退職者に対して患者情報の利用や参照を許可すべきではなく、退職時に利用権限を速やかに停止することが適切である。

4) 退職直後から利用権限を停止させるべきであり、3) 参照権限も停止するべきである。アカウントを削除すると、システム利用中に記入した内容について誰が記入したかを遡って確認できなくなる可能性があるため、アカウントは 2) 退職直後であっても、5) 一定期間経過後であっても削除しない。

問 43　　正解：4

4) あらかじめ定められた権限で入力できるため適切である。

代行入力時のアカウントに関して、真正性の確保との関係から1)〜3)、5) は誤りである。1) 共有アカウントでは記録作成者を限定できない。2) 管理者用アカウントの共有はシステム管理上危険である。3)「なりすまし」であり真正性の確保が必要なシステムでは厳禁である。5) 個々の利用者によるその場での変更は混同のリスクをともなう。

問 44　　正解：2

2) 権限が付与されていないと担当業務を遂行できないため、業務遂行に必要最低限の権限の付与は必須である。

病院情報システムは適切に利用者権限を設定していないと、誤った利用により誤情報の生成・誤削除・情報漏えいなどのリスクが顕在化する可能性がある。職種に基づいて利用者権限を設定することが必要である。4) ゼネラルリスクマネージャーでも、5) 医療情報システム部門利用者でも、1) すべての権限を付与することは適切でない。3) 現時点で行うべきではない権限の付与は適切でない。

問 45　正解：4

4) なぜシステムを導入したのかという導入目的を把握し、それが達成できたかどうかを明らかにすることがシステムの評価につながる。

1) システム改善の検討のために定期的な評価が必要である。2) 経営指標の把握より、業務への効果を優先すべきである。3) システム利用者からの評価は重要であり、アンケート調査を実施すべきである。5) 評価の実施者として上級医療情報技師は適任だが義務はなく、他の職種や病院組織による評価が優先されることが多い。

問 46　正解：5

5) インシデント・アクシデントレポートシステムはインシデント・アクシデントを発生させた人の評価（勤務評価）が目的ではない。インシデント・アクシデントの情報を収集することでインシデント・アクシデントを予防し、発生を減少させることが導入目的である。

1)〜4) のシステムと導入目的の組み合わせは適切である。

問 47　正解：2、5

医療安全管理の評価指標に関与するのは医療事故に関連する項目なので、2) 不適切な処方と5) 転記ミスが該当する。

1) 医師の診察時間が長いことや4) 看護師の1日あたりの処置数が多いことは、医療従事者の負担増の側面から医療事故発生の可能性を少し高めるかもしれない。医療安全管理として注意は必要であるが、医療事故に直接的につながるものではない。3) 診療報酬請求の返戻は、記載項目の不備や不明点がある場合に発生するもので、医療安全とは関連しない。

問 48　正解：5

5) 運用のみで対応した場合、業務量の増加や運用手順の複雑化による問題などが発生する可能性があり、費用対効果の面で劣ることになりかねない。システム改修の費用対効果を見積り、あわせて、運用の変更による混乱の可能性などをワーキングチームや委員会で検討し、意思決定を行う必要がある。

1)〜4) は適切な対応といえる。

問 49　正解：4

障害が発生した場合、まずどのような状況であるかを正確に把握する必要がある。その後、復旧までにかかる時間や、対処方法を検討す

る。そして、組織や該当部門に状況を報告する。以上の手順を踏むことで、障害発生下においても院内業務が可能となる。障害が復旧した後、是正措置や再発防止策を検討・実施する。よって、4) が正解である。

問 50　正解：2、4

2) ベンダーにより電子カルテシステムのデータ構造は異なる。電子カルテシステムには標準のデータ構造（フォーマット）が存在せず、異なるベンダーへのデータ移行が容易であるとは言えない。4)「現行踏襲」だけでは現状の業務運用を正確に伝えることは困難である。そのため、要求仕様書に具体的な業務内容を明記する必要がある。

現行業務に基づく要求仕様書を作成しても、現状、カスタマイズ製品で実施している業務運用と移行先のパッケージ製品が前提とする業務運用が合致するとは限らない。3)、5) を実施のうえ、1) を念頭に要求仕様書を作成すべきである。

問 51　正解：4

日本は 4) SNOMED-CT の開発に参加していないこと、使用には高額なライセンス料が必要なこと、適切な日本語訳が難しい概念が含まれていることなどから厚生労働省標準規格に採用されていない。

5) は第1回の平成22年通知より採択されており、1) は平成28年通知により採択、3) は令和元年通知、2) は令和4年通知により処方情報、健康診断結果報告書、診療情報提供書、退院時サマリーの4つの記述仕様として採択されている。

問 52　正解：5

5)「VNA」の用語は DICOM で定義されていない。DICOM で、WADO-WS（Web Service）に続いて QIDO など、Web Restful Service を利用した WADO-RS が定義されたことにより、一社の DICOM サーバに対して他社の DICOM Web ビュワーが WADO-WS および WADO-RS により参照可能になった。この仕組みを使った海外の複数医療機関の DICOM 画像を表示できる DICOM サーバを VNA と呼ぶようになった。一方、日本ではマルチモダリティの画像保存と参照ができる DICOM サーバとの解釈もあり、曖昧な用語である。

1) 画像表示輝度特性は GSDF（Grayscale Standard Display Function）で規定される。2)

放射線読影レポートは SR（Structured Report）に規定される。3) 放射線検査の被ばく線量は、SR を利用した線量レポート（Radiation Dose Structured Report：RDSR）で規定される。4) CAD 結果についても SR を利用し規定される。

問 53　　正解：2

1)～5) の選択肢は、いずれも IHE-IT インフラストラクチャ・ドメインの統合プロファイルである。2) PIX（Patient Identifier Cross-referencing）は「患者の名寄せ」に係る機能を実現するものである。「時刻同期」を実現する統合プロファイルは「CT（Consistent Time）」である。

1)、3)～5) の組合せは正しい。

問 54　　正解：1

「SS-MIX2 標準化ストレージ仕様書（Ver. 1.2h）」において、処方・注射に関するオーダの「薬剤・処置コード化オーダセグメント（REX）」の与薬コードおよび「薬剤／処置成分オーダセグメント（RXC）」の成分コードとして「HOT コード」を推奨しており、1) が誤りである。補足情報として、別フィールドにローカルコードと個別医薬品コード（YJ コード）や薬価基準収載医薬品コードとの組合せを複数記述することもできる。

2)「検査結果セグメント（OBX）」などの検査項目フィールドには JLAC10 コードまたは JLAC11 コードを採用する。3) 登録・更新・削除・取消などの HL7 メッセージは、そのまま保持される。4) 退院時サマリーは拡張ストレージに保存される。拡張ストレージの「診療日」は文書の種類に応じて医療施設が「データ種別一覧表」を定めて「診療日」に何を設定するか、例外事項を含めたルールを定義して遵守する。よって「作成日」でない場合もありうるが、「作成日」としても誤りではない。5) 標準化ストレージでは「ルート/患者 ID の先頭 3 文字/患者 ID4～6 文字/患者 ID/診療日/データ種別/」のパスで表されるフォルダーに、当該データの HL7 ファイル群が保存される。1 ファイル＝1 メッセージ＝1 オーダと規定しており、ファイル名には「患者 ID_診療日_データ種別_オーダ No_発生日時_診療科コード_コンディションフラグ」の命名規則がある。

問 55　　正解：5

5) 同意撤回に対応するのは認定事業者であり、第三者提供を受けた当該第三者機関に削除

義務は生じない。

次世代医療基盤法での患者同意に関し、1)～4) は正しい。1) 医療機関等があらかじめ本人に通知、本人の拒否がない場合に認定事業者に提供される。2) 平成 29 年改正個人情報保護法で、第三者提供できるとされた。3) 情報の収集加工提供に要する費用を利活用者へ転嫁できる。4) 同基盤法の枠組みで定められた内容である。

問 56　　正解：2、4

2) 刑事罰に関する記載はない。4) 匿名化した情報であっても個人情報保護に配慮した上で取り扱わせることが必要である。

ガイドラインの記載内容に関して、1)、3)、5) は正しい。1) クラウド型電子カルテシステムの利用なども対象である。3) 外部保存を受託する事業者の選定基準として記載がある。5) リスク分析などのため、医療情報システムが対応する技術的セキュリティ対策などの情報を得るために請求する。

問 57　　正解：1、3

ガイドラインは「令和 9 年度時点で稼働していることが想定される医療情報システムを、今後、導入または更新する場合、原則として二要素認証を採用すること」を求めている。二要素認証は、利用者が持つ知識情報・所持情報・生体情報のうち 2 つを組み合わせて認証する方式を指す。1) の場合、ID 番号は認証に用いる知識情報に該当せず生体情報のみによる認証であり、3) は知識情報のみの認証であり、それぞれ二要素認証に該当しない。

2) は所持情報と生体情報、4) は知識情報と所持情報、5) は知識情報と生体情報の組み合わせの二要素認証である。

問 58　　正解：4

4) 傷病名または傷病名の転帰は、必ず医師が記載・確定する。

医師および医療関係職と事務職員などとの役割分担で 1)～3)、5) は正しい。1) 医師の判断・指示に基づいたものであれば入力可である。2) チーム医療を展開する観点から正しい。3) 医師による医事会計システムへの登録内容の制限はない。5) 医療事務作業補助者による代行入力は、確定者の承認を前提に認められている。

問 59　　正解：1

1) 医療機関等の安全管理措置は医療機関等

に責任がある。提供事業者に対する監督義務が委託元の医療機関等に生じる。

　ガイドラインの内容で、2）～5）は正しい。2）履行補助者の立場であると記載されている。3）医療機関等と委託契約を締結しており、類似する義務を負う。4）通常時の義務として記載されている。5）情報セキュリティ事故等発生時における義務として記載されている。

問 60　　　正解：5

　令和4年3月改正を含むガイダンスの内容を問う問題である。5）急病その他の事態など例外規定が設けられている。

　1）法で規定する遵守事項である。2）令和2年改正個人情報保護法より、保有個人データの短期保存による例外が廃止されており正しい。3）患者が医療機関の受付などで受診を申し出た場合、本人は要配慮個人情報を含めた個人情報を取得されることを前提としていると考えられ、医療機関が適正に直接取得する場合は本人同意があったと解される。4）全部または一部を開示しないことができる内容であり正しい。

2021年度・医学・医療系

設問	解答番号	正解	設問	解答番号	正解	設問	解答番号	正解	設問	解答番号	正解
1	(1)	3	14	(14)	2,4	27	(27)	4	40	(40)	1
2	(2)	5	15	(15)	3	28	(28)	3	41	(41)	2
3	(3)	2	16	(16)	1,5	29	(29)	1,4	42	(42)	5
4	(4)	3	17	(17)	1	30	(30)	4	43	(43)	3,4
5	(5)	4	18	(18)	3	31	(31)	3	44	(44)	3
6	(6)	2	19	(19)	3	32	(32)	3	45	(45)	4,5
7	(7)	3	20	(20)	3	33	(33)	1	46	(46)	2,5
8	(8)	4	21	(21)	1	34	(34)	3	47	(47)	5
9	(9)	1,4	22	(22)	3	35	(35)	2,4	48	(48)	2
10	(10)	5	23	(23)	1	36	(36)	3	49	(49)	1,4
11	(11)	2,4	24	(24)	5	37	(37)	2	50	(50)	5
12	(12)	4	25	(25)	5	38	(38)	3			
13	(13)	4	26	(26)	4	39	(39)	3,5			

2021年度・情報処理技術系

設問	解答番号	正解	設問	解答番号	正解	設問	解答番号	正解	設問	解答番号	正解
1	(1)	5	14	(14)	1	27	(27)	2	40	(40)	2
2	(2)	4	15	(15)	2	28	(28)	4	41	(41)	1
3	(3)	3	16	(16)	1	29	(29)	3	42	(42)	2
4	(4)	3	17	(17)	1	30	(30)	3	43	(43)	2
5	(5)	1	18	(18)	3	31	(31)	4	44	(44)	5
6	(6)	4	19	(19)	5	32	(32)	2	45	(45)	5
7	(7)	1	20	(20)	3	33	(33)	5	46	(46)	1
8	(8)	2	21	(21)	3	34	(34)	5	47	(47)	3
9	(9)	5	22	(22)	3	35	(35)	4	48	(48)	1
10	(10)	3	23	(23)	2	36	(36)	5	49	(49)	3
11	(11)	2	24	(24)	4	37	(37)	4	50	(50)	5
12	(12)	2	25	(25)	3	38	(38)	2			
13	(13)	5	26	(26)	3	39	(39)	4			

設問	解答番号	正解	設問	解答番号	正解	設問	解答番号	正解	設問	解答番号	正解
1	(1)	4	16	(16)	／	31	(31)	4	46	(46)	3
2	(2)	4,5	17	(17)	4,5	32	(32)	5	47	(47)	3
3	(3)	3	18	(18)	2	33	(33)	3	48	(48)	4
4	(4)	5	19	(19)	1,3	34	(34)	3,5	49	(49)	2
5	(5)	4	20	(20)	2	35	(35)	3	50	(50)	5
6	(6)	4	21	(21)	1,5	36	(36)	5	51	(51)	4
7	(7)	1	22	(22)	1	37	(37)	1	52	(52)	2
8	(8)	3	23	(23)	1,3	38	(38)	5	53	(53)	1
9	(9)	1	24	(24)	5	39	(39)	4	54	(54)	5
10	(10)	2	25	(25)	1	40	(40)	3	55	(55)	3
11	(11)	2	26	(26)	4	41	(41)	1	56	(56)	5
12	(12)	3	27	(27)	3	42	(42)	2	57	(57)	2
13	(13)	3	28	(28)	5	43	(43)	2	58	(58)	1,5
14	(14)	5	29	(29)	1	44	(44)	2	59	(59)	4
15	(15)	2	30	(30)	5	45	(45)	5	60	(60)	5

2021年度・医学・医療系　解答と解説

問 1　正解：3

「一次予防」とは、生活習慣や生活環境の改善を図ること、また健康教育による健康増進を図り、予防接種による疾病の発生予防、事故防止による傷害の発生を予防することである。「二次予防」とは、発生した疾病や障害を検診などにより早期に発見し、早期に治療や保健指導などの対策を行い、疾病や傷害の重症化を予防することである。よって正しい組み合わせは3) である。

1) 健康増進、2) 事故予防は一次予防、4) 早期発見、5) 合併症対策は二次予防である。

問 2　正解：5

5) ストックホルム宣言は、1972年6月にストックホルムで開催された国際連合人間環境会議 (UNCHE) で採択された環境保全に関する諸原則について示した人間環境宣言のことである。患者の権利章典 (Patient's Bill of Rights) は、1973年にアメリカ病院協会がアメリカ合衆国憲法における人権章典を意識して採択した患者の権利を列挙したものである。

医の倫理に関する宣言としては、医師の倫理規範を示したヒポクラテスの誓いに基づくジュネーブ宣言、人体実験に対する倫理規定を扱ったヘルシンキ宣言、患者の権利を謳ったリスボン宣言等がある。よって1)〜4) は正しい。

問 3　正解：2

2) 推定される患者の意思を尊重することが、患者にとって最善の治療方針をとることになるので正しい。

1) ケアチーム内で決定が困難な場合は、複数の専門家からなる委員会を別途設置し、治療方針等についての検討および助言を行うことが必要である。3) 患者が拒まない限り決定内容を家族にも知らせることが望ましい。4) 時間の経過、病状の変化、医学的評価の変更に応じて、また患者の意思が変化するものであることに留意して、その都度説明し患者の意思を再確認することが必要である。5) 患者にとって何が最善であるかについて家族と十分に話し合い、患者にとって最善の治療方針をとることを基本とする。

問 4　正解：3

3) セカンドオピニオンが正しい。

1) ケアミックスとは、1つの病院で急性期医療と慢性期医療あるいは介護療養型の機能を併せもつことである。2) アドヒアランスとは、患者が積極的に治療方針の決定に参加し、その決定に従って治療を受けることである。4) インフォームドコンセントとは、医師が診断・治療のプロセス等を十分説明し、患者が十分に理解したうえで医療行為に同意することである。5) インフォームドデシジョンとは、患者が幅広く医師以外からも積極的に情報を収集し、自分で意思決定を行うことである。

問 5　正解：4

保険診療における一部負担金の割合は、原則として診療報酬の4) 3割である。

義務教育就学前は2割、70歳以上75歳未満は2割、75歳以上は1割であるが、現役並みの所得があるものは3割負担となる。

問 6　正解：2

診療報酬の点数は、医療の進歩や経済状況の変動などに対応するため、通常、2) 2年に一度見直しが行われている。これを診療報酬改定と呼ぶ。

直近の改定は2020年度であるが、2019年度は10月に消費税率が8％から10％に引き上げられたことに対応するため、臨時で診療報酬改定が行われた。

問 7　正解：3

保険医療機関では、患者ごと、月ごとに診療報酬請求点数を集計して「診療報酬明細書」(レセプト) が作成される。保険医療機関はそこから患者自己負担額を差し引いたものを、3) 審査支払機関に請求する。審査支払機関には、「社会保険診療報酬支払基金 (支払基金)」と「国民健康保険団体連合会 (国保連)」の2つがある。前者には「健康保険 (職域保険)」分を、後者には「国民健康保険および後期高齢者医療制度」分を請求する。

問 8　正解：4

4) DPCコードは、傷病名 (上6桁、ICD-10で定義される) と手術や処置、副傷病や重症度などをもとに作成された14桁のコードで、このコードを決定する傷病名は、入院期間全体を通して治療した傷病のうち、もっとも人的・物的医療資源を投入した傷病名であり、4) が正解である。

DPCコーディングにおける副傷病名は、1) 入院時併存傷病名、2) 入院後発症傷病名のことである。なお、DPC導入の影響評価に係る調査では、ほかに主傷病名、3) 入院の契機と

なった傷病名、1）入院時併存傷病名、2）入院後発症傷病名も対象となる。

問 9　正解：1、4

1）禁煙外来は「ニコチン依存症」が疾病と認められたことより、一定の条件を満たせば保険が適用される。4）帝王切開は異常分娩であることより、保険給付の対象である。

下表に示すものは、保険給付の対象とならない。

・業務上の理由に起因	・自己診療
・健康診断	・厚労大臣の定めのない特殊治療、新治療
・予防接種、予防的医療	・研究目的の検査
・事業所への出張、巡回	・薬価基準未収載医療品の施用および処方
・美容目的	・犯罪、故意の事故
・正常妊娠・正常分娩	・少年院に入院中、監獄、留置場等に拘禁留置中
・人工妊娠中絶	・第三者行為（医療事故）

一般社団法人日本医療情報学会医療情報技師育成部会：医療情報 第6版 医学医療編，篠原出版新社，2019，より引用

問 10　正解：5

5）臨床心理士は、臨床心理学に基づいた知識や技術を用いて、人間のこころの問題にアプローチする専門家であり、公益財団法人日本臨床心理士認定協会が認定する民間資格である。その他、診療情報管理士、介護支援専門員（ケアマネージャー）、訪問介護員（ホームヘルパー）なども、各種団体等が認定する民間資格である。ちなみに医療情報技師は日本医療情報学会認定の資格である。

問 11　正解：2、4

日本では、腹腔内脂肪蓄積を反映するウエスト周囲径が男性85cm、女性90cm以上に加え、下に示す3項目のうち2項目以上を満たす場合、メタボリックシンドロームと診断される。2）体重や4）尿酸は用いられない。
・脂質：高トリグリセリド血症（150mg／dL以上）かつ／または5）低HDLコレステロール血症（40mg／dL未満）
・血圧：1）収縮期血圧130mmHg以上 かつ／または 拡張期血圧85mmHg以上
・血糖：3）空腹時血糖110mg／dL以上

問 12　正解：4

病床機能報告制度や地域医療構想では、病床

の機能を5）高度急性期、2）急性期、1）回復期、3）慢性期の4つに区分し、それぞれ下表のように定義されている（医療法施行規則第30条33の2）。したがって4）療養期は誤りである。

各都道府県は、各医療機関からの病床機能報告の情報を用いて、地域の医療機関が担っている医療機能と資源の現状を分析し、把握する。

高度急性期	急性期の患者に対し、状態の早期安定化に向けて、診療密度が特に高い医療を提供する機能。
急性期	急性期の患者に対し、状態の早期安定化に向けて、医療を提供する機能。
回復期	急性期を経過した患者に対し、在宅復帰に向けた医療またはリハビリテーションを提供する機能。
慢性期	長期にわたり療養が必要な患者を入院させる機能。

問 13　正解：4

在宅医療と介護の連携については、平成23〜24年度に「在宅医療連携拠点事業」、平成25年度から「在宅医療連携推進」が実施され、現在の「在宅医療・介護連携推進事業」は、介護保険法の地域支援事業に位置づけられている。本事業は、4）市町村が主体となり郡市医師会等と連携して取り組むものであり、“在宅医療・介護連携の課題の抽出と対応策の検討”、“切れ目のない在宅医療と介護の提供体制の構築推進”などを含む、8つの取り組みがなされている。

問 14　正解：2、4

医療の質評価は、設備や体制等に着目したストラクチャー指標、診療の手順に着目したプロセス指標、成果に着目したアウトカム指標の3つの視点から行われる。診療の成果に着目した組み合わせである2）と設備の有無に着目した組み合わせである4）が正解である。

1）手術後死亡率は診療の成果を示したものであるためアウトカム指標、3）早期リハビリテーション実施率は診療手順を示したものであるためプロセス指標、5）手術後合併症発症率は診療の成果を示したものであるためアウトカム指標となり、誤りである。

問 15　正解：3

3）医療法施行規則第1条の11および第9条にて臨床研究中核病院においては倫理審査委員会の設置は義務づけられているが、一般病院や診療所では3）臨床倫理委員会の設置は義務づ

けられていない。

1）、2）、4）、5）は平成19年の第5次医療法改正により義務づけられた項目であり、医療の安全に関する事項として各病院において設置が義務づけられている。

問 16　正解：1、5

インシデントレポートは、医療現場に内在する危険要素やリスクを把握するための情報収集ツールである。1）医療事故が発生した場合にもインシデントレポートを起票するが、医療事故報告書ではない。5）患者の不利益の有無にかかわらず提出する必要がある。

3）分析することで原因や関連するリスクを検討し、事前に対策を立てることを目的としている。2）ヒヤリとした、はっとした事例を把握することはインシデントを未然に防ぐことに繋がる。4）インシデントは発見者や当事者が報告し、患者への影響度が軽微なものやインシデントを未然に防いだものについても報告する。

問 17　正解：1

厚生労働省は医薬品、医療機器等に係る安全対策の強化を目的として医薬品、医療機器等の品質、有効性および安全性の確保等に関する法律（医薬品医療機器等法）を定め、製造、販売、品質管理、副作用報告などを規定している。同法では、医療機器を「高度管理医療機器」、「管理医療機器」、「一般医療機器」に分類している。

高度管理医療機器	管理医療機器	一般医療機器
人工透析器 人工呼吸器 輸液ポンプ ペースメーカー バルンカテーテル 人工心臓弁 心血管用ステント など	MRI X線撮影装置 超音波診断装置 心電計 電子血圧計 電子内視鏡 消化器用カテーテル 補聴器 など	X線フィルム 体外診断機器 手術用鋼製小物 手術用ガーゼ ネブライザー 手術用照明器 歯科技工用機器 など

問 18　正解：3

標準予防策とは、「すべての人の血液、体液、分泌物、汗以外の排泄物、創傷、および粘膜には感染性がある」という考え方に基づいて行う感染対策のことである。トリアージとは、災害発生時などに多数の傷病者が発生した場合に、傷病の緊急度や重症度に応じて治療の優先度を決めることである。

標準予防策には、2）手指衛生や4）個人防護具の使用、咳エチケット、腰椎処置の際の感染対策、安全な注射処置、1）患者配置、患者に使用した物品の安全な取り扱い、環境への対策、5）リネン類などの洗濯、職員の安全、安心な蘇生処置がある。

問 19　正解：3

入院診療計画書は、入院に際して病名、症状、治療計画、検査内容および日程、手術内容および日程、推定される入院期間、看護計画や栄養計画などからなり、医師・看護師・薬剤師・理学療法士・管理栄養士など関係職員により作成される。これは医療法第6条の4および同施行規則第1条の5にて「入院した日から起算して7日以内に作成し、当該患者又はその家族に対し当該書面を交付して適切な説明を行わなければならない。」と規定されている。なお、入院診療計画書の診療スケジュールは患者用に作成されたクリニカルパスで代用することが可能である。

問 20　正解：3

日本クリニカルパス学会ではクリニカルパスを「患者状態と診療行為の目標、および評価・記録を含む標準診療計画であり、標準からの偏位を分析することで医療の質を改善する手法」と定義している。診療行為の結果をアウトカム、目標との偏位をバリアンスという。アウトカムが達成されない状態は、3）バリアンスである。バリアンスを集積・分析し、クリニカルパスを改定することで診療の質を向上することができる。

問 21　正解：1

診療ガイドラインとは、Minds（EBM普及推進事業）の定義によれば「健康に関する重要な課題について、医療利用者と提供者の意思決定を支援するために、システマティックレビューによりエビデンス総体を評価し、益と害のバランスを勘案して、最適と考えられる推奨を提示する文書」とある。したがって1）は正しい。

臨床現場における意思決定の際に判断材料の一つとして利用されるが、個々の患者の状況に当てはまるとは限らず、最終的な判断は、患者と主治医が協働して行われる。したがって、2）診療にあたりガイドラインに従う義務はなく、3）保険診療の範囲にも影響しない。診療ガイドラインは専門学会などが5）専門家の意見や経験ではなく、科学的根拠に基づいて作成・公

表しており、4) 国の審査は不要である。

問 22　正解：3

3) 尿崩症とは、抗利尿ホルモン（バソプレシン）を産生する脳下垂体の機能低下（中枢性尿崩症）あるいは腎臓の反応性低下（腎性尿崩症）により、腎臓での尿の濃縮が十分に行われず、体内の水分バランスを崩すほどの多量の尿を排出する疾患である。膀胱や膀胱周囲の疾患（神経因性膀胱、膀胱炎、前立腺肥大など）では、尿回数は増える（頻尿）が尿量は増えない。

問 23　正解：1

膵臓は、消化酵素を含む膵液を腸管内へ分泌（外分泌）するほかにも、内部に点在するランゲルハンス島と呼ばれる小さな細胞の集塊から、インスリンや1) グルカゴン（いずれも血糖値調節に関与）、ソマトスタチンなどのホルモン分泌（内分泌）も行っている。

2) オキシトシン、4) 成長ホルモンは下垂体後葉、5) アルドステロンは副腎皮質から分泌される。3) カルシトニンはカルシウム・リン代謝に作用ホルモンであり甲状腺から分泌される。

問 24　正解：5

5) アナフィラキシーは、主として過去に暴露され免疫を有している原因物質に再度暴露された際に急速に引き起こされる全身性のアレルギー反応により、皮膚の紅潮・そう痒、気道狭窄・呼吸困難、血圧低下・意識障害などを伴うものである。

1) 日本脳炎は日本脳炎ウイルスによる感染症、2) 腹部大動脈瘤は、高血圧・動脈硬化・遺伝素因・加齢等により大動脈内腔が異常に拡大するもの、3) 再生不良性貧血は骨髄の異常により血球が減少するもの、4) 胆のうポリープは胆のうの内腔上皮の一部が増殖していぼ状に隆起したものであり、いずれもアレルギー反応は主因ではない。

問 25　正解：5

後発医療用医薬品とは、新しい有効成分や効能・効果等を有することが臨床試験等により確認され承認された新薬（先発医薬品）の特許が切れた後に、その新薬と同一の有効成分を同一量含み、同一投与経路の製剤であり、効能・効果、用法・用量も原則的に同一の医薬品で、5) 生物学的同等性試験等にてその新薬と治療学的に同等であることが検証されたものをいう。

したがって、3) 開発のために成分探索を行うことはなく、4) 新規性の評価が行われることもない。1) 開発期間も多くは2〜3年と短い。2) 後発医薬品の初収載薬価は先発医薬品の×0.5を基本とし、同一銘柄の品目数や同一規格数などによる調整や補正が行われる。

問 26　正解：4

特定生物由来製品取扱医療関係者は、担当した特定生物由来製品の使用の対象者の氏名、住所、名称及び製造番号又は製造記号、使用した年月日、その他の保健衛生上の危害の発生又は拡大を防止するために必要な事項を記録しなければならない。また、薬局の管理者又は病院、診療所若しくは動物診療施設の管理者は、この記録を使用した日から起算して少なくとも4) 20年間、保存しなければならない（医薬品医療機器法第68条の22、同施行規則第237条、240条）。

問 27　正解：4

麻薬及び向精神薬取締法第3条（免許）に、「麻薬輸入業者、麻薬輸出業者、麻薬製造業者、麻薬製剤業者、家庭麻薬製造業者又は麻薬元卸売業者の免許は厚生労働大臣が、麻薬卸売業者、麻薬小売業者、麻薬施用者、麻薬管理者又は麻薬研究者の免許は都道府県知事が、それぞれ麻薬業務所ごとに行う。」とある。したがって、麻薬施用者免許を交付するのは4) 都道府県知事である。

問 28　正解：3

処方箋の記載事項については、医師法施行規則第21条および歯科医師法施行規則第20条に、「患者に交付する処方せんに、患者の氏名、年齢、薬名、分量、用法、用量、発行の年月日、使用期間及び病院若しくは診療所の名称及び所在地又は医師（歯科医師）の住所を記載し、記名押印又は署名しなければならない。」とある。したがって、3) が正解である。

近年、調剤薬局での処方鑑査の一助となるよう、処方箋に5) 臨床検査値や、医師が1) 病名等を入力して印字する機能を持つ医療機関もあるが必須ではない。4) 処方箋は医師による処方指示であり、そこに薬剤師は関与しない。2) 患者住所は通常の処方箋では記載の必要はないが、麻薬処方箋では必要である。

問 29　正解：1、4

看護実践用語標準マスターは、（財）医療情報

システム開発センター（MEDIS-DC）が厚生労働省の委託を受けて作成した用語集であり、1) 看護観察編と 4) 看護行為編から構成されている。看護観察編は、観察結果を記載するための項目名称として作成された用語集、看護行為編は行為名称を整理した用語集となっている。

問 30　正解：4

臨床検査は、患者から排出・採取された血液・組織・糞尿等を材料とする検体検査と、患者の体に各種のセンサーを装着し、その信号を記録する生理検査に大別される。臨床検査は、血液学的検査（赤血球数・血沈など）、生化学的検査 [2) 血糖検査・4) 血液ガス分析など]、血清学的検査（CRP など）、微生物学的検査（細菌培養など）、病理学的検査 [1) 細胞診・組織診など]、一般検査（便潜血など）などに分類される。生理機能検査には、5) 心電図検査、呼吸機能検査、超音波検査、脳波検査などがある。3) 炎症反応検査は代表的な炎症反応性蛋白である CRP をはじめ、検体を用いる検査である。

問 31　正解：3

3) AST や ALT は、肝細胞内に存在する酵素であり、軽微な肝細胞の傷害であっても血液中に逸脱し血中濃度が上昇する。厳密な意味での肝臓の機能（蛋白合成能など）を表すものではないが、肝機能障害の主因がウイルスやアルコールなどによる炎症であり、細胞傷害に伴ってこれらが鋭敏に上昇するため代表的な肝機能検査として用いられる。

主に筋に含まれる 4) CK は筋細胞の傷害（心筋梗塞など）、2) 尿素窒素（BUN）は腎機能低下、1) 血糖と 5) HbA1c は糖尿病の診断に用いられる。

問 32　正解：3

3) PSA は前立腺から精液内に分泌される蛋白で、前立腺がんで血中濃度が上昇するため、腫瘍マーカーとしてスクリーニングや治療判定に用いられる。

1) T3 は甲状腺ホルモンであり、血中濃度は Basedow 病で上昇、橋本病などで低下する。2) GFR は腎臓の糸球体濾過量（単位時間あたりの糸球体で濾過される血液量）であり、腎臓の機能を反映する。4) CRP は代表的な炎症反応性物質である。5) HbA1c は、赤血球内のヘモグロビンのうち、非酵素的にグルコース（ブドウ糖）と結合したものの割合であり、糖尿病の診断や経過観察に用いられる。

問 33　正解：1

細胞内電解質は、1) K^+ と $HPO_4{}^{2-}$ でその大部分が占められる（K^+：150 mEq/L、$HPO_4{}^{2-}$：100 mEq/L 程度）。

一方、Na^+、Cl^-（塩素）は細胞外液（血漿と組織間液）に多く含まれ [3) Na^+：140 mEq/L、2) Cl^-：105 mEq/L 程度]、体液浸透圧や細胞外液量の維持に寄与している。K^+ の細胞外液濃度は細胞内の数十分の一と低く保たれている。この濃度差は神経・筋の興奮・収縮に重要であり、例えば血中 K^+ 上昇は不整脈の原因となる。4) Ca^{2+}、5) Mg^{2+} も細胞内でそれぞれ信号伝達や酵素活性化などに関連して重要な役割を持つが、濃度としては K^+ よりずっと低い。

問 34　正解：3

生理機能検査とは、患者の身体を対象にして計測を行う検査であり、心電図検査や 3) 心臓エコー検査をはじめとする各種超音波検査、肺機能検査、脳波・筋電図検査などがある。

1) 髄液検査は腰椎穿刺で脊髄腔に針を留置して脊髄圧を測定し、髄液を採取する検査で、髄膜炎等の診断に用いられる。検体の性状観察のほか、細胞数や糖、蛋白、Cl 等を測定する。2) 骨密度検査には放射線を用いるものが多く、エネルギーの強さの異なる 2 種類の X 線を照射し骨と軟部組織の吸収率の差で骨密度を測定する DEXA 法が代表的である。4) 腫瘍マーカーは癌が特異的に産生する物質で、腫瘍の有無や種類、進行度の指標となる血液検査である。5) 骨シンチグラフィ検査は核医学検査で、骨のカルシウム代謝の盛んな部位に集積する ^{99m}Tc-HMDP を用いて画像化し、骨転移や骨折の診断に用いられる。

問 35　正解：2、4

眼科の検査ではさまざまな診察や検査においてまわりの光環境が影響する。このため眼科では、診察や検査を明室（明るい部屋）と暗室（暗い部屋）を使い分けて行う。4) 視力や調節・2) 色（色覚など）・斜視の検査などは明室で行う。

一方、細隙灯顕微鏡（立体顕微鏡）を使って眼球の前から奥までを詳細に検査する 5) 細隙灯検査や、倒像鏡を使って眼底をくまなく観察する 1) 眼底検査などは、暗室の中で行う。3) 視野検査・眼底写真撮影なども暗室の中で行う必要がある。

問 36　正解：3

3) PET（Positron Emission Tomography）は

腫瘍など目的臓器に集積しやすい放射性同位元素を含む薬剤を人体に投与し、体外に放出されるγ線を体の周囲360°方向から同時計測して、放射性医薬品の体内分布を断層画像にするものである。

1) CT、4) 骨密度検査、5) 血管造影検査はいずれも放射線等を照射して、その透過像や吸収値から画像を得るものである。2) MRIは磁気と電磁波を用いることで体内の水素原子が反応して放出される信号をコンピュータ解析して画像化するものである。

問 37　正解：2
2) 肝臓がんの診断には、主に超音波やCT、MRI、血管造影検査が用いられる。慢性肝疾患等で、肝表面の観察や組織診断を行うために腹腔鏡検査を行うことはあるが、がんの診断に用いることは少ない。組織診断を行う場合でも超音波下肝生検が行われる。

1) 胃がんや3) 大腸がんのような消化管疾患の診断には内視鏡検査が広く用いられる。4) 胆管がんは、肝臓がんと同様に超音波検査やCT、MRIによる画像診断が重要である。さらに病巣の詳細な観察や組織診断を行う場合は、経乳頭的な胆管鏡を用いる。5) 膀胱がんの診断には、経尿道的に膀胱鏡を挿入して直接観察と組織診断を行う。

問 38　正解：3
悪性腫瘍の治療では，腫瘍の根治を目的とするものを3) 根治的治療、根治的治療が困難で症状緩和を目的とするものを姑息的治療という。

手術を行う場合は2) 外科的治療または1) 観血的治療、手術を行わず薬物を主として行う治療を薬物治療、内科的治療あるいは5) 非観血的治療という。非観血的治療には放射線、レーザー、凍結など物理エネルギーを使用するものを含む。また、生体の治療に対する負担が大きいものを4) 侵襲的治療、負担が少ないものを非侵襲的治療という。

問 39　正解：3、5
3) 手術説明同意書は、インフォームドコンセントの観点から、侵襲性の大きい検査や手術にあたり、患者への説明と同意書の取得時に必須とされているものである。5) 入院診療計画書は医療法第6条の4および同施行規則第1条の5にて、入院後7日以内に作成し、患者に交付・説明することが義務付けられている。

1) 看護サマリの保存は医療法で義務づけられているが、患者の確認は必要としない。2) 退院サマリは、患者の入院時の診療内容の要約で、退院後に医療従事者間の情報共有で活用されるもの、4) 診療情報提供書は、他医療機関への患者紹介時や検査結果の報告等のために作成されるもので、いずれも患者の確認は必要としない。

問 40　正解：1
医療法施行規則第20条において診療に関する諸記録は病院日誌、各科診療日誌、処方せん、手術記録、看護記録、検査所見記録、エックス線写真、入院患者及び外来患者の数を明らかにする帳簿並びに入院診療計画書とされ、保存期間は1) 過去2年間とされている。

問 41　正解：2
感度とは「病変がある人のうちで、検査が陽性になる人の割合」、特異度とは「病変のない人のうちで、検査が陰性になる人の割合」のこと。従ってこの検査における感度と特異度は以下の通りで、2) が正しい。

感度 = $3/(3 + 2) = 0.6 (60\%)$
特異度 $= 10/(5 + 10) = 0.666... (67\%)$

問 42　正解：5
5) 多くはランダム化比較試験（RCT）のような質の高い研究が対象であるが、それ以外のものも用いられる。

システマティック・レビューとは、文献をくまなく調査して、出版バイアスのようなデータの偏りを限りなく除き、研究のエビデンスについて系統的な検索、特定、選択、評価、統合を行うことで、エビデンスレベルは最も高い。診療ガイドラインとは、複数の臨床研究のシステマティック・レビューとその総体評価、益と害のバランスなどを考慮して、患者と医療者の意思決定を支援するために最適と考えられる推奨を提示する文書である。よって1)～4) は正しい。

問 43　正解：3、4
3)、4) が正しい。探索試験（前期・後期）は少人数の患者を対象に「第Ⅱ相」で実施する。

1) 検証試験は、多数の患者を対象に、実際の治療に近い形での効果と安全性を調べるために「第Ⅲ相」で実施する。2) 臨床薬理試験は、臨床試験の「第Ⅰ相」において健常人を対象として実施される。5) 製造販売後臨床試験は、

時間的制約その他の理由から、新薬の承認・市販後に実施される試験のことで、市販前に行われる臨床試験とは異なる。

問 44 正解：3

箱ひげ図の作成には、まずデータを大きさ順に並べ25％ずつ4等分する。下位25％点（順位が下から25％点の値、25パーセンタイル）を第1四分位数、50％を2）中央値、75％を5）第3四分位数という。箱の両端は、第1四分位数と第3四分位数で、箱の中に中央値（50％点）を記入する。箱の長さを4）四分位範囲と呼ぶ。ひげは、最大値・1）最小値や5％・95％値を示すのに使用される。適当な形（色を変えた線、星形など）で平均値を示すこともある。3）標準偏差とは平均値からの散らばり具合（ばらつき）を表す指標の一つであり、箱ひげ図で表現することはできない。

問 45 正解：4、5

データのばらつきを示す指標は、4）標準偏差（正規分布の場合）と5）4分位範囲（正規分布であることを必要としない）である。

1）最頻値、2）中央値、3）平均値は、データの分布の位置（大きさ）を示すものである。

問 46 正解：2、5

2）符号検定は、「介入」の前後で測定値に変化があったかどうかを検定する方法である。測定値そのものは使用せず、その増減の方向のみを使用するため、母集団の分布を仮定する必要がない。5）Wilcoxonの順位和検定は、測定値の大きさの大小関係に注目して、各測定値の全体中の順位（rank）をデータとして使用する。測定値そのものは使用しないため、母集団の分布を仮定する必要がない。

1）、3）、4）は、母集団が正規分布していることを仮定して行う検定である。

問 47 正解：5

仮説検定では、まず2）対立仮説と帰無仮説を立て、1）有意水準を設定し、3）検定のために使う統計量を決める。4）観測したデータから検定統計量の値を計算し、帰無仮説が成り立つ場合の検定統計量の分布を求め、一定の有意水準での棄却域を決める。検定統計量の値が棄却域に含まれれば帰無仮説を棄却し対立仮説を採用するため、5）は誤りである。

問 48 正解：2

DPC対象病院のみに提出が求められているのは診断群分類点数表により算定する患者の包括評価点数等をまとめた2）Dファイルである。

1）様式1はDPC準備病院を含む調査参加病院、3）Hファイルは対象入院料を算定している病院、4）外来EF統合ファイルはDPC対象病院およびデータ提出加算2を算定している病院、5）入院EF統合ファイルは入院医科保険を利用する全患者に提出が求められている。

問 49 正解：1、4

NDBの正式名称はレセプト・特定健診等情報データベースであり、NDBには電子化された2008年度実施分からの1）特定健診データおよび2009年4月分からの4）医療保険レセプトデータが格納されている。

問 50 正解：5

全国がん登録は2013年に成立した「がん登録等の推進に関する法律（がん登録推進法）」によって定められた事業であり、がんと診断された人の基本情報・腫瘍情報・初回治療情報・生存状況情報・管理情報の各データを5）都道府県に設置されたがん登録室に届け出ることが義務化されている。

問 1　正解：5

選択肢にある情報の単位の接頭辞は、それぞれ、G（ギガ）10^9、T（テラ）10^{12}、E（エクサ）10^{18}、P（ペタ）10^{15}、M（メガ）10^6である。各データ量は、1) 4×10^9 Byte、2) 4×10^{12} Byte、3) 0.4×10^{18} Byte $= 4 \times 10^{17}$ Byte、4) 0.8×10^{15} Byte $= 8 \times 10^{14}$ Byte、5) 800×10^6 Byte $= 8 \times 10^8$ Byte、となり、最も小さいのは、5) である。

問 2　正解：4

16進数の10進数への変換では、各桁を16進数から10進数に変換して、位の重みを掛けて足し合わせる。$F_{(16)} = 15_{(10)}$、$8_{(16)} = 8_{(10)}$ であるため、$F8_{(16)} = 15_{(10)} \times 16^1 + 8_{(10)} \times 16^0 = 15_{(10)} \times 16 + 8_{(10)} \times 1 = 248_{(10)}$ となり、4) 248が正解である。

問 3　正解：3

2進数の和を16進数で表すには、各桁を足したのち、16進数に変換する。桁を揃え、桁上がりに注意して足すと、

```
  10010
+  1010
-------
  11100
```

となる。これを下位から4桁毎に区切ると「$1_{(2)}$」および「$1100_{(2)}$」となる。$1_{(2)} = 1_{(16)}$、$1100_{(2)} = C_{(16)}$ であり、3) 1C が正解である。

問 4　正解：3

ベン図の網掛け部分は「A、Bのいずれでもない」部分で、演算で表現すると、「NOT（A OR B）」となり 3) が正解である。

1) は、「AまたはB」の部分、2) は、「AかつB」の部分、4) は「AかつB」ではない部分、5) は「AではなくかつB」の部分で、それぞれのベン図は下に示す通りである。

問 5　正解：1

24ビットカラーは1つの画素を $24\,\mathrm{bit} = 3\,\mathrm{Byte}$ で表現するため、画素数 $1{,}600 \times 1{,}200$ の画像8枚の容量は、$3 \times 1{,}600 \times 1{,}200 \times 8 = 46{,}080{,}000\,\mathrm{Byte}$ である。

$$\frac{46{,}080{,}000\,\mathrm{Byte}}{2^{10}} = 45{,}000\,\mathrm{KByte}、$$

$$\frac{45{,}000\,\mathrm{KByte}}{2^{10}} \fallingdotseq 43.9\,\mathrm{MByte}\ であり$$

2)、3)、5) の容量では保存できない。保存可能なのは、1) $50\,\mathrm{MByte}$、4) $0.5\,\mathrm{GByte} \fallingdotseq 500\,\mathrm{MByte}$ であり、このうち最小の 1) が正解である。

問 6　正解：4

4) VDI（Virtual Desktop Infrastructure：デスクトップ仮想化）はリモートデスクトップ接続などを用いて、端末からホストコンピュータを利用する。

1) 仮想メモリ（Virtual Memory）はハードディスクなどの補助記憶装置の一部を利用して主記憶装置の容量を超える大容量のメモリ領域を割り当てる機能である。2) 仮想現実感（人工現実感：Virtual Reality：VR）は想定する目的に対し、現実と同等と人間に認識させる環境を仮想的に作り出す技術である。3) サーバ仮想化（Server Virtualization）は一台のサーバを複数の仮想的なサーバとして別々のサービスやソフトウェアを動作させる技術である。5) アプリケーション仮想化とは、アプリケーションをユーザ各々のコンピュータにインストールするのではなく、サーバで保管・共有するシステムである。

情報処理技術系 2021・

1)
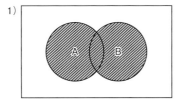

2)
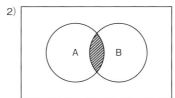

4)
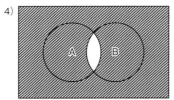

5)
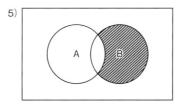

問 7 正解：1

LTO（Linear Tape-Open）はコンピュータ用磁気テープ技術（規格）の一つである。1）磁気を用いて記録する。大量のデータを比較的低コストで保存することが可能なため、長期間保存するのに適している。

問 8 正解：2

2）FHD（Full-HD）の解像度は1,920×1,080である。

1）SXGA（Super XGA）の解像度は1,280×1,024である。3）WUXGA（Wide UXGA）の解像度は1,920×1,200である。4）DCI（Digital Cinema Initiative）4Kの解像度は4,096×2,160である。5）8Kスーパーハイビジョン（Super Hi-Vision, SHV）の解像度は7,680×4,320である。

問 9 正解：5

5）RAID10は、データをストライピング（RAID0）で分割した後、ミラーリング（RAID1）する。高速の読み書き速度と冗長性による信頼性を高める目的で用いられる。図では「ABCDEFGHI」が「ADG」「BEH」「CFI」にストライピングされた後、それぞれがミラーリングされて記録されている。

3）RAID5はストライピングしたデータとそのパリティ値を各ディスクに分散して記録する。4）RAID6は2種類のパリティ値を用いることでRAID5の耐障害性をより高めたものである。

問 10 正解：3

CPUにおける命令の実行手順は4つの過程（ステージ）に分けられる。3）①読込：メインメモリからの命令読み込み（フェッチ）、②解読：命令の解読（デコード）、③実行：命令の実行（エグゼキュート）、④出力：演算結果のメインメモリへの書き出し（ライトバック）の順で行われる。

問 11 正解：2

2）RJ-45（モジュラー式コネクタ）はネットワークケーブルを接続するのに用いられる。

1）HDMI Type Aコネクタはディスプレイやプロジェクタとコンピュータをデジタル接続し、映像信号と音声信号を送る。3）USB Type Aコネクタ、4）USB Type Cコネクタともに、周辺機器とコンピュータを接続するのに用いられる。5）D-Sub15ピンコネクタはディスプレイやプロジェクタとコンピュータをアナログ接続するのに用いられる。

問 12 正解：2

2）MDMは、Mobile Device Managementの略で一般にスマートデバイスの集中管理を行うシステムを指す。

1）DRM（Digital Rights Management）は不正コピー防止などのデジタル著作権管理技術、3）BYOD（Bring Your Own Device）は私物端末を業務システムに接続して使用することを指す。4）MIMO（Multiple Input Multiple Output）は無線LANにおける端末とアクセスポイントの間でN対Nの通信を実現する技術である。5）MVNO（Mobile Virtual Network Operator）は「仮想移動体通信事業者」と呼ばれる、自社で通信基地局を所有していない通信事業者のことである。

問 13 正解：5

5）Androidはスマートフォンで良く用いられるOSである。

1）FHIR（Fast Healthcare Interoperability Resources）はHL7により開発された医療情報関連の標準規格、2）Javaは汎用プログラミング言語とソフトウェアプラットフォームの双方を指す総称ブランドである。なお、Javaはオラクルおよびその関連会社の登録商標である。3）Rubyはオブジェクト指向スクリプト言語のひとつである。4）Apacheはフリーかつオープンソースで、クロスプラットフォームのWebサーバソフトウェアである。

問 14 正解：1

論理型変数は取り得る値は「真」と「偽」のみである。したがって、必要な情報量は1）1bitである。

問 15 正解：2

データ構造の図から、2）ツリー（木）構造であることがわかる。

1）キューは最初に格納したデータから順に取り出す構造を持った一次元配列、3）リストはセル（ノードともいう）と呼ばれる単位からなるデータ構造である。4）スタックは最後に格納したデータから順に取り出す構造を持った一次元配列のことである。5）ネットワークはデータ構造を示す言葉としては使用されない。

問 16 　　正解：1

標本化は、時間的に連続して変化する量を一定の時間間隔で区切り（離散化し）、区切ったところの値を取り出す。量子化は、連続量を持つ1点の値を等間隔で区切り、離散化する。符号化は、情報を一定の規則に従ってデータに置き換える。アナログ（連続する）信号のデジタル化は、まずアナログ信号を時間的に離散化し、取り出された各点の値を量子化し、量子化された情報を変換する（符号化）することでデジタル信号へと変換する。したがって正解は1)である。

問 17 　　正解：1

このフローチャートは、和を求める計算を示している。ここで変数 x は、最後に印刷を行っているため、和（計算結果）を表し、変数 i は計算が行われた回数を示している。したがって、ループ内で行われる（①）の作業として行われるのは1)となる。

問 18 　　正解：3

「WHERE 検査1>8.0 AND 検査2>70」で、検査1の値が8.0より大きく、かつ、検査2の数値が70より大きいものが抽出される。（検査1,検査2）の組み合わせで条件を満たすものは、4行目（13.8, 80）、10行目（13.3, 81）、12行目（10.6, 71）の3行である。「GROUP BY 患者番号,氏名」で、患者番号と氏名が同じ4行目と12行目がまとめられ、結果は3) 2行となる。

問 19 　　正解：5

「WHERE 検査2>50」で、検査2が50より大きいものが抽出される。「ORDER BY 検査2」で、検査2の小さいものから順に並べられる。ORDER BY は、昇順（ASC）と降順（DESC）の指定ができるが、省略した場合は昇順を意味する。検査2が50以上の行のうち、最小値は5行目の51、2番目に小さいのは2行目の67、3番目は最終行の71となる。したがって結果の3行目の検査値は表の最終行の5) 検査1：10.6,検査2：71、となる。

問 20 　　正解：3

3) 原子性は、トランザクション処理が「すべて実行される」か「1つも実行されない」のどちらかの状態となる特性である。

1) 一貫性は、トランザクションの前後や途中でも整合性が保たれる特性である。2) 機密性は、情報セキュリティの3要素（CIA）の一つでトランザクション処理とは関係ない。4) 持続性は、確定したトランザクションの結果が確実に記録され失われない特性である。5) 独立性は、トランザクションの過程が隠蔽され、他のトランザクションに影響しない特性である。

問 21 　　正解：3

3) 射影は関係データベースで表から特定の列を取り出す操作である。

1) 差は、2つの表から一方にしかない行を取り出す操作である。2) 結合は、複数の表を結合して1つの表のように扱う操作である。4) 選択は、表から条件に適合する行を取り出す操作である。5) 直積は、2つの表から1行ずつを取り出した組み合わせすべてを作る操作である。

問 22 　　正解：3

3) デッドロックは、2つのトランザクションで排他制御が競合して処理が進まなくなる状態である。

1) アボートは、トランザクションの中断である。2) コミットは、トランザクションの処理結果を確定することである。4) ロールバックは、トランザクション失敗時に開始前の状態に巻き戻すことである。5) ロールフォワードは、処理完了のログは残っているが障害等でストレージに書き込まれなかったトランザクションを処理完了の状態まで戻すことである。

問 23 　　正解：2

2) IPv6 は IPv4 とパケットのフォーマットが異なるため直接通信することはできない。

1) 最近の無線 LAN ルータは IPv6 に対応しているため利用可能である。3) IPv6 は128ビットのアドレス長で構成され、32ビット長のIPv4 よりも多くのアドレスを扱える。4) IPv6は通信を暗号化する機能 IPsec が拡張されている。5) IP パケットのヘッダは IPv4 では可変長だが、IPv6 では40バイトの固定長になっている。

問 24 　　正解：4

末尾の数値22はサブネットマスクの長さが22ビットであることを表す。IP アドレス32ビットのうちアドレス部が22ビット、ホスト部が10ビットになる。したがって10ビットが表すことができるホスト部のアドレス数は、2^{10} で 1,024 になる。正解は4)になる。ただし、

実際には、0x0000000000 と 0x1111111111 は予約されているため端末に割り当てられるホストアドレス数は 1,022 になる。

問 25　　正解：3

3) NAPT (Network Address Port Translation) はプライベートとグローバルの IP アドレス間の変換を自動で行い接続を可能にする。

1) CIDR (Classless Inter-Domain Routing) は従来の IP アドレスのクラス A、B、C のクラス分けを廃止し経路の選択を柔軟にできる仕組みである。2) ICMP (Internet Control Message Protocol) は、通信における誤り通知や通信状態を知るのに利用される。4) SNMP (Simple Network Management Protocol) はルータやサーバなどを監視するためのプロトコルである。5) RADIUS (Remote Authentication Dial-In User Service) はユーザの認証や利用状況を記録するためのプロトコルである。

問 26　　正解：3

3) スパニングツリーはスイッチなどで誤ってループを作ってしまったときにデータの循環を回避するための機能である。

1) トークンリングはリング状のネットワーク形態の規格である。2) フレームリレーはパケット交換網を利用したデータ通信である。4) マルチホーミングは負荷分散と耐障害性のため複数の異なる回線を介してインターネットに接続することである。5) リンクアグリゲーションは通信速度や耐障害性を向上させるため、複数の回線をひとつの回線とする技術である。

問 27　　正解：2

2) DHCP (Dynamic Host Configuration Protocol) はネットワークに接続した端末などに IP アドレスなどのネットワーク情報を提供するプロトコルである。

1) FTP (File Transfer Protocol) はファイル転送を行うためのプロトコルである。3) HTTP (HyperText Transfer Protocol) は Web ブラウザと Web サーバとのデータの送受信のためのプロトコルである。4) POP3 (Post Office Protocol) は電子メールを受信するためのプロトコルである。5) SMTP (Simple Mail Transfer Protocol) は電子メールを転送するためのプロトコルである。

問 28　　正解：4

4) デフォルトゲートウェイは送信相手までの経路が不明な場合にパケットを送るためにあらかじめ設定された IP アドレスをいう。

1) DNS サーバは Domain Name System の仕組みにより IP アドレスとドメイン名を変換するコンピュータ、またはソフトウェアをいう。2) LDAP (Lightweight Directory Access Protocol) サーバは TCP / IP ネットワークで利用者に関する情報や接続機器の情報などディレクトリサービスにアクセスするためのプロトコルを提供する。3) WINS (Windows Internet Name Service) サーバは IP アドレスとコンピュータ名を相互に変換するための Windows ネットワークのサービスを提供する。5) リンクローカルアドレスは端末が属するネットワークセグメントでのみで通信が可能な IP アドレスをいう。

問 29　　正解：3

3) VPN は Virtual Private Network の略で、仮想専用線と訳される。

1) VDT は Visual Display Terminal の略で、情報端末を示す。2) VOD は Video On Demand の略で、ユーザが希望したタイミングで視聴できる映像サービスを指す。4) VLAN は Virtual Local Area Network の略で、複数の L3 ネットワークをまたいだ L2 セグメントを仮想的に構築する技術である。5) VoIP は Voice over Internet Protocol の略で、IP ネットワーク上で音声通信を行う技術を指す。

問 30　　正解：3

3) IEEE802.11ac の最大通信速度は 6.9Gbps と、伝送速度が選択肢中で最大である。通信には 5GHz 帯を使用する。

1) IEEE802.11a の最大通信速度は 54Mbps で、5GHz 帯を使用する。2) IEEE802.11b の最大通信速度は 11Mbps で、2.4GHz 帯を使用する。4) IEEE802.11n の最大通信速度は 600Mbps で、2.4GHz 帯、5GHz 帯の両方を使用する。5) IEEE802.11g の最大通信速度は 54Mbps で、2.4GHz 帯を使用する。

問 31　　正解：4

1Gbps の回線では、毎秒 1G ビットのデータを転送できる。問の条件では伝送効率が 50% なので、ダウンロードのデータ転送は毎秒 0.5G ビットとなる。ダウンロードするファイルは 1Gbyte、すなわち 8G ビットなので、転送には 4) 16 秒を要する。

8G ビット ÷ 0.5G ビット/秒 = 16 秒

問 32　正解：2

2) スター型ネットワークは、中心となるノードから放射状に機器が接続される形態で、上流から描くと各ノードで分岐するツリー状の接続形態となる。

1) バス型ネットワークは、一本のケーブルに複数の機器が接続される形態である。3) リング型ネットワークでは、各ノードが一つの輪を作るように接続される。4) メッシュ型ネットワークには、すべてのノードが他のすべてのノードと接続されたフルメッシュ型と、この接続が一部省略された5) パーシャルメッシュ型がある。

問 33　正解：5

5) Cookie は Web サイトにアクセスした際にサーバから発行されるテキストファイルで、次回アクセス時にブラウザが保存していた Cookie をサーバに送信することで、そこに書かれたログイン情報などを再利用できる。

1) CGI（Common Gateway Interface）は Web サーバが他のプログラムを呼び出してコンテンツを動的に生成する仕組みである。2) CSS（Cascading Style Sheets）は、Web コンテンツの表示形式を定義する言語である。3) URL（Uniform Resource Locator）は、インターネット上に存在するリソースの所在を表すアドレスである。4) HTML（HyperText Markup Language）は、文書構造を記述する言語であり、Web コンテンツの作成に広く使われている。

問 34　正解：5

5) ゼロデイアタックとは、ソフトウェアにセキュリティ上の脆弱性（セキュリティホール）が発見されたときに、開発元などから提供される修正プログラムやパッチが適用される前にその脆弱性を悪用して行われる攻撃をいう。

1) と 4) は DoS 攻撃（Denial of Service attack）についての内容である。2) は DoS 攻撃の1つである DDoS 攻撃（Distributed Denial of Service attack）で、多数の端末からメールやファイルを大量に送りつけ、情報システムに負荷をかけ、サービスを停止させる行為である。3) はフィッシングメールで、実在する企業やサービスを装ったメールを送りつけ、対象の個人情報を窃取する手法のことである。

問 35　正解：4

4) ソーシャルエンジニアリングとは、問題文の行為のほか、パスワードの入力操作を覗き見する、廃棄された書類や中古 PC などから情報を入手する方法などがある。

1) DoS 攻撃（Denial of Service attack）は、標的に大量の要求（メールやファイル）を送りつけ過負荷にさせ、サービスを停止させる行為である。2) フィッシングは、偽装された URL をクリックさせ、個人情報を取得するオンライン詐欺のことである。3) ポートスキャンは、サーバ上の稼働サービスを調査する方法で、サイバー攻撃の事前調査として悪用されるケースがある。5) クロスサイトスクリプティングは、攻撃対象の Web サイトの脆弱性を利用して悪質なサイトへ誘導するスクリプトを仕掛けることで、サイトに訪れるユーザの個人情報などを詐取する攻撃のことである。

問 36　正解：5

5) 物理的対策とは、災害や人的破壊などから機器・装置などを物理的な方法で守ることで、入退室管理や情報機器などの記録媒体の移動や廃棄も含めた管理である。

1) 人的対策とは、人によるセキュリティリスクに対応するための対策で、ユーザに対する教育・訓練の実施などを行う。2) 環境的対策とは、地震や火災、停電などにより利用不能になることを防ぐ対策のことである。3) 技術的対策とは、情報技術を用いてシステムの破損を防ぐことで、ウイルス対策やファイアウォールによる防御、ネットワークの常時監視などがある。4) 組織的対策とは、情報資産を取り扱う上でのルールの作成および遵守徹底などを行う。

問 37　正解：4

4) IPS（Intrusion Protection System）は、侵入防止システムを表し、通信を監視して不正なアクセスを検知すると自動的に防御するシステムである。

1) DMA（Direct Memory Access）は、CPU を介さずに周辺機器やメインメモリなどの間で直接データ転送を行う方式である。2) DMZ（DeMilitarized Zone）は、非武装地帯を意味し、外部ネットワークと内部ネットワークの間に置かれ、どちらのネットワークにも属さないファイアウォールに守られた領域のことである。3) IDS（Intrusion Detection System）は、侵入検知システムを表す。5) WPA（Wi-Fi Protected Access）は、Wi-Fi Alliance が発表した無線 LAN の暗号化方式である。

問 38　正解：2

2）電子署名とは、紙文書でのサインや印鑑に相当し、電子文書に電子署名を行うことで本人確認や偽造・改ざん防止のために用いられる。

1）「生体認証」とは、顔や指紋などの生体情報を使って本人を識別する仕組みである。3）多要素認証とは、認証の3要素である知識情報、所持情報、生体情報のうち、2つ以上の要素を組み合わせて認証する。4）IDとパスワードによる認証は、情報システムを利用する際に最も一般的な認証方法であるが、認証の限界があり多要素認証に移行しつつある。5）ワンタイムパスワードは、一定時間ごとにパスワードが更新される認証の仕組みである。

問 39　正解：4

公開鍵を用いた暗号化通信では、受信者は「公開鍵」と「秘密鍵」というペアの鍵を作成し、1つを公開し、もう1つは自分で保管する。このアルゴリズムは、「公開鍵で暗号化したものは、秘密鍵でしか復号できない」、「片方の鍵から、もう一方の鍵を類推することはできない」という特性がある。暗号化されたメッセージは受信者の持つ秘密鍵でしか復号できないため、途中で第三者に傍受されても中身を解読されることはないので、安全にメッセージの送受信が可能となる。

問 40　正解：2

2）SQLインジェクション攻撃は、データベースと連動したWebサイトで用いられる検索や問い合わせ操作を行うプログラムに対して、SQL文の断片を与えることでデータベースの改ざんや不正に情報を入手する攻撃で、標的型攻撃の1つである。

1）水飲み場攻撃は、攻撃対象のユーザが普段アクセスするWebサイトを改ざんし、そのWebサイトへの訪問によりマルウェアに感染する手法である。3）バッファオーバーフロー攻撃は、確保されたメモリ領域（バッファ）を超えたデータを送り付けることにより、システムの機能を停止させたり、プログラムを暴走させる攻撃である。4）クロスサイトスクリプティング攻撃は、Webサイトの訪問者の入力をそのまま画面に表示する掲示板などのプログラムが、悪意のあるコードを訪問者のブラウザに送ってしまう脆弱性のことである。5）DNSキャッシュポイズニング攻撃は、DNSサーバの脆弱性を利用してDNSのキャッシュ情報を

意図的に書き換え、利用者を誤ったサイトへ誘導する攻撃である。

問 41　正解：1

1）ボット（bot）は、外部からの簡単な指示に対してロボットのように、ある程度自律的に動作する。さらに、司令塔となるC&Cサーバを介して、複数のボットを連携させ、ボットネットを構成することもある。

2）アドウェアは、プログラム作成者が著作権を保持した上で無料使用を認めたフリーウェアにおいて、無償の代わりに広告が表示されるものをいう。3）スパイウェア（Spyware）は、侵入先のコンピュータから情報を盗み出すマルウェアのこと。多くの場合、抜き取った情報は特定の第三者に送信され、詐欺などの不正行為に悪用されていると考えられる。4）エクスプロイト（exploit）は、ソフトウェアの脆弱性またはセキュリティ上の欠陥を利用して攻撃すること、あるいはその具体的なコードのことである。5）ランサムウェア（Ransomware）は、侵入先のコンピュータ内のデータを暗号化して使用不能にし、暗号化解除の対価を要求するマルウェアである。

問 42　正解：2

2）性能テストは、システム結合テストの一つで、レスポンスやスループットなどのシステム性能が要求通りであるかを確認する。

1）機能テストは、要求された機能が正しく動作することや実装されていることを確認する。3）耐久テストは、性能テストの一環で長時間の連続稼働に耐えて性能を維持できるかを確認する。4）負荷テストは、性能テストの一環で通常の稼働状況よりも高い負荷をかけ、性能劣化や限界を確認する。5）操作性テストは、使いやすさや操作における間違いにくさなどのユーザビリティを確認する。

問 43　正解：2

2）ガントチャートは、プロジェクト管理において、工程管理を目的として作業計画や各工程進捗を視覚的に表現する。

1）E-R図は、概念データモデルの一種であるE-Rモデルにおいてモデルを表記する。RDBMSを前提としたデータモデルの表記にもよく使用される。3）ネットワーク図は、プロジェクト管理において、関係する工程間を矢印で繋いで図示することで、各工程がどのように依存し、各工程の遅れが全体の遅れに繋がるか

を把握しやすくする。4) クリティカルパスは、ネットワーク図で表現した工程全体において開始ノードから最終ノードに至る経路のうち作業所要時間の合計が最大となる作業プロセスのことである。5) レーダーチャートは、複数項目の数量を正多角形上に表現したグラフで、主にその項目を属性としてもつ主体の性能などを比較するために用いる。

問 44   正解：5

5) nslookup は、DNS の情報を取得するコマンドである。

1) ping は、リモートコンピュータまたはコンピュータへの接続状態を確認するコマンドである。2) netstat は、ホストのネットワーク接続状態やソケットやインターフェースごとのネットワーク統計などを確認するためのコマンドである。3) tracert は、自分から指定したホストまでの到達経路と中継時間を表示するコマンドで、ネットワーク障害が発生した際に、どこで回線障害が発生しているのか特定しやすくなる。4) ipconfig は、TCP/IP ネットワーク構成値を表示するコマンドである。

問 45   正解：5

5) サブスクリプションは、「定期購読、継続購入」を意味し、商品やサービスを所有・購入するのではなく、一定期間利用できる権利に対して料金を支払うライセンス形態である。定額支払いがサブスクリプションではないことに注意すること。

1) 無料で利用できるソフトウェアの形態としては、フリーソフトウェアライセンスがある。2) 分割払い契約、3) リボルビング払い、4) 買い取り契約がそれぞれ相当する。

問 46   正解：1

1) MTBF：平均故障間隔（Mean Time Between Failures）であり、信頼性（一定期間故障なく安定して稼働すること）を評価する指標である。

2) MTBR：平均修理間隔（Mean Time Between Repair）として使われる場合があるが MTBF と関連し、かつ、修理に要する時間を含むなど大きく結果が異なることもあり標準的な定義がなく評価指標としては適切でない。3) MTTA：平均確認時間（Mean Time To Assist）でインシデントへの対応にかかる平均時間をさす。4) MTTF：平均故障時間（Mean Time To Failure）で稼働を開始してから故障

するまでの平均稼働時間を表す。5) MTTR：平均修復時間（Mean Time To Repair）で、保守性（システムが規定の時間内に回復すること）を表す指標である。

問 47   正解：3

3) 著作権法では、プログラムが一定の条件を満たす場合に著作物として保護されることが記載されており、無断複製は行えない。ただし、誰が作っても同じ表現や表示となる場合は、著作権法上の保護対象とならない。

1) 意匠法は、プログラムの動作結果の画面やパソコンなどの形状について、保護される。2) 商標法は、商品やサービスのマーク（文字、記号、図形など）が保護対象である。4) 個人情報保護法は、個人情報の取り扱いに関するものである。5) 不正競争防止法は、公正な競争を確保するための法律である。

問 48   正解：1

1) デュアルシステムは、同じ構成で二重化したシステムで処理結果を共有することにより1つのシステムとして稼働する。

2) フェールオーバーは、本番系の障害時に自動的に待機系に切り替える機能を指す。3) ホットスタンバイは、障害が発生した機器の代わりに、スタンバイ中の機器が直ちに稼働する方式である。4) コールドスタンバイは、本番系の正常稼働中は待機系の電源を切った状態にし、本番系障害時に待機系の電源を投入して稼働をさせる方式である。5) デュプレックスシステムは、2つのシステムを本番系と待機系に分けて、障害時に待機系が本番系に切り替わり稼働する構成のシステムを指す。3) ホットスタンバイと4) コールドスタンバイはデュプレックスシステムにおける待機系の状態を指している。

問 49   正解：3

3) オンプレミスはサービスを構成するサーバやソフトを自施設構内に保有、管理して運用する形態をさす。

1) クラウドはインターネット上のリソース（サーバなどの機器や機能）をサービスとして提供し利用する。2) ハウジングはデータセンターのラックなどの場所を借りてサーバを設置しサービスを運営する形態である。4) ホスティングは複数ユーザの共有するサーバのリソースをつかってサービスを運用する。5) データセンターはサーバなどを設置・運用するための施

設をさす。

問 50 　正解：5

5) センドバック保守には、故障機器を送った後に代替品が届く契約だけでなく、先に代替品の送付を受ける先出しセンドバック方式もある。

1) 定期保守は、保守契約時に定めた保守計画に基づき機器の状況確認や動作テストなどを行う。2) 予防保守は、障害を未然に防ぐために事前に部品交換を行う。3) リモート保守は、遠隔地からアクセスし障害の確認や対処を行う。4) オンサイト保守は、障害発生時など保守担当者が現場に直接来訪して対処する。

問　1　　正解：4

　ある文書を原本とするためには、その文書の作成日時と作成者を明らかにする必要がある。そのため、文書に日時を記入し、記名捺印ないし署名（サイン）を行う。一般的に、印刷された文書の変更は困難になることから、電子的に作成された文書を印刷した時点で文書が完成したものと考えられる。ただし、印刷するだけでは、その文書に作成日時や作成者の記載があるとは限らない。したがって、4) 以外の条件では、印刷された文書に原本とする条件が整っているとは言えない。

問　2　　正解：4、5

　診療情報の一次利用は、診断治療などその情報を当該患者に直接関係することに利用することである。本人や家族への説明、スタッフ間での情報の共有、術前術後などのカンファレンスへの利用、診療情報提供書（紹介状）への利用、会計、診療報酬請求に利用することも一次利用にあたる。したがって、4)、5) が一次利用である。

　二次利用は、情報を収集する本来の目的以外のために利用することで、公益のために活用する場合などをいう。1)～3) は二次利用である。

問　3　　正解：3

　医療情報倫理は、患者および医療行為に関する「医療倫理」に、単に情報およびその管理に関する「情報倫理」を加えただけでは網羅されない概念である。電子診療記録はその患者の健康状態に重要な影響を与える判断の基礎として機能する。さらに、蓄積された情報は、医療機関のみならず、国や公共機関の意思決定に利用され、保健医療福祉サービスの改善に利用される。これらは、患者と診療記録の関係に由来する倫理的な制約が基礎にあることを忘れてはならない。よって、3) が誤りである。

問　4　　正解：5

　5) ソフトウェアのインストールは、システム管理者の業務である。利用者がこれを無断で行うと、既存のソフトウェアに影響する可能性がある。

　1)、4) 医療情報システムの利用にあたっては、誰かから代行を依頼された場合でも操作者自身の ID でログインして真正性を確保する。代行を依頼した者は、遅滞なく代行入力された内容を確認して確定操作を行う必要がある。2)、3) なりすましを防ぐことは、真正性を確立

する上で不可欠である。医療情報技師育成部会のウェブサイトで公表している「病院情報システムの利用者心得（2021 年 5 月改版 Ver2.0）」を参照されたい。

問　5　　正解：4

　医療情報担当者倫理綱領は「施設」を評価するための基準ではなく、医療情報担当者の「行動」を評価するための基準である。よって 4) は誤りである。

　医療情報担当者倫理綱領の他の目的は、医療情報担当者自身の倫理指針、医療情報担当者の行動を規定する倫理的見識を一般の人々に明示することである。また、医療情報担当者は「患者」「医療従事者」「施設・雇用者」「社会」「自身」「職業」それぞれに対して責務を負う。したがって 1)～3) および 5) は正しい記述である。

問　6　　正解：4

　4) 可能な限り多くの診療情報を得るために、リアルタイムの視覚及び聴覚の情報を含む情報通信手段を採用することが求められている。すなわち文字、写真及び録画動画のみのやりとりで完結できない。

　1)、3)、5) 厚生労働省の「オンライン診療の適切な実施に関する指針」で義務づけられている。2) 医師が行うものは、診断や処方等を伴い得る「オンライン診療」と、伴わない「オンライン受診勧奨」に分かれている。

問　7　　正解：1

　1) 診療所の電子カルテでは、VPN などのネットワーク基盤整備や情報セキュリティ対策を行えばクラウド型のシステムの利用が可能である。

　2) ORCA は日本医師会が提供する標準レセプトソフトウェアである。ORCA 対応の電子カルテも存在するが、ORCA そのものは電子カルテシステムではない。3) 診療所も、レセプトはオンライン提出または電子媒体提出が原則である。このためレセプト電算処理システムは必要である。4) ORCA の利用は診療所の判断であり、義務ではない。5) 診療所の多くは無床であり、検体検査の多くを外部機関に委託するなど大規模病院とは必要な機能が異なる。このため診療所機能に特化されたシステムが必要である。

問　8　　正解：3

　3) 電子メールについては改ざん、なりすま

し、誤送信などの可能性を排除できない。そこで本ガイドラインでは、「医療情報の安全なやりとりを完全には確保できないので、電子メールやSNSによる方式は本ガイドラインでは採用しない」とされている。

実際の電子処方箋の運用は、4)→2)→1)→5)の順で行う。

問 9　正解：1

1) 要介護度の判定は、介護保険制度の保険者である市町村が行う。市町村の介護認定調査員は、被保険者の生活自立度などを調査した上でその結果を一次判定するための情報システムに入力する。これらの機能は設問の「事業者の介護支援システム」には含まれない。

2)〜5) 介護事業者が行い得る業務なので、介護支援システムの機能に含まれる。

問 10　正解：2

健康診断の目的は、受診者が自身の健康状態を把握し、健康の保持増進のため適切な行動を行うことができるように支援するものである。健康診断では、受診者が精密検査や治療が必要であるか、経過観察でよいか、健常な状態なのか、あるいは保健指導が必要な状態かどうか、などをレベル分けして示すことが一般的である。一方で、一般的な病院情報システムでは、異常値かどうか、緊急に処置が必要なのかどうかを判定して表示する。よって2) は健康診断に用いられるシステムの特徴といえる。

1)、3)〜5) は一般診療でも必要とされる機能である。

問 11　正解：2

2) この行為はある地域連携のシステムにおいて、医師がある患者の診療情報にアクセスする制御の一つの方法であり、名寄せではない。

1) PDQ（Patient Demographics Query）は複数の医療機関から患者を同定するための情報を取り出し、これをもとに患者の名寄せを行う。名寄せのデータとして各医療機関のサーバに対してその患者のIDの表がPIX（Patient Identifier Cross Referencing）の情報である。3) 統合IDを発行して、これに各医療機関のIDを付加する方法で、名寄せの一つの方法である。4) 名寄せの一つの方法であるが、患者の一方的な資料なので確認する必要がある。5) ある患者に対しA病院はその患者のID番号を知っており、B病院でのその患者のID番号を知ることで、名寄せすることになる。

問 12　正解：3

IHEの統合プロファイルでは、3) ATNA（Audit Trail and Node Authentication）はネットワーク通信におけるノードのアクセスコントロールとログのプロファイルである。

1) CT（Consistent Time）は、ネットワーク内のコンピュータの同期を図るもので、時刻サーバと関係する。2) PIX（Patient Identifier Cross Referencing）は情報交換する医療機関のサーバ毎の患者IDを伝えるもので、名寄せに関係する。4) XDS（Cross Enterprise Document Sharing）は医療機関、健康管理組織間でEHR、PHRの記録を共有し必要な情報を参照するプロファイルで、HL7のデータを商業活動で使われるebXML形式にしたものである。SS-MIXはHL7 v.2.5のデータを保存伝達するので、関係するといえる。5) XDS-I（Cross Enterprise Document Sharing for Imaging）は画像、画像診断レポート、これらに関連する情報にXDSを拡張したもので、DICOMサーバに関係する。

問 13　正解：3

3) 病院で使用する物品には、出庫にあたって処置物品のようにオーダ発行を前提とし患者と紐付けできるものもあるが、各部署の共用物品のように紐付けできないものも存在する。また、在庫管理業務には、ID等の患者基本情報は必要ない。そのため物流管理システムは、患者基本情報を使用せずに利用できる。

1)、2)、4)、5) は、いずれもオーダ発行を前提としており、患者基本情報を使用する。

問 14　正解：5

図ではAに対して医師がオーダを入力し、Bに対して実施記録を送信しているのでAはオーダエントリシステムである。よって5) が正解である。

1) 部門システムは、図中にあるとおり「薬剤部門システム」等の各種システムをさしている。2) 医事会計システムは、実施会計情報を受け取ってレセプト請求していることから、Dと特定できる。3) 物流管理システムは、出庫請求を受け取り、発注に繋げていることからCと特定できる。4) 電子カルテシステムは、医師や看護師が診療記録を入力・参照していることから、Bと特定できる。

問 15　正解：2

2) 医療情報システムの安全管理に関するガイドラインでは、個々の代行入力を確認しない

で一括承認することは禁止されている。

1）、4）複数の患者の画面を同時に開くことで患者取り違えリスクが生じるため、その防止に有意義な機能である。3）タイミングが同じ検体では、患者の取り違えリスクを排除できないので採血時期を変えることでリスクを低減する。5）すでに開かれている他患者の画面を別の新たな患者の画面と誤認するリスクを低減できる。

問 17　正解：4、5

注射実施時の三点認証とは、1）患者と2）薬剤と3）実施者の三点のバーコードを読み取ることにより、システム上のオーダ情報と照合することである。照合不可の場合、警告を発することができるため、医療安全に役立つ。注射オーダは、4）主治医以外の医師が行うことがあり、また、注射実施時にはオーダ医の情報は関係しない。5）実施場所も患者の状況、転科転棟により変わるため、三点認証には関係しない。

問 18　正解：2

2）病名は、薬剤アレルギー情報には含まれておらず、医事会計システム（診療報酬明細書作成）との連携を配慮した患者の病歴情報の項目として扱われている。

JAHISの基本データセットの「アレルギー情報」項目は、アレルギー種別、アレルギーコード、アレルギー表示名称(5)アレルゲン名称)、アレルギー有無、アレルギーコメント、症状コード、1）症状、3）発現日、情報提供日時、4）情報提供者（アレルギー情報を医療者に提供した人）、確認者、確認機関、確認日時の13項目である。

問 19　正解：1、3

医師事務作業補助者は、自分のIDでログインしなければいけない。また、2）運用管理規程を整備し、4）リスクの高いオーダは入力不可にするなど、代行入力の権限を規定する必要がある。5）医師事務作業補助者による記載は医師により承認されなければいけない。カウンターサインは、研修医などが作成した診療記録について、指導医がこれを確認して承認する行為をさす。よって、1）と3）が誤りである。なお、これらの事項は、厚生労働省通知「医師及び医療関係職と事務職員等の間等での役割分担の推進について」（平成19年12月28日医政発第1228001号）に記載されている。

問 20　正解：2

2）診療報酬明細書は医事会計システムから出力されるので誤りである。

オーダ権限は職種によって規定されるので、1）利用者認証が必要である。オーダエントリシステムは4）医師が検査、処置、処方、注射等の診療行為を医療スタッフに伝え、3）行為の承認、結果を行う一連のワークフローを構成するシステムである。また、5）診療報酬明細書を作成する情報を医事会計システムに送信する。

問 21　正解：1、5

1）外来診療では、診察の予約や各種検査の予約を登録・管理するために、予約管理機能が必要である。5）放射線検査は、検査の種類や対象臓器によって、検査実施者・検査室・検査装置を一定時間占有するものがあり、枠管理による予約が必要となる。

2）病名登録は、初診時や病名が診断されたときに適宜行われるため、予約は不要である。3）病理組織検査は検体採取後に行われる検査であり、予約は必要ない。4）処方オーダは、医師の診察後、患者に薬剤投与が必要と判断されたタイミングで行われる。

問 22　正解：1

病棟指示とは、医師から病棟スタッフに指示を伝えることや、病棟スタッフがお互いに処置・測定・観察・日常生活ケアなどの情報を共有することである。1）病棟処置オーダの中には保険請求に係るものがあり、医事会計システムとの連携は必要である。

2）、5）病棟指示に関するシステムは、多職種が情報共有するための重要な基盤となってきているため、正確な進捗状況が把握できることが望ましい。3）予測指示（条件付き指示）とは、「発熱時には解熱剤を投与」など、医師からあらかじめ指示が出されているものである。4）患者の状態により1回で終了する指示と継続する指示がある。

問 23　正解：1、3

歯科診療が歯単位で行われ、システムもそれに対応することを問う問題である。1）処置の重複防止などを目的に履歴は歯単位で保持し、正しい。3）異なる歯がう蝕（＝むし歯）に罹患すると病名重複するので、正しい。

2）病名や診療行為の記載方法など医科レセプトとは書式が異なる。4）義歯は通常複数歯

にわたり部位も複数選択が必要である。5) 歯がなくても歯肉粘膜の疾病などで病名部位の選択が必要である。

問 24　正解：5

5) インシデントレポートシステムは、インシデント事例や医療事故に関するレポートを作成するシステムである。

1) 医薬品や医療材料の在庫、使用、発注を連動させたシステムである。2) 病床を効率利用のために主にベッドコントロール部門で活用される。3) 医師が検査や処方などのオーダを発行するシステムである。4) レセプト（診療報酬明細書）の内容の整合性をチェックできるシステムである。

問 25　正解：1

1) 調剤開始後の処方の修正は、原則、ロックをかけて変更不可とし、必要な場合は薬剤部門に連絡してロックを外す必要がある。

2)、5) 内服薬の表記は、平成22 (2010) 年から1回量と1日服用回数が標準となった。1回量は製剤量で表記することが標準とされ、原薬量で表記する場合には、「原薬量」と表記することとされている。3) 「特殊の事情」として、海外渡航、年末年始、長期法定休日の理由があれば、日数制限のある薬剤を定められた日数以上に処方することが可能である。4) 処方オーダではコメント情報として特殊な用法や、1回服用分をまとめる「一包化」などが追加される場合がある。

問 26　正解：4

4) オーダ自体は投薬指示ごとに行うものなので1週間分まとめてオーダすることは適切ではない。

注射薬の投薬は指示と払い出し、実施が正しく行われ記録されることが必要であるので、指示から実施まで確実に間違えることなく行われるシステムが求められる。そのために1)、2)は行うべき方法である。3) 定数配置されていない医薬品に関してはオーダごとに払い出す1本渡し方式となる。5) 指示ごとに払い出しがなされると薬剤搬送や管理の手間がかかるため、払い出しをまとめて定時に一括することで薬剤搬送を効率よく行うことができる。

問 27　正解：3

3) 検体到着処理によって患者IDやオーダとの結びつけを行うことで検体管理がなされるの

で必須の処理である。

1) 採取時刻が重要な検査項目はあるが、検体検査システムのデータ管理は検査開始時刻で管理が行われる。2) 電気泳動の結果など画像データとして報告されるデータもある。4) 検査によって結果が出る時間は異なり異常データが出ることもあるので、まとめて報告することは必須ではない。5) 検査結果の基準値は検査方法によって決まる。

問 28　正解：5

1) 生化学検査、2) 血液凝固検査、3) 赤血球沈降速度は血液から、4) 細菌培養同定検査は血液、喀痰、膿などから検体を採取し、当該検査が実施され、結果が返されるフローをとる。一方で、細菌薬剤感受性検査は、オーダ時には菌が検出されるか分からず同定検査結果に依存し、また、複数菌が検出された場合、各々についての感受性を調べるため、検査内容によっては追加オーダや医事システムへの追加送信が必要な場合がありフローが異なる。よって、5)が正解である。

問 29　正解：1

1) 異常値が出た場合は再検することで複数の結果が出ることがある。

2) はHL7に準拠した「JAHIS臨床検査データ交換規約」に基づいて接続される。3) 血液ガス検査など外来迅速検査は機器としてシステムと連携することは少ないが、オーダ情報は連携する必要がある。4) POCT (Point of care testing) は小型分析器や迅速診断キットを用いて患者の傍らで行う検査であり、医療情報システムとデータ連携することはできない場合が多い。5) 採取管準備システムはオーダに基づいて、患者IDと結びつけられた採血管に貼り付けるラベルを印刷するシステムである。

問 30　正解：5

5) 内視鏡による診療は予約時点では検査のみか治療を行うか不明の場合も多いので、確定することはできない。

1) 内視鏡の洗浄不良は感染の恐れがあるので検査機器の洗浄・消毒の管理は重要である。2) 検査中に組織採取を行った場合、病理検査を行うので連携することが必要である。3) 内視鏡検査施行の際にPACSに保存されている画像を参照したり、内視鏡検査で撮影した画像をPACSで管理されることもあるので連携は必要である。4) 撮影画像にマークしたり手書

きの図を付けることもあるので、画像編集機能があることが必要である。

問 31　正解：4

4) 医療被曝の場合は、医療被曝で得られるメリットとデメリットを考えて決めるものであり、個人毎の被曝線量を計測してもその量だけで判断できるものではない。全体から判断して4) を唯一の誤りとする。

1) は正しい。2) DICOM-RDSR は照射線量から被曝線量を推定したものである。3) MPPSには X 線照射情報があるので検査機器の情報から被曝線量を推定できる。5) 患者毎の被曝線量を計測することで、他院と比較し平均被曝線量の多いプロトコールについて診断の質を考慮しながら見直しを図る。あるいはプロトコール内の高被曝線量の患者について検討して対策する、などを実行する。

問 32　正解：5

SPD（Supply Processing Distribution）は、医療現場が必要とする医療消耗品等を各部署に的確に供給し、死蔵・過剰在庫の解消、請求・発注業務の軽減、保険請求漏れを防止することで、病院経営をサポートするシステムである。5) 物品の統合・整理をすることは SPD の役割ではあるが、品目の減少にも繋がり多様化とはならない。

1)〜4) は SPD システムの主たる導入目的である。

問 33　正解：3

3) 診療報酬明細書の作成業務は医事会計部門の業務であり、診療情報管理部門の業務ではない。

診療情報管理部門において行われる業務は、1) がん登録および集計資料作成、ICD に基づく病名コーディング、2) DPC 疾病分類によるコーディング支援、4) 紙の診療録など患者関連記録物の管理、5) 診療録記載内容や退院サマリーの確認および記載請求、各種統計資料の作成、等であり、システムとして備えるべき機能である。

問 34　正解：3、5

医療機関における DWH（Data Ware House）は患者情報の二次利用を目的として設置するものなので、3) と 5) の機能は DWH に求められる機能である。

2) と 4) は患者情報を入力するシステムが備えるべき機能であり、オーダエントリシステムや医事会計システムが持つべき機能で、DWHが備える機能ではない。1) データ漏洩防止は医療機関が利用するすべてのシステムが備えるべき機能で DWH があることによって漏洩を防止できるわけではない。

問 35　正解：3

リモート監視装置を導入して監視をするのはユーザ側であり、障害発生時には一次切り分けをユーザが行う。その際、ユーザ側が障害範囲、前後で行われた操作などを把握する必要がある。よって、3) は誤りである。

1)、4)、5) は保守契約における基本的な対応と言える。2) 端末は、障害発生時に使用する予備機を準備すれば業務に著しい影響はないので、保守の費用の軽減の目的のために、保守をスポット契約とすることは誤りではない。

問 36　正解：5

5) 業務委託は委託された業務を最後まで行うことが基本なので、作業の完成までの責任は受託会社が負う。

1)、2) 人材派遣において、労働者は派遣先で業務を行うので業務指揮命令は派遣先が行う。一方、雇用しているのは派遣元なので雇用責任は派遣元にある。3)、4) 業務委託された業務について働く労働者は委託会社ではなく受託会社の下で働くので、受託会社が労働者の管理責任を負い、指揮命令も受託会社が行う。

問 37　正解：1

利用者向け教育のタイミングと内容を問う問題である。1) 新システム用マスターの設定後でないと、入力内容や画面遷移を正しく表示できず、適切でない。

2) 日時を決めた研修に夜勤などで参加困難な利用者がおり、空き時間の自習環境が必要である。3) 教育日程と合わない利用者に教えられるよう代表者の出席を必須とする。4) システム全般に加え職種毎の内容を教える必要がある。5) 実患者の履歴等に影響しないよう研修用ダミーを準備する。

問 38　正解：5

5) ベンダ作成マニュアルでは各医療機関の運用状況が十分反映されず、加えて自習のみでは適切ではない。

1) 個人情報保護の内容はしばしばアップデートされ、教育の定期的実施が必要である。

2) 運用管理規程をもとに教育訓練の周知を各医療機関で行う。3) 真正性の担保は、システムだけでなく運用面での対応も必要である。4) オーダ締切時刻や修正権限などは病院によって異なるので、病院ごとに独自に作成したマニュアルを使用する。

問 39　正解：4

システムの開発スケジュールと修正要望に関する問題である。機能修正の要望が複数の場合もあり、それらの優先順位を院内で合意した後、見積依頼するので、4) は適切である。

機能修正の要望が機能設計やプログラム製造に及ぼす影響の大小によって、対応の可・不可があり、1) と 2) は適切ではない。機能修正の要望への対応は院内、院外で情報共有し、特に予算は院内で合意を得るプロセスが必要で、3) と 5) は適切ではない。

問 40　正解：3

WTO の政府調達協定は、1996 年 1 月 1 日に発効した国際条約で、国外企業の参入を容易にする目的で、所定の手続を定めている。「適当な場合には、デザイン又は記述的に示された特性よりも性能に着目して、また、国際規格が存在するときは当該国際規格、国際規格が存在しないときは国内の強制規格、認められた国内任意規格又は建築規準に基づいて定める」とあり、3) 調達予定金額は含まれない。

問 41　正解：1

1) システムエンジニアはシステム設計を行う。必要に応じて機器の設置場所や使用状況の調査を行うこともあるが、消耗品の補給は行わないので、誤りである。

2) カスタマーエンジニアはシステムの安定稼働のため保守を行う。3) 利用者は運用管理規程の遵守が前提である。4) ヘルプデスクはシステム操作のトラブルに対応する。5) CIO (Chief Information Officer) は最高情報責任者で、組織全体の情報管理業務に責任を負う。

問 42　正解：2

運用管理規程には、管理体制 [1)、3)、5)]、教育と訓練 [4)] などを記載する必要がある。その他にも、管理者及び利用者の責務、一般管理における運用管理事項、業務委託の安全管理措置、情報及び情報機器の持ち出し、外部機関と医療情報を提供・委託・交換する、災害、サイバー攻撃時の対応、監査などがある。総則と

して、医療情報システムで扱う情報のリストアップは必要としているが、2) 具体的な機器名やソフトウェア名は求められていない。

問 43　正解：2

2) 病院情報システムを導入することで付随的に看護師の勤務状況が把握でき、その分析から問題点を抽出し、看護業務の体制の変更をすることは可能だといえる。しかし、それが残業時間の短縮につながるとは必ずしも言えず、経営状況に直結するとはいえない。

問 44　正解：2

病院情報システムは導入病院における全業務を網羅していないことが多い。また、病院の業務フローも異なっているので対応していないことも多い。従って 2) 病院情報システムで実施できない内容は運用の変更で対応する。

1) 改修により運用の変更が伴わない場合と伴う場合がある。4) 要求仕様書を満たしていた場合でも、稼働後に想定とは異なった場合は改修する可能性もある。5) 診療報酬改定の影響はオーダエントリシステムや各種部門システムに及び医事会計システムだけにはとどまらない。

問 45　正解：5

部門のシステムの変更ではあるが、本番系の最終リリースの承認者は 5) 医療情報システム管理部門の管理責任者である。

変更の影響が他システムにおよぶ可能性があるため事前に検証が必要であり、この作業は 4) 医療情報システム管理部門の職員が行う。通常、1) 部門の申請者、2) 部門の管理者、3) プロジェクトマネージャーが他システムへの影響を検証することはない。

問 46　正解：3

「情報機器作業における労働衛生管理のためのガイドライン」(令和元年 7 月 12 日) が定められており、作業環境管理、作業管理、健康管理、労働衛生教育について定めがある。その中で、3) は必要に応じて利用できるようにすることが規定されている。

なお、同ガイドラインでは一連続作業時間は 1 時間を超えない、ディスプレイは、概ね 40cm 以上の視距離が確保できるようにする、ディスプレイはその画面の上端が眼の高さとほぼ同じか、やや下になる高さにすることが望ましいとされている。また書類上の照度がディス

プレイと大きく異なることは適切でない、とされている。よって 3) 以外は誤りとなる。

問 47　正解：3

システム障害発生時は、影響範囲がどの程度かを確認しなければ対策を講じることが不可能であるため、3) を実施する。

1)、2)、4)、5) は情報を収集後に行う障害への対応体制といえる。人為的、ハードウェア、ネットワーク、ソフトウェアなどの障害が明確になった場合に、1)、2)、4)、5) の行動をすることになる。

問 48　正解：4

4) 業務モデルに対しその中で HL7、DICOM などの標準規格を使って実現するかを示すもので、ある標準規格の使い方を示したものではない。Web 技術や認証技術なども使用する。

1) 統合プロファイルではサーバや検索など機能をする「アクタ」と、「アクタ」を繋ぐ通信の「トランザクション」が規定されている。2) セキュリティ関連の CT、ATNA、名寄せ関連の PIX、PDQ、共有内容自体の XDS、XDS-I など多くのプロファイルを含むことになる。3) IHE のコネクタソンの認証を得たシステムは同等の接続性を持つことで選択可能になるので、選択肢は増えると言える。5) コネクタソンでは 3 つ以上のシステムの接続性を確認して認証するので、接続性を保証できる。

問 49　正解：2

現在、わが国において各医療機関独自の患者 ID を作成していることが一般的である。そのため、2) 患者 ID が異なっていた場合であっても、画像データの参照、取り込みは可能である。

1) 物理的な問題で読み込みができない、3)～5) 規格が異なり取り込みができない場合である。

問 50　正解：5

5) 看護実践用語標準マスターは、MEDIS-DC が提供しているが、電子レセプトの基本マスターではない。

電子レセプトの基本マスターは、医科診療行為、1) 医薬品、2) 修飾語、3) 傷病名、4) 特定機材、コメントマスターである。

問 51　正解：4

現在医薬品に対して、包装形態の単位を調剤包装単位、販売包装単位、元梱包装単位に分け

ている。そして、医薬品の種類と包装形態の単位に対して、国コード、製造者コード、商品コード、使用期限、製造番号または、製造記号と数量が分かる仕組みになっている。JAN コードには、有効期限、数量、製造番号がないため、4) 使用期限が正解である。

問 52　正解：2

JLAC10 は日本臨床検査医学会が制定した臨床検査コードで、検査部門から HIS に検査結果を伝達する場合に使われるものであり、2) が誤りである。

1) JJ1017 指針は DICOM 規格における「予約情報」および「検査実施情報」の利用手法と併せて放射線領域において情報連携される手法・行為を表現するコードとそのマスターを提供する指針である。3) DICOM-MPPS (Modality Performed Procedure Step) はモダリティから RIS に検査の実施状況を伝える。4) DICOM 規格では検査機器から DICOM サーバに画像と共に照射情報を送信する。5) HL7 では検査、処方等のオーダをオーダエントリシステムから検査システム等にオーダ情報を送信する。

問 53　正解：1

1) SNOMED-CT は、SNOMED international によってメンテナンスされる国際的な医療用語集である。

2) CDA (Clinical Document Architecture) は、HL7 による臨床文書の構造に関する規格である。3) CDISC (Clinical Data Interchange Standards Consortium) は、臨床研究や臨床試験に関連するさまざまなデータの標準化を推進する団体およびその規格の総称である。4) LOINC (Logical Observation Identifiers Names and Codes) は、臨床検査の種類や結果、その他臨床用語、診療報酬請求用の用語・コードの規格である。5) ICNP (International Classification for Nursing Practice; 看護実践国際分類) は、国際看護師協会による看護実践を記述する標準用語集である。

問 54　正解：5

次世代医療基盤法の第 30 条において、医療情報取扱事業者はオプトアウト方式で医療情報を認定匿名加工医療情報作成事業者に提供することができるとされており、5) が正解となる。

「個人情報の保護に関する法律」では、本人に同意を得ずに第三者提供できる例外を第 23 条第 1 項～第 4 項に示している。1)、2)、4) は

第1項「法令に基づく場合」、3) は第2項「人の生命、身体又は財産の保護のために必要がある場合であって、本人の同意を得ることが困難であるとき。」に該当する。

問 55　正解：3

2021年1月公開の「医療情報システムの安全管理に関するガイドライン第5.1版」では、外部保存受託事業者がCookieを取得した場合、Cookieは直ちに個人を特定するものでなく患者情報には当たらないと考えられるものの、第三者提供先で個人が特定されるリスクがあるため、事業者は第三者へ提供してはならないとされた。よって3) が誤りである。

1) サイバー攻撃を受けた場合のセキュリティ体制、2) 暗号化鍵や電子署名に用いる秘密鍵の鍵管理、4)、5) 新規導入システムの二要素認証対応やパスワード認証の運用について、新たに追記または改訂された。

問 56　正解：5

医療情報システムの安全管理に関するガイドライン（第5.1版）の「第6章 医療情報システムの基本的な安全管理」より、5) 医療情報システム運用管理規程の整備及び適切な運用は、安全管理対策のための組織体制や運用管理規程の整備、対策のPDCAサイクルを確立する等の「組織的安全管理対策」に該当する。

1) 利用者への教育は人に起因する誤りの防止するための守秘義務や罰則を含む規定や教育、訓練に関する「人的安全対策」に該当する。2) サーバ室入退室の管理、4) 機器や装置等の物理的な盗難対策の実施は、端末や媒体の物理的な方法による保護である「物理的安全対策」である。3) 利用者のアクセスログの監視はICTによる「技術的安全対策」である。識別・認証、アクセス管理、不正ソフトウェア対策、不正アクセス対策等が該当する。

問 57　正解：2

医療情報システムの安全管理に関するガイドライン（第5.1版）の「6.10. 災害、サイバー攻撃等の非常時の対応」では、非常時に患者データへのアクセス制限が医療サービス低下を招かないように、非常時用のユーザアカウントを用意する方法（ブレークグラス）を示している。ブレークグラスでは、非常時用ユーザアカウントは通常時には明示的に封印し、非常時に利用開始することを周知のうえ、使用痕跡を残し、

定常状態への復帰後には新たな非常時用ユーザアカウントに変更するとしている。よって、2) が誤りである。

1)、3)〜5) は非常時の対応として正しい。

問 58　正解：1、5

電子保存の3基準である「真正性」とは、正当な権限で作成された記録に対し、虚偽入力、書換え、消去及び混同が防止されており、かつ、第三者から見て作成の責任の所在が明確であることである。1) 利用者認証は責任の所在の明確化であり、5) タイムスタンプは作成記録がタイムスタンプを付与した日時から改ざんされていないことを証明できることから、真正性に直接関連する。

2)、4) は「保存性」、3) は「見読性」に関連する。

問 59　正解：4

HPKI（Healthcare Public Key Infrastructure：保健医療福祉分野 PKI）の電子証明書は、本人認証に加えて、ISO 17090（Health Informatics –Public Key Infrastructure）で定義された hcRole（healthcare Role）と呼ばれる属性情報も認証することができる。hcRole は医療従事者の資格に関する属性情報であり、厚生労働省が策定した「保健医療福祉分野 PKI 認証局 証明書ポリシ」に基づき、医師・薬剤師・看護師など26種類の保健医療福祉分野の国家資格と、院長・管理薬剤師など5種類の管理者資格を認証することができる。HPKI の hcRole で認証できるのは4) 医療従事者の資格のみである。

問 60　正解：5

2014年11月に施行された医薬品医療機器等法（薬機法）では、単体プログラムも医療機器として規制対象となった。2021年3月に厚生労働省より通知された「プログラムの医療機器該当性に関するガイドライン」より、5) 治療計画方法の決定を支援するプログラムは医療機器に該当する。

1)、3) は医療関係者が使用することを目的とした院内業務支援プログラム、4) はデータの保管や転送のみを行うプログラム、2) は個人での使用を目的とした利用者への情報提供のためのプログラムであり、医療機器に該当しない。

2019年度・医学・医療系

設問	解答番号	正解	設問	解答番号	正解	設問	解答番号	正解	設問	解答番号	正解
1	(1)	3,5	14	(14)	1	27	(27)	4	40	(40)	2,3
2	(2)	5	15	(15)	5	28	(28)	1	41	(41)	2
3	(3)	5	16	(16)	2	29	(29)	5	42	(42)	5
4	(4)	3	17	(17)	3	30	(30)	4	43	(43)	2
5	(5)	2,5	18	(18)	2	31	(31)	2	44	(44)	1
6	(6)	3	19	(19)	5	32	(32)	1,2	45	(45)	3
7	(7)	2	20	(20)	1	33	(33)	4	46	(46)	3,4
8	(8)	5	21	(21)	5	34	(34)	4	47	(47)	5
9	(9)	2,5	22	(22)	1	35	(35)	2,3	48	(48)	5
10	(10)	3	23	(23)	5	36	(36)	3,5	49	(49)	4
11	(11)	5	24	(24)	4	37	(37)	3	50	(50)	3
12	(12)	2	25	(25)	3	38	(38)	1			
13	(13)	1	26	(26)	4	39	(39)	5			

2019年度・情報処理技術系

設問	解答番号	正解	設問	解答番号	正解	設問	解答番号	正解	設問	解答番号	正解
1	(1)	2	14	(14)	5	27	(27)	5	40	(40)	4
2	(2)	4	15	(15)	4	28	(28)	4	41	(41)	4
3	(3)	3	16	(16)	2	29	(29)	3	42	(42)	5
4	(4)	1	17	(17)	3	30	(30)	5	43	(43)	3
5	(5)	1	18	(18)	4	31	(31)	2	44	(44)	2
6	(6)	1	19	(19)	2	32	(32)	2	45	(45)	5
7	(7)	4	20	(20)	5	33	(33)	2	46	(46)	5
8	(8)	3	21	(21)	3	34	(34)	1	47	(47)	4
9	(9)	3	22	(22)	3	35	(35)	1	48	(48)	4
10	(10)	5	23	(23)	3	36	(36)	2	49	(49)	5
11	(11)	2	24	(24)	3	37	(37)	1	50	(50)	4
12	(12)	3	25	(25)	2	38	(38)	3			
13	(13)	2	26	(26)	5	39	(39)	4			

設問	解答番号	正解	設問	解答番号	正解	設問	解答番号	正解	設問	解答番号	正解
1	(1)	5	16	(16)	1	31	(31)	3	46	(46)	3
2	(2)	1,2	17	(17)	2	32	(32)	2	47	(47)	1,4
3	(3)	2,4	18	(18)	2,4	33	(33)	2	48	(48)	1
4	(4)	4	19	(19)	2,4	34	(34)	5	49	(49)	1,2
5	(5)	4	20	(20)	3	35	(35)	1	50	(50)	1,4
6	(6)	2または5	21	(21)	2,5	36	(36)	3,4	51	(51)	3,5
7	(7)	2	22	(22)	3	37	(37)	2	52	(52)	2
8	(8)	2,5	23	(23)	4	38	(38)	1,2	53	(53)	5
9	(9)	1または4	24	(24)	1,5	39	(39)	5	54	(54)	2
10	(10)	2	25	(25)	4	40	(40)	4	55	(55)	3
11	(11)	2,4	26	(26)	3	41	(41)	2	56	(56)	3
12	(12)	1	27	(27)	1	42	(42)	4	57	(57)	4
13	(13)	2,4	28	(28)	2	43	(43)	3,4	58	(58)	4
14	(14)	1	29	(29)	2	44	(44)	4	59	(59)	5
15	(15)	3	30	(30)	1	45	(45)	4	60	(60)	4

問 1　　正解：3、5

一次予防は健康増進、疾病予防、事故予防、二次予防は疾病の早期発見、早期対処、適切な医療と合併症対策、三次予防はリハビリテーション、再発予防がそれぞれの目的とされている。3) 疾病の早期発見、5) 治療や保健指導による重症化の予防は二次予防に該当するものであり、正しい。

1) 再発予防は三次予防、2) 予防接種と4) 生活習慣の改善は一次予防に該当する。

問 2　　正解：5

リスボン宣言は患者の権利宣言ともいわれるもので、1981年にリスボンでの世界医師会で採択された。5) (医療) パターナリズムとは医師側が権限を持って治療行為を施す医療父権主義のことで、むしろリスボン宣言における患者の自己決定権とは逆の考え方である。

1)～4) の項目はリスボン宣言で最初に定めたものである。

問 3　　正解：5

「医師による診断・治療に関する十分な説明に基づく患者の同意」のことを5) インフォームドコンセントという。

1) ターミナルケアは終末期医療のことであり、2) リビングウィルとは自らの終末期をどのように迎えたいかについての意思表示をいう。3) 医療専門職が患者の苦痛や苦悩、不安の共感に努める一方で患者は療養上必要な制約を守る。パートナーシップとはそのようにして築く両者の関係をいう。4) セカンドオピニオンとは、主治医以外の専門医に求める「意見」または「意見を求める行為」のことである。

問 4　　正解：3

地域包括ケアシステムとは、高齢者が住み慣れた地域で自立した生活が営めるよう住まい、医療、介護、介護予防、生活支援サービスが切れ目なく提供されることを目標としており、3) の医療費抑制を目的としたものではない。

1)、2)、4)、5) はいずれも地域包括ケアシステムの目的である。

問 5　　正解：2、5

2) 一次利用は患者への直接還元が目的の利用と定義されるので、直接患者の医療給付、介護給付のよりどころとなる診療報酬請求は一次利用である。5) インフォームドコンセントも、患者自身が病状や治療を十分に理解し、どの医療を選択するかを合意納得するためなので、一次利用である。

一方、1) 医学研究、3) 医療政策の立案や、病院の事業継続と目標達成のための4) 病院の経営計画への利用は公益のためであり、一次利用にはあたらない。

問 6　　正解：3

保険診療は、健康保険法、国民健康保険法、高齢者の医療の確保に関する法律などに基づき、保険医療機関が、被保険者の病気やケガに対して行う診療行為（診療、検査、投薬、手術、処置など）のことで、3) 帝王切開だけが保険適用である。

1) 健康診断や5) 予防接種は予防医療であり保険診療とはならない。2) 自然分娩や4) 美容整形は保険診療とは認められていない。

問 7　　正解：2

2) 厚生労働大臣が定める疾患に起因した咬合異常に対する矯正歯科治療等、一部保険診療が適応になる場合がある。

1) 口腔外科のように歯科診療でも入院する場合があり、請求時も区別する。3) 医科と同様に社保・国保共に毎月請求する。4) 最近改善傾向にはあるが、未コード化病名は医科・歯科を問わず問題となっている。5) 診療報酬明細書の様式は歯科独自のものである。

問 8　　正解：5

DPC/PDPSとは、傷病名と手術や処置、決められた合併症などをもとに作成された診断群分類であるDPCに基づいて、入院医療費を1日あたりの定額支払いをもとに算定する制度のことであり、5) が正解である。

1) 急性期の入院医療が対象である。2) DPCコードに該当する疾患が対象である。3) 1入院あたりではなく、入院1日あたりの点数が決められているので、入院日数に応じて変化する。また手術等の出来高部分の点数との合算なので定額ではない。4) 入院中の病状の変化や治療内容の変更に伴い、当初の診断群分類が入院途中で変更になる場合がある。

問 9　　正解：2、5

2) 第20条に「自ら検案をしないで検案書を交付してはならない。」とある。5) 第22条に「患者に対し治療上薬剤を調剤して投与する必要があると認めた場合には、患者又は現にその看護に当たっている者に対して処方箋を交付しなけれ

2019・医学系・医療系

ばならない。」とある。

同じく第20条に「自ら診察しないで治療をしてはならない。」とあり慢性疾患であっても4)は誤りである。なお、オンライン診療を行っている疾患の延長とされる症状に対応するために必要な医薬品については、医師の判断により、オンライン診療による処方が可能である。第24条に「医師は、診療をしたときは、遅滞なく診療に関する事項を診療録に記載しなければならない。」とあることより3)は誤り、また第24条2に「五年間これを保存しなければならない。」とあり、1)も誤りである。

問 10　正解：3

3) 特定健康診査の実施主体は保険者である。
1)「健康増進法」および「高齢者の医療の確保に関する法律」に基づいて行われる。2) メタボリック・シンドロームに該当する生活習慣病の発症リスクの高い者を抽出する。糖尿病のみを対象としているわけではない。4) 40歳から74歳までのすべての国民が対象である。5) 腹囲とBMI（肥満度を示す体格指数）の基準を上回り、かつ血圧・血中脂質・血糖・喫煙の追加リスクを持つ場合に指導対象となる。

問 11　正解：5

5) 診療報酬の算定は基本的に診療行為の合計による出来高払いである。入院診療におけるDPC／PDPS制度において一部が包括払いとなるが、患者が選択できるわけではない。
1)〜4) はいずれもわが国の医療制度の特徴である。

問 12　正解：2

介護保険の保険者は、原則として市町村および特別区である（介護保険法第3条）。要介護認定を受けようとする介護保険被保険者は、保険者となる2) 市区町村に対し、要介護認定申請を行う。
申請後、市区町村による認定調査、主治医意見書による一次判定、介護認定審査会による二次判定により要介護度および認定有効期間が最終判定される。市区町村は、介護認定審査会の判定結果を受けて、要介護認定の結果を被保険者に通知する。

問 13　正解：1

1) 准看護師は、都道府県知事の免許を受け、医師、歯科医師または看護師の指示を受けて、傷病者もしくはじょく婦に対する療養上の世話、または診療の補助をすることを業とする者をいう（保健師助産師看護師法第六条）。

問 14　正解：1

助産師の守秘義務は1) 刑法第134条に定められている。主な医療関係資格に係る守秘義務は以下の表の通りである。

資格名	根拠となる法律
医師、歯科医師、薬剤師、助産師	刑法第134条第1項
保健師、看護師、准看護師	保健師助産師看護師法第42条の2
診療放射線技師	診療放射線技師法第29条
臨床検査技師、衛生検査技師	臨床検査技師、衛生検査技師等に関する法律第19条
理学療法士、作業療法士	理学療法士及び作業療法士法第16条
視能訓練士	視能訓練士法第19条
臨床工学技士	臨床工学技士法第40条
救急救命士	救急救命士法第47条
言語聴覚士	言語聴覚士法第44条

問 15　正解：5

厚生労働省の病院報告など、一般的には5) $\dfrac{A}{(B + C) \div 2}$ の計算式を用いて平均在院日数を求める。

問 16　正解：2

2) インシデントレポートは、医療安全を目的として医療現場に内在する危険要素を把握するための情報収集ツールであり、自主的な報告である。
1) 医療安全は、原因追究と事例から学ぶことが必要であるため、職員教育は有用である。3) インシデントレポートは、医療事故・医療過誤の発生を未然に防止することが主な目的であり、職員の能力評価には用いられない。4) 有害事象は、医療行為を通じて患者に発生した傷害と定義されており、患者への影響は大きい。5) 医療過誤は、法律上の用語であり、患者に傷害が発生するとともに、医療行為や管理上に過失が認められ、両者の間に因果関係があるものを意味する。

問 17　正解：3

医療機器は、使用安全上のリスクの大きさから、高度管理医療機器、管理医療機器、一般医療機器に分類される。
1) 人工心臓弁、2) 人工透析器、4) ペースメーカー、5) 心血管用ステントは、機器の機能障害や副作用により生命や健康に重大な影響を与えるおそれがあることから高度管理医療機器に

分類され、適切な管理が必要とされる。一方、3) 電子内視鏡は、管理医療機器に分類される。

問 18　正解：2

根本原因分析（RCA：Root Cause Analysis）とは、インシデントや有害事象の再発防止策を検討するために、事例をもとに根本的な原因を追究するための分析である。2) バリアンス分析はクリニカルパスの改善を目的として用いられる分析のため、誤りである。

1) 4M4E 分析と 3) SHEL モデル分析は根本原因分析を行うための具体的な手法であり、4)、5) は根本原因分析を行う前に必要なことであるため、正しい。

問 19　正解：5

クリニカルパスは「患者状態と診療行為の目標、および評価・記録を含む標準診療計画であり、標準からの偏位を分析することで医療の質を改善する手法」と定義されている（日本クリニカルパス学会）。したがって、2) 医療の質の向上が期待されるとともに、1) 治療の標準化、根拠に基づく医療の実施、インフォームドコンセントの充実、業務の改善、3) チーム医療の向上（推進）などの効果も期待されるため、4) 平均在院日数の短縮の効果も期待できる。

しかし、5) 症例数の少ない疾患の治療法の確立を期待するものではない。

問 20　正解：1

診療ガイドラインは科学的根拠に基づき、臨床現場における意思決定の際の判断材料の1つとして利用することを目的に作成されたものである。診療はガイドラインの情報に加え、患者の希望などを考慮のうえ、医療者と患者が合意の上で行われるものであるため、1) 診療の画一化は誤りである。

2)〜5) はいずれも診療ガイドラインの目的としてあげられているものであり、正しい。

問 21　正解：5

化学療法という用語は、感染症（細菌、ウイルス）、悪性腫瘍、自己免疫疾患の治療で用いられるが、今日、単に化学療法といった場合は、抗がん剤治療、つまり「がん化学療法」を指す場合が多く、他の治療法（外科手術、放射線療法など）と対比する場合に用いられる。

5) 急性白血病は血液のがんである。

1)〜4) はがんではない。

問 22　正解：1

血糖値を下げる働きを持つホルモンは、膵臓から分泌される 1) インスリンである。

2) グルカゴンは同じく膵臓から分泌され、糖新生を促進して血糖値を上げる働きがある。3) オキシトシンは、下垂体後葉から分泌され、分娩時の子宮収縮、乳汁分泌を促すなどの働きがある。4) コルチゾールは、副腎皮質から分泌され、糖新生、蛋白質や脂肪などの代謝促進、抗炎症および免疫抑制などの働きがある。5) テストステロンは、主に性腺から分泌され、筋肉増大、骨格の発達などの働きがある。

問 23　正解：5

臓器移植法で認められている臓器は、心臓、肺、肝臓、腎臓、膵臓、小腸および眼球である。主として生命維持に必須のものが対象である。

5) 脾臓は生命維持に必須の臓器ではないため、臓器移植の対象にはならない。

1)〜4) の臓器は生命維持に必須であり、臓器移植が行われる。

問 24　正解：4

体をめぐった血液は右心房に集まり、右心室、肺動脈を経て肺に送り込まれる。肺に入って酸素を多く含んだ血液（動脈血）は、肺と左心房をつなぐ 4) 肺静脈から左心房、左心室に流れ込み、大動脈を介して全身に送られる。

1)〜3)、5) の静脈には、臓器や全身に酸素を供給した後の、二酸化炭素を多く含んだ静脈血が流れる。

問 25　正解：3

3) 心房細動は不整脈の一種で、心房の異常な興奮により心房壁が十分に収縮せずに、けいれん様など不規則に運動する。その結果、心房内の血流がよどんで血栓を生じやすくなる。しばしば、この血栓は剝離して血管内に流れ込み末梢の動脈を閉塞する（心原性塞栓症）。なかでも脳梗塞（心原性脳塞栓症）は重篤な合併症となるため、血栓形成のリスクが一つでもある場合には抗凝固薬が用いられる。

5) くも膜下出血で出血している者には、抗凝固薬は禁忌である。1)、2)、4) いずれも動脈硬化のリスク因子であり、動脈硬化が進展した場合には閉塞防止のために抗凝固薬が用いられることがあるが、これらの疾患の治療のために投与されることはない。

問 26　正解：4

消化器系に属する臓器には、口腔、咽頭、4)食道、胃、十二指腸、小腸、大腸、肛門、および1)肝臓、胆道、膵臓がある。循環器系には2)血管（系）、心臓が属し、泌尿器系には3)腎臓、尿管、膀胱、尿道が属し、呼吸器系には、鼻腔、咽頭、喉頭、気管、気管支、細気管支、肺胞、内分泌系には、5)副腎、下垂体、松果体、甲状腺、上皮小体、ランゲルハンス島、性腺が属する。

問 27　正解：4

尿検査とは尿を材料（検体）とする検査であり、主に1)尿糖、2)尿潜血、3)尿比重、5)尿タンパク、尿沈渣がある。4)尿素窒素とは血液中の尿素に含有される窒素を測定するものであり BUN（Blood Urea Nitrogen）と呼ばれる。腎機能の評価などに用いられ、尿検査ではない。

問 28　正解：1

生理機能検査とは、患者の身体を対象にして計測を行う検査であり、1)心電図検査や呼吸機能検査などがある。
2)生化学的検査、4)腫瘍マーカー検査や5)末梢血液一般検査は検体検査であり、身体から得られる血液などの体液を対象に検査を行う。3)マンモグラフィは乳房についてX線を用いて行う画像検査である。

問 29　正解：5

5)平衡機能検査は内耳の平衡機能を調べる検査であり、耳鼻咽喉科領域の検査である。
1)眼底検査と2)色覚検査は眼科領域の検査である。3)呼吸機能検査は肺の換気機能を調べる検査である。4)分腎機能検査は左右の腎臓の機能を別々に調べる検査である。

問 30　正解：4

特定生物由来製品については4)医薬品医療機器等法によって定められており、使用記録の保存期間は20年である。
1)～3)、5)の法律や規則には特定生物由来製品の保存期間についての記載はない。

問 31　正解：2

医薬品の体内動態とは、生体に投与された薬が1)吸収されて生体内に5)拡がり（分布）、3)代謝されて最終的に4)排泄されるまでの過程のことである。2)阻害とは一般的に薬理作用

（薬物が生体に及ぼす作用）が邪魔されることをいい、したがって体内動態には含まれない。

問 32　正解：1、2

1)抗がん剤はその他の処方薬と同様の様式の処方箋で処方して差し支えない。2)保険診療における長期投与の制限は、原則廃止されており、医師の判断により適切な期間の投薬が可能である。ただし、4)麻薬・向精神薬（最大14日～90日）、5)発売後1年以内の新薬には投与日数制限がある（原則として最大14日）。なお、3)麻薬の処方時には患者の住所及び麻薬施用者の免許証番号の記載が必要（麻薬及び向精神薬取締法）であるため、専用の処方箋が用いられる。

問 33　正解：4

看護師が独自に診断・介入する患者問題を看護問題と呼び、その診断名称を看護診断と呼ぶ。日本では、4)NANDA-I：North American Nursing Diagnosis Association -International（NANDAインターナショナルで承認された看護診断）が普及している。
看護診断をもとに、どのように看護介入すればよいのか、どのようなケアを行うのかを分類するものとして、1)NIC：Nursing Intervention Classification（看護介入分類）と2)NOC：Nursing Outcome Classification（看護成果分類）がある。3)ICNP：International Classification for Nursing Practice は、看護実践のための国際分類、5)SNOMED-CT：Systematized Nomenclature of Medicine-Clinical Term は、国際保健用語規格開発機構が配布する国際医療用語集のことである。

問 34　正解：4

4)個別化医療の定義であり、正しい。
1)再生医療とは、幹細胞を用いて機能を失った細胞や組織を復元させる医療のことである。2)終末期医療とは、近い将来に死に至ることがある程度予想される状況下において、身体的苦痛の緩和だけでなく、その人らしさをまっとうできるように支援する医療のことである。3)ゲノム解析とは、生物（患者）の遺伝子情報を解析することをいう。5)チーム医療とは、診療科や部門を横断した多職種による医療のことである。

問 35　正解：2、3

2)腹部超音波検査は体表から超音波を照射

してその反射波により内部臓器を観察する検査、3) 頭部MRI検査は単純、造影にかかわらず、体外から強い高周波磁場を与え、その際に体内から放出される核磁気共鳴信号を用いて体内の水素原子の分布を画像化する検査であり、ともに放射線は用いられない。

1) 胸部単純撮影は放射線の一種であるX線を用いて胸部のX線透過画像を撮影する。4) 心臓カテーテル検査はX線透視下で、橈骨動脈などからカテーテルを心臓あるいは冠動脈内に挿入し造影剤を注入して動きや形態を観察する。5) 脳血流シンチグラフィは、核医学検査の1つで、放射性同位元素を含む薬剤を体内に投与し、一定時間後に体内から放出される放射線量を画像化する。脳に取り込まれる薬剤を投与することで、脳の血流や機能を評価する。

問 36　正解：3、5

5) 骨シンチグラフィは、骨に集積しやすい放射線同位元素を含む薬剤を静脈内に投与し、体外へ放出されるγ線を画像化する。3) PET (Positron Emission Tomography：陽電子放出断層撮影) も、腫瘍など目的組織に集積しやすい放射線同位元素を含む薬剤を投与し、体外へ放出されるγ線を体の周囲360°方向から同時計測して放射性医薬品の体内での分布を画像化する。

4) マンモグラフィは乳房を側面から圧迫した状態で側面方向の単純X線撮影を行うもの、2) MRIは、体外から強い高周波磁場を与え、その際に体内から放出される核磁気共鳴信号を用いて体内の水素原子の分布を画像化するもの、1) CTは外部から照射するX線を用いて断層撮影を行うものでいずれも放射性医薬品は用いられない。

問 37　正解：3

超音波の特性上、肺などの空気を多く含む組織 (超音波が拡散してしまう) や脳などの硬い組織の下にある組織 (超音波を透過しにくい) は画像の描出が困難なため、3) 肺気腫には用いられない。

1) 妊娠は胎児被曝の点で放射線検査ができないため、産婦人科領域ではルーチン検査として行われる。2) 胆石症では体表に近く詳細な観察が可能である。4) 心臓弁膜症では通常の形態観察に加え、リアルタイムに弁の動きやドップラー機能による逆流や流速など血流の状態も観察できる。5) 深部静脈血栓症では、血管内血栓の描出や圧迫にて内腔が変化しにくい

状態、またはドップラーによる血流観察などが可能であり、確定診断に極めて有用である。

問 38　正解：1

1) 運動療法は生活習慣病 (糖尿病や高血圧など) などで重要な治療法であるが、がんの治療法としては補完代替療法の1つに過ぎず、代表的とはいえない。

がんの治療法としては、2) 化学療法 (抗がん剤投与など)、3) 免疫療法 (がん組織に対する免疫力を強化しようとするもので、近年、免疫チェックポイント阻害薬が開発されている)、4) 外科的治療 (手術による切除)、5) 放射線治療 (放射線照射によるがん細胞死の誘導) が代表的である。

問 39　正解：5

SOAP形式とは、問題指向型診療録 (POMR) における経過記録の記載方法の1つであり、得られたデータなどを内容ごとに分類・整理したうえで、下記のようにS、O、A、Pの4つの項目に分けて記載する。

S：Subjective　── 患者の主観的所見 (情報)

O：Objective　── 医療者の客観的所見 (情報)

A：Assessment　── 評価

P：Plan　── 計画

問 40　正解：2、3

ICDは世界保健機関 (WHO) が作成した死亡や疾病のデータの体系的な記録や分析、比較を行うための分類であり、2) DPCの診断群分類コード、3) MEDISの標準病名マスターにも用いられているため、正しい。

1) 原死因の分類にはICDの第10版であるICD-10が用いられている。4) ICD-10コードはアルファベット1文字に2桁の数字の3桁分類、詳細な発生部位や疾病の原因を表現する4桁分類および5桁分類が用いられる。5) ICDはWHOが制定したものである。

なお、ICDは約30年の検討期間を経て、2019年5月にWHO世界保健総会において改訂版のICD-11が採択された。発効は2022年の予定であり、各国では自国語への翻訳など、移行準備が始まっている。疾患概念を含めた情報体系を目指し、電子環境での活用を前提とするなど大幅な改訂となっている。桁数は7桁に拡張されコード数も増えるなど、ICD-10との違いについて最新の情報を得るようにしていただ

きたい。

問 41 正解：2

看護記録の構成要素には、基礎情報（データベース）、看護計画、経過記録、要約（サマリー）などがあり、これらに含まれる項目やその順序は、各施設で設定される。看護サマリーは、看護を必要とする人の経過、情報を要約したものであり、施設を変わる際や在宅ケアへの移行の際に、看護ケアの継続性を保証するために必要に応じて作成されるものである。

問 42 正解：5

5) K コードは、診療報酬点数表における手術手技・処置の領域を定めたコードであり、正しい。

1) DRG（Diagnosis Related Group）は、米国の診断群分類のことである。2) ICF（International Classification of Functioning, Disability and Health）は、WHO が定める国際生活機能分類のことである。3) ICD-10 は、WHO が作成した死亡や疾病のデータの体系的な記録や分析、比較を行うための分類である。4) JLAC10 は、臨床検査医学会が制定した臨床検査項目分類である。

問 43 正解：2

新薬開発は、基礎研究、非臨床試験（動物実験）、臨床試験のステップを経て行われる。臨床試験は、まず、健常人または患者ボランティアを対象として薬物動態（吸収や排泄）などのデータを収集する2) 臨床薬理試験を行う。

続いて、患者を対象として臨床薬理試験との類似性や推奨用量の推定などを行う3) 探索試験（前期）、臨床推奨用量における効果・安全性などを検討する4) 探索試験（後期）を経て、さらに多くの患者において有効性と安全性を確認する1) 検証試験が行われる。また、販売後にも有効性と安全性を確認するために5) 製造販売後臨床試験が行われる。

問 44 正解：1

1) 介入研究とは、運動、薬剤や手術など、人体に関与する新たな外的要因の有効性を調査する研究のことであり、説明にある健康や疾病の姿を単に観察する研究は観察研究のことである。

2)～5) の用語とその説明は正しい。

問 45 正解：3

3) 特異度とは、罹患していない患者の中での、検査結果が陰性の患者の割合である。

1) 感度とは、罹患している患者の中での、検査結果が陽性の患者の割合である。2) 自由度とは、変数のうち独立に選べるものの数のことである。事象が起こる確率と起こらない確率の比をオッズといい、ある条件のオッズと異なる条件のオッズの比率を4) オッズ比という。5) 相対危険度とは、暴露群の疾病発症率を、非暴露群の疾病発症率で割った割合である。

問 46 正解：3、4

正規分布は、平均値を境に左右対称の凸型で、そのすそ野は、サンプル数に関わらず適用できる（即ち標準化された）散らばり方の指標である4) 標準偏差の値と、中心となる3) 平均値が定まると、一意的に形が決まる。

一方、1) 最頻値や2) 中央値は、必ずしも平均値と一致せず、5) 四分位範囲は、大きさ順に並べた25％～75％間の50％が含まれる範囲は示すが、標準化された散らばり方の指標でないため、分布の形を一意的に定められない。

問 47 正解：5

仮説検定では、あらかじめ5) 有意水準を決め、データから検定統計量を計算し、その値と検定統計量の分布範囲とを比較して、帰無仮説を棄却するか否かを判定する。

データのバラツキの指標として、正規分布の場合は3) 標準偏差が、正規分布でない場合は1) 四分位数が用いられる。2) 標準誤差は、データから母集団の平均値の推定の確からしさを示す指標として使用される。4) 標本平均は、母集団から抽出した標本の相加平均のことで、母平均のよい推定値となる。また、標本平均の平均は、母平均と一致する。

問 48 正解：5

5) Wilcoxon の順位和検定は、正規分布に従わない独立な2群の差を比較する手法である。

1) t 検定は、正規分布に従う2群の差を比較する手法である。独立な2群に使用する検定と、対応のある2群に使用する検定の、2種類のt検定がある。2) 回帰分析は、2変数間の関係を検討する手法である。3) 符号検定は、正規分布に従わない場合に介入の前後で変化があるかどうかを検討する手法である。4) 符号付順位和検定は、正規分布に従わない対応のある2群の差を比較する手法である。

問 49　　正解：4

4) NDB（National DataBase）は、医療費適正化計画の作成、実施および評価のため、厚生労働省が整備したレセプト情報・特定健診等情報データベースのことであり、正しい。

1) DPC（Diagnosis Procedure Combination）は、医療資源の必要度によって入院患者を分類する診断群分類のことである。2) MDC（Major Diagnosis Criteria）は、DPC の診断群分類コードに用いられる主要診断群のことである。3) NCD（National Clinical Database）は、外科系医療の現状把握を目的として、外科医が行った手術情報が蓄積されているデータベースのことである。5) PHR（Personal Health Record）は、個人の健康記録を経年的に蓄積したものである。

問 50　　正解：3

3) 臓器がん登録は、専門学会などが中心となり、特定のがん患者の部位・種類の生存率などを治療情報を用いて分析し、診断・治療指針の策定などに活用してがん医療の質を高めるものである。専門の医師が所属する病院などで登録されるため、すべての病院が対象ではない。

従来、都道府県単位で実施されていた地域がん登録事業は都道府県がんデータベース事業に引き継がれ、全国がん登録へと発展した。全国がん登録では「がん登録等の推進に関する法律」に基づき、医療機関はがんと診断された人のデータを都道府県知事に届け出ることが義務化されているため、2)、4)、5) は正しい。全国がん登録データベースに登録される情報は、個人情報（氏名、性別、生年月日、住所）、診断を行った医療機関名、診断日、がんの種類と進行度、発見の経緯、治療内容、（死亡した場合は）死亡日等であり、1) も正しい。

医学・2019・医療系

2019年度・情報処理技術系　解答と解説

問 1　正解：2

2進数を16進数に変換するには、2進数を下の桁から順に4桁ずつに区切り、それぞれを16進数に変換する。1000001111111010は、下の桁から順に4桁ずつ区切り上から並べると「0100」、「0001」、「1111」、「1010」に分けられ（桁数が4の倍数でないので先頭に0をつけている）、各々 0100 (2) = 4 (16)、0001 (2) = 1 (16)、1111 (2) = F (16)、1010 (2) = A (16)（括弧内は進数を表す）となるため、1000001111111010 (2) = 41FA (16) となる。

また、4桁の2進数を、それぞれ10進数に変換してから16進数に書き換えてもよい。その場合は以下の通りとなる。

$0100 = 0 \times 2^3 + 1 \times 2^2 + 0 \times 2^1 + 0 \times 2^0 = 0 + 4 + 0 + 0 = 4 (10) = 4 (16)$

$0001 = 0 \times 2^3 + 0 \times 2^2 + 0 \times 2^1 + 1 \times 2^0 = 0 + 0 + 0 + 1 = 1 (10) = 1 (16)$

$1111 = 1 \times 2^3 + 1 \times 2^2 + 1 \times 2^1 + 1 \times 2^0 = 8 + 4 + 2 + 1 = 15 (10) = F (16)$

$1010 = 1 \times 2^3 + 0 \times 2^2 + 1 \times 2^1 + 0 \times 2^0 = 8 + 0 + 2 + 0 = 10 (10) = A (16)$

以上の結果を順に並べると 41FA (16) となる。

問 2　正解：4

データ量を表す接頭辞はM＜G＜T＜P＜Eの順で、各々1,000倍（厳密には1,024倍）ずつ異なる。4) 0.4EByteは、下位のPByteに置き換えると400PByteとなり、2) 4PByteよりも大きいため4) のデータ量が最も大きい。

なお、PByte = PetaByte（ペタバイト）、EByte = ExaByte（エクサバイト）を表す。

問 3　正解：3

RGBの各色が8bitの場合、1画素あたりの容量は24bit (8bit × 3色) となりByteに置き換えると3Byteとなる。問題の画素数の場合、1,920 × 1,080 × 3 (Byte) で求められるので、計算すると 6,220,800 (Byte) ≒ 6 (MB) となる。

問 4　正解：1

排他的論理和は、2つのビットを比較し、入力が「1」と「0」、もしくは「0」と「1」ならば出力は「1」、それ以外なら出力は「0」となる。問題では、16進数を2進数に変換した後、排他的論理和を計算すればよい。

「92」を2進数に変換するには、9と2に分けて各々2進数に変換すると 9 (16) = 1001 (2)、2 (16) = 0010 (2) となり「10010010」となる。

同様に「A8」は、A (16) = 1010 (2)、8 (16) = 1000 (2) となり「10101000」となる。これらの値の排他的論理和は以下の通りである。

```
10010010
10101000
00111010
```

よって先頭の00を除いた1) 111010が正解となる。

問 5　正解：1

1) 制御装置とは、主記憶装置に格納されているプログラムの指示に従って他の装置を制御するための装置である。2) 記憶装置とは、データやプログラムの保存・記録を行うための装置であり、主記憶装置（メインメモリ）と補助記憶装置（外部記憶装置、ストレージ）に大別される。メインメモリは、実行中のプログラムや処理中のデータを保持し、CPUの命令によって直接読み書きできる。3) 演算装置とは、データ処理に関するさまざまな演算を行う装置である。4) 入力装置とは、キーボードやマウスなどコンピュータにデータや情報、指示などを与えるための装置である。5) 出力装置とは、ディスプレイ（モニタ）やプリンタなどコンピュータ出力されたデータを、人間に認識できる形で外部に物理的に提示する装置である。

問 6　正解：1

1) バッチ処理は、手順を決めて複数の処理をまとめて実施する方式であり、一括処理とも呼ばれる。2) オフライン処理は、他のコンピュータとは接続されていない状態で、端末で入力したデータをその端末の記憶装置に　定量蓄積したあと、最終的に一括処理を行う形態をいう。3) オンライン処理は、処理を行うコンピュータ（ホストコンピュータ）にネットワーク接続した状態（オンライン）でデータや命令を送り処理を行う形態である。4) リアルタイム処理は、処理要求のデータが来ると要求された時間内で直ちに処理する方式であり、ロボット制御や連続的な観測データ処理などに使われる。5) タイムシェアリング処理は、1台のコンピュータのCPUが処理できる時間を細かく切り分けて、処理プログラム（ユーザ）ごとに処理時間を割り当てることにより、見かけ上複数の処理を同時に処理する方式である。

問 7　　正解：4

SSD は、4) フラッシュメモリに制御回路を追加して、ハードディスクと同様に取り扱えるようにしたものである。

1)、2) SSD は電気的に読み書きを行うデバイスであり、光や磁気は使用しない。3) SSD で使用しているフラッシュメモリは、EEP-ROM（Electrically Erasable Programmable Read Only Memory）の一種であり、書き替え可能である。5) SSD は半導体メモリであり、ランダムアクセス可能である。

問 8　　正解：3

RAID 10 は、RAID 1 + 0 とも呼ばれることもあり、RAID 1 によりミラーリングしたディスクアレイ（ミラーリンググループ）を、さらに RAID 0 でストライピングしたものである。ディスク 2 台で RAID 1 を構成した場合、実効容量はディスク 1 台分、RAID 0 を構成した場合、実効容量はディスク 2 台分となる。RAID 10 で実効容量が最大となる構成は、RAID 1 の最小構成であるディスク 2 台でミラーリンググループを構成した場合である。全ディスク数が 12 台の場合、12 ÷ 2 = 6 つのミラーリンググループによる RAID 0 であり、3) 6 台分が正解である。

問 9　　正解：3

3) FHD（Full-HD）の解像度は 1,920 × 1,080 である。

1) ディスプレイにおける 4K の解像度は 3,840 × 2,160 である。解像度 7,680 × 4,320 は 8K である。これらの名称は、水平解像度が約 4,000（4K）、8,000（8K）ピクセルであることに由来する。2) HD（High Definition）の解像度は 1,366 × 768 である。解像度 1,920 × 1,200 は WUXGA（Wide Ultra-eXtended Graphics Array）である。4) VGA（Video Graphics Array）の解像度は 640 × 480 である。解像度 800 × 600 は SVGA（Super VGA）である。5) SXGA（Super XGA）の解像度は 1,280 × 1,024 であり、解像度 1,024 × 768 は XGA である。

問 10　　正解：5

5) 非接触式 IC カードは、カード内にアンテナとなるコイルを内蔵し、リーダーライターから発信される電波を用いて、動作に必要な電力の発生と、無線通信による情報の読み書きを行う。

1) 磁気カードは、カード表面の磁性体に対して、リーダーライターの磁気ヘッドを用いて、磁気による情報の読み書きを行う。2) QR コードは 2 次元シンボルの 1 つであり、イメージセンサーを用いて光学的に情報の読み取りを行う。3) バーコードは、CCD センサーやレーザ・LED 光源と受光素子を用いて、光学的に情報の読み取りを行う。4) 接触式 IC カードは、リーダーライターとカード表面の端子を接触させ、カード内の IC チップに電気的に接続して、情報の読み書きを行う。

問 11　　正解：2

2) Java はオブジェクト指向型プログラミング言語である。

1) DOS（Disk Operating System）はディスク装置の管理機能を有するオペレーティングシステム（OS）の総称であり、代表的なものに MS-DOS がある。3) UNIX は 1969 年、AT&T ベル研究所で開発された OS である。4) Android は Google 社が開発したスマートフォンやタブレットなどのスマートデバイス向けの OS である。5) Windows は Microsoft 社が開発したパーソナルコンピュータ向けの OS である。

問 12　　正解：3

3) ファームウェアは、ハードウェアの基本的な制御のために機器にあらかじめ組み込まれているソフトウェアであり、機器内の ROM やフラッシュメモリに格納されている。

1) シェアウェアは、ソフトウェアのライセンス形態の 1 つであり、一時的な使用は無料だが継続的に使用する場合は代金を支払うものや、無期限で使用できるが機能が制限されるもの、などがある。2) ミドルウェアは、OS とアプリケーションソフトウェアの間に位置するソフトウェアで、データベース管理、ネットワーク管理、トランザクション処理といったアプリケーションが汎用的・共通的に使用する機能を提供するものである。4) デバイスドライバは、OS が周辺機器のハードウェアを制御するためのソフトウェアである。5) アプリケーションソフトウェアは、文書処理、表計算、画像処理、Web ブラウザ、業務用ソフトウェアといった特定の用途のために作成されたソフトウェアである。

問 13　　正解：2

2) フローチャートは、作業の手順や問題解決の進め方を記号と線・矢印で表す。コン

ピュータの処理手順や制御の流れなどを表現するのに用いられる。

1) ガントチャートは、横棒グラフで工程の進捗状況を表す。プロジェクト管理や生産管理に用いられる。3) クリティカルパスは、プロジェクトの開始から終了に至る経路のうち作業時間の合計が最大となる経路である。4) レーダーチャートは、複数の項目を正多角形の線グラフで表す。各項目のバランスを見るときに用いられる。5) アローダイアグラムは、作業工程を丸と数字、矢印で表す。プロジェクトの日程計画を立てるのに用いられる。

問 14　正解：5

スタックは後入れ先出し（LIFO：Last In First Out）で処理する。すなわち、最後に格納したものから順に取り出す。「A → B → C」の順で入力されたデータは、5) C → B → A の順で出力される。

問 15　正解：4

動画コーデックとは、動画ファイル形式（コンテナ）の中の動画像データを圧縮／伸長する形式のことである。ディジタルハイビジョン対応の動画コーデックは 4) H.264（MPEG4 AVC、MPEG-4 Part 10 Advanced Video Coding）である。

1) MP3（MPEG Audio Layer-3）は音声データの圧縮方式である。2) JPEG（Joint Photographic Experts Group）は静止画像の圧縮方式である。3) H.263 は動画の圧縮方式であり、テレビ電話に利用されている。5) MPEG-1（Moving Picture Experts Group phase 1）は動画の圧縮方式であり、ビデオ CD に利用されている。

問 16　正解：2

アナログ－デジタル変換（A／D 変換）では、アナログ情報を標本化－量子化－符号化の順に処理しデジタル情報に変換する。一定間隔（時間）で区切り、区切ったところのデータを拾い上げる処理を2) 標本化（サンプリング）という。

5) 量子化は、標本化で得られたデータを近似の離散的な値で表現する処理のことである。3) 符号化は量子化で得られた値を一定の規則に従ったデータへ変換することで、2進数（0と1で表現されるデータ）に変換する処理のことである。

問 17　正解：3

関係データベースの操作で、2つの集合の要素1つずつを取り出してすべての組み合わせ（対）を作る操作を3) 直積という。

1) 積は、2つの集合の両方に属しているものを取り出す操作である。2) 和は、2つの集合のどちらか一方、あるいは両方に属しているものを取り出す操作である。4) 結合は、複数の表をまとめて1つの仮想的な表を作り出す操作である。5) 選択は、表から条件に合う行を取り出す操作である。

問 18　正解：4

「WHERE 検査日 = '20190207' AND 実施 = '済'」で検査日が "2019／02／07" で実施 "済み" の検査が選択される。「GROUP BY モダリティ」で選択された検査がモダリティ毎にまとめられる。「SELECT モダリティ, COUNT（オーダ番号）」で表示されるのが、"モダリティ" とまとめられ集計された "検査の件数" である。

したがって、問題の SQL 文は、表 "画像検査記録" から 2019 年 2 月 7 日に実施された検査をモダリティ毎に数えている。

問 19　正解：2

2) コミット（commit）とはデータベースの一連の操作がすべて成功した場合に、変更結果を確定する処理のことである。

1) アボート（abort）とはトランザクションを中断することである。3) ロールバック（rollback）とはログに沿って処理を遡り、トランザクション開始前の状態に戻すことである。4) トランザクション（transaction）とはある目的を達成するための複数の処理をまとめたものである。5) フェイルオーバー（failover）とはシステム障害に関する用語であり、待機系を用意して障害発生時に自動的に待機系に切り替えることである。

問 20　正解：5

5) ORDER BY は検索条件の指定に用い、指定した列を並べ替える。

1) IN は検索条件の指定に用い、複数候補からどれか1つ、あてはまる値を持つ行を抽出する。2) JOIN は SQL のコマンドでありテーブルを結合させる。Outer join と Inner join がある。3) LIKE は検索条件の指定に用い、検索文字列と一致する値を持つ行を抽出する。4) GROUP BY は検索条件の指定に用い、指定した列でグループを作成する。

問 21　正解：3

ルーティングはパケットに記述された IP アドレスを用いて行う。これを行うのは 3) ネットワーク層である。

1) 物理層はビット単位での物理的伝送を制御する。2) データリンク層は MAC (Media Access Control) アドレスを用いて伝送制御を行うが、1つのルータ配下の制御にとどまる。4) トランスポート層では相手方ホストは決まった状態であり、ポート番号を用いた制御が行われる。5) アプリケーション層では相手方アプリケーションが確定した状態の通信のみ行われる。

問 22　正解：3

出題条件に合うプロトコルは 3) TCP (Transmission Control Protocol) である。

1) NTP (Network Time Protocol) は、時刻同期を行うサービス名である。2) PPP (Point to Point Protocol) は、2点間で専用の伝送路を確立して相互に安定した通信を行うサービス名である。4) UDP (User Diagram Protocol) は、トランスポート層で用いられるがコネクションは確立しない。5) UTP (Unshielded Twisted Pair) は、物理層で用いられる通信用ケーブル構造の1つで、電磁ノイズを遮断するシールド加工を行っていない対撚り線のことである。

問 23　正解：3

IP アドレス表記の「/」の後は「ネットワークプレフィックス」と呼ばれ、サブネットマスクのビット数を表す。この場合 23 ビットなので、32 ビットのアドレスの先頭から 23 ビットまでが 1 であり、24 ビット目以降が 0 となる。これを 8 ビット毎にまとめると、255.255.254.0 (11111111.11111111.11111110.00000000) となるので、正解は 3) である。

問 24　正解：3

正解 3) 以外の正しい組み合わせは以下の通りである。

1) POP3　　　— 110
2) SMTP　　　— 25
4) SMTPs　　 — 465
5) IMAP4s　　— 993

問 25　正解：2

アクセス先の Web サイトへは、www.jami.jp と対応する IP アドレスが分からなければ接続できない。この名前から IP アドレス (また

はその逆) を解決する仕組みが 2) にある DNS (Domain Name System) であり、端末が設定している DNS サーバが停止していると名前解決ができないため「IP アドレスが見つかりませんでした」と Web ブラウザには表示される。

なお、表示内容は Web ブラウザにより異なることがあるが、3) の場合は「アクセスが拒否されました」や「アクセス権がありません」と表示される。また、4) は「500　内部サーバエラーです」、5) は「アクセスできません」や「サイトが停止しています」などのように表示される。いずれもエラーコード (404 や 500 など) を付して表示されることもある。

問 26　正解：5

VLAN (Virtual LAN) は、物理配線の制約を受けずにネットワークを構成する技術である。元来、ネットワーク (サブネット、セグメント) は同一の配線と機器で区分されていたが、VLAN により離れた個所 (建物、部屋など) を 1 つの物理配線と機器を共有して複数ネットワークを構成することができる。したがって、VLAN を構成した場合は、5) 1 台のスイッチに複数のネットワーク (サブネット、セグメント) が割り当てられる、ことになる。

1) VLAN そのものには暗号化通信の仕様は含まれていない。2) 物理的な分割の対比が VLAN である。3) VLAN により信頼性は向上しない。4) は DHCP を指す。

問 27　正解：5

無線 LAN を識別するための ID は SSID (Service Set Identifier) または ESSID (Extended SSID) と呼ばれる。ESSID は SSID を拡張したものであるが、ESSID も含めて SSID やネットワーク識別子と呼ばれることがある。

1) CDMA (Code Division Multiple Access) は携帯電話の通信方式として広く使われており、同じ周波数帯で複数接続の通信を行うための技術である。2) MIME (Multipurpose Internet Mail Extensions) は、電子メールで英数字以外のデータを扱うための仕様を指す。3) TKIP (Temporal Key Integrity Protocol) は無線 LAN で用いられる暗号化プロトコル、4) WPA2 は無線 LAN 上での暗号化技術の発展形である。

問 28　正解：4

4) MIMO (Multiple-Input and Multiple-Output：マイモ) は、送信と受信の双方で複数の

アンテナを使って高速化を図る技術をいう。

1) ATM は、固定長セル（53バイト）による非同期転送モードと呼ばれる通信方式、2) PoE は Power Over Ethernet の略で UTP ケーブルによる電力供給を行う技術をいう。3) は問 27 の通り。5) Wi-Fi は無線 LAN に関する通信規格を満たした製品を認証する Wi-Fi Alliance の登録商標であるが、無線 LAN のことを指して使われるケースも多い。

問 29　正解：3

PC から Internet への経路は、「ルータ D」→「ルータ B」→「ルータ A」となる。ルータは一般的に複数のネットワークインターフェースを持っており、それぞれの宛先のネットワークアドレスへパケットを送る方向のインターフェース、つまり、ルータ自身がパケットを送り出すネットワークインターフェースが経路表に設定される。たとえば、ルータ B の経路表では、192.168.3.0／255.255.255.0 のネットワークへは"ルータ B のネットワークインターフェース X"が、192.168.4.0／255.255.255.0 のネットワークへは"ルータ B のネットワークインターフェース Y"が設定される。ここで、0.0.0.0／0.0.0.0 はルータのデフォルトルートを示しており、経路表に設定された 192.168.3.0 と 192.168.4.0 以外への通信についてはデフォルトルートに設定されたネットワークインターフェースに送り出される。したがって、経路表 Z へはルータ B のネットワークインターフェース 3) が設定されていることになる。

問 30　正解：5

IEEE802.11n の通信規格上の最大速度は 600 Mbps、25％の実効速度は 150 Mbps となる。ここで、通信速度の単位である bps は、bit per second であり、600 Mbyte のファイルは 4800 Mbit（1 byte ＝ 8 bit）である。エラーや再送は無視できるため、ダウンロードに要する時間は、4800 Mbit／150 Mbps ＝ 32（秒）となる。

問 31　正解：2

2) 完全性（Integrity）は、資産の正確さおよび完全さを保護する特性を表し、情報セキュリティの3要素（CIA）の1つである。

CIA には、他にアクセスおよび使用が可能である特性を表す1) 可用性（Availability）、認可されていない個人やエンティティまたはプロセスに対して情報を使用不可または非公開にする特性を表す3) 機密性（Confidentiality）があ

る。4) 信頼性（Reliability）は、意図した動作および結果に一致する特性を表し、CIA を含む JIS Q 27000：2014 で定義される情報セキュリティの要素の1つである。5) 正確性は、情報セキュリティの要素としては定義されていない。

問 32　正解：2

2) ユーザ認証は、「機密性」の確保を実現する技術の一つで、情報資産へのアクセスを許可された者（権限者）と許可されていない者（無権限者）を明確に区別することが可能となる。

1) 負荷分散は、並列に稼働している機器間で処理を最適な機器に振り分け負荷を分散させることであり、必要なときにいつでも正常なサービスを提供できる状態を維持する「可用性」の確保を実現する技術のひとつである。3) デジタル署名は、データの真正性を証明するために付加される短い暗号データのことで、「完全性」「責任追跡性」「否認防止」の確保を実現する技術である。4) システムログは、OS が稼働中に発生した重要な出来事を時系列に記録したもので、「信頼性」「責任追跡性」を確保するための技術である。5) タイムスタンプは、信頼できる第三者機関との間で存在証明と非改ざん証明が可能となるしくみのことで、「真正性」や「否認防止」を確保する技術である。

問 33　正解：2

2) リスク回避は、脅威発生の要因を停止あるいは別の方法に変更することで、その脅威からのリスクを消し去る方法である。

1) リスク削減（低減）は、リスクを許容できるレベルまで下げる方策である。3) リスク分散は、リスクマネジメントプロセスにおけるリスク対応では定義されていない。4) リスク移転は、リスクを他社などに移すことであり、保険と外部委託の2つの方法がある。5) リスク保有は、保有リスクの影響力が小さく、許容範囲内として受容できる場合などに、リスクをそのままにしておくことである。

問 34　正解：1

公開鍵基盤（PKI）において、証明書の発行や管理を担う信頼のおける第三者にあたる（ア）は、認証局である。また、認証局は、利用者から問合せされる（イ）証明書の検証も担っている。

問 35　正解：1

1) ISMS（情報セキュリティマネジメントシステム）は、情報セキュリティに特化したリスクマネジメントシステムのことである。
2) NISC（内閣サイバーセキュリティセンター）は、国の機関における情報セキュリティを所管する組織で、2015年に内閣官房に設置された。3) CSIRT（Computer Security Incident Response Team）は、コンピュータやネットワーク上で問題が起きていないかどうかを監視するとともに、問題が発生した場合にはその原因の解析や影響範囲の調査などを行う組織のことである。4) 情報セキュリティ監査は、情報セキュリティ対策を第三者的立場で、情報資産に対する機密性、完全性、可用性の確保を目的としたチェックを行う。5) 情報セキュリティポリシーは、リスクに関係する組織全体の意識統一とセキュリティ対策基準の明確化を目的に作成する情報セキュリティ対策の基本的な考え方や対策基準をまとめた文書である。

問 36　正解：2

ハイブリッド暗号化方式（Hybrid Encryption Method）は、共通鍵暗号方式と公開鍵暗号方式の短所を補完し合うように2つの暗号化方式を組み合わせた方式である。メッセージの暗号化と復号処理は共通鍵暗号方式を使い、共通鍵の配送に公開鍵暗号方式を利用する。したがって、送信者は（ア）公開鍵を用いて共通鍵を暗号化し、受信者は（イ）秘密鍵を用いて共通鍵を復号する。

問 37　正解：1

1) 標的型攻撃は、特定の対象（個人、組織）を標的として行う攻撃手法で、代表的なものが業務上の連絡と誤解させるウイルス付きメールなどの標的型攻撃メールである。
2) ブルートフォース攻撃は、パスワード認証に対して総あたりで認証を試みる攻撃である。3) バッファオーバフロー攻撃は、短時間の大量データ送信で受信バッファを溢れさせ、動作不良の誘発を試みる攻撃である。4) SQLインジェクション攻撃は、データベースアプリケーションにSQLを含む文字列を入力してデータベースの不正操作を試みる攻撃である。5) クロスサイトスクリプティング攻撃は、Webサイトの入力フォームにHTMLタグやスクリプトを含む文字列を入力し不正操作を試みる攻撃方法である。

問 38　正解：3

3) フィッシングは、会員制Webサイトを偽装して個人情報の不正取得を試みるものである。
1) ボットは、簡単な指示に対してある程度自律的に動作するソフトウェアである。2) アドウェアは、使用時に広告が表示されるソフトウェアである。4) スパイウェアは、コンピュータ内のデータの窃取や操作の窃視を試みるマルウェアである。5) ランサムウェアは、コンピュータ内のデータを暗号化などで使用不能にし、データ復元の対価を要求するマルウェアである。

問 39　正解：4

4) バックドアは、コンピュータへ不正に侵入するための入り口（裏口）を作成するマルウェアである。
1) DMZ（DeMilitarized Zone）は、インターネットと組織内ネットワークの間に緩衝地帯として構築するネットワーク空間のことである。2) VPN（Virtual Private Network）は、暗号化通信によりネットワーク上に仮想的に専用通信回線を構築する仕組みである。3) ルータは、IPアドレスによる通信経路制御に用いるネットワーク中継機器である。5) ファイアウォールは、たとえば送信元や送信先のIPアドレス、ポート番号によって通信の制御や監視を行うなど、通過させてはいけない通信を阻止する仕組みである。

問 40　正解：4

4) WPA2（Wi-Fi Protected Access 2）は、無線LANの業界団体Wi-Fi Allianceによる無線LANのセキュリティプロトコルの認証プログラムである。
1) PGP（Pretty Good Privacy）は、公開鍵暗号方式を用いた暗号化や電子署名に使用する暗号ソフトウェアである。2) CHAP（Challenge Handshake Authentication Protocol）は、リモートアクセスの際に用いられるユーザやネットワークホストの認証における通信手順の仕様である。3) LDAP（Lightweight Directory Access Protocol）は、ユーザやコンピュータの情報を管理するディレクトリサービスへのアクセスについての通信手順の仕様である。5) CSIRT（Computer Security Incident Response Team）は、組織内の情報システムセキュリティに関するインシデントに対応するための体制のことである。

問 41　正解：4

SSL／TLS は、OSI 参照モデルのトランスポート層におけるセキュリティ対策としての暗号化通信手順の仕様であり、公開鍵暗号方式を用いた暗号化通信による通信内容の漏洩防止と改ざん検出、および電子証明書による身元保証を実現する。すなわち暗号化通信と電子証明書の仕組みであり、4) が正解である。

1)～3)、5) に示される通信の高速化、破損データの修復、不正プログラム検出は想定されていない。

問 42　正解：5

リバースエンジニアリングは、通常の製品開発とは逆に、製品の動作・挙動の観察や製品の分解などによる製品の構造の詳細な分析によって、対象製品の動作原理、設計、機能要素の構成、使用されている技術、製造方法などを明らかにすることである。すなわち製品技術の解明を目的としており、5) が正解である。

1)～4) に示される製品の改良、改造、復元、再利用は通常のソフトウェア開発でも行われることである。

問 43　正解：3

3) WBS（Work Breakdown Structure）は、作業工程ごとの作業内容を細分化し階層構造として詳細に可視化したものである。

1) DFD（Data Flow Diagram）は、情報システムにおけるデータ処理の過程を流れ図として可視化したものである。2) UML（Unified Modeling Language）は、オブジェクト指向開発でのシステムの概念モデルの表現方法を共通仕様としてまとめたものである。4) E-R 図は、データ構造を様々な entity（実体）の関係として表現する方法である。5) ネットワーク図は、プロジェクト管理で各工程の依存関係から工数と工期の関係を可視化する表現方法である。

問 44　正解：2

2) ボリュームライセンスは購入したライセンス数を担保するものである。

1) 登録したユーザのみが利用できるのはユーザ固定ライセンスである。3) 契約した組織内で無制限に利用できるのはサイトライセンスである。4) 登録したコンピュータのみで利用できるのはマシン固定ライセンスである。5) ボリュームライセンスは購入ライセンス数を担保するものであり、ボリュームという用語は使われているが、容量という概念は含まれていない。

問 45　正解：5

クリティカルパスとは作業所要時間の合計が最大となる作業プロセスをいう。選択肢のパスの各所要時間を計算する。1) 2 + 5 + 6 = 13、2) 2 + 6 + 4 = 12、3) 4 + 7 + 4 = 15、4) 2 + 2 + 7 + 4 = 15、5) 2 + 5 + 5 + 4 = 16となり、最も作業所要時間の大きな5) がクリティカルパスである。

問 46　正解：5

5) コールドスタンバイは本番系が正常に稼働している間は待機系の電源を切った状態にしておく耐障害設計である。

1) ミラーリングは同一のデータを複数のハードディスクに記録するもので RAID1 の冗長化方式である。2) フェールセーフはシステム障害が発生した場合、安全性を確保するために被害を最小限にとどめるように制御する。またはそのようにする設計方法である。3) クラスタリングは同じ構成のコンピュータを複数接続し、全体として1台のコンピュータのように稼働することである。4) デュアルシステムはシステムを同じ構成で二重化したシステムで、処理結果を相互参照することにより1つのシステムとして稼働する。

問 47　正解：4

情報システムの組織的安全管理対策には大きく2つあり、想定するリスクが起こらないようにする「リスク管理」と危機発生後の被害を最小限に留める「危機管理」である。これらの具体的対策の1つに4) 事業継続計画（BCP）の策定がある。

1) 防犯カメラの設置および3) サーバ室の耐震工事は物理的安全対策である。2) ユーザ教育は人的安全対策である。5) 遠隔地バックアップシステムの構築は技術的安全管理対策である。

問 48　正解：4

4) VDI（Virtual Desktop Infrastructure）はサーバ上の仮想化ソフトを使って複数の仮想マシンを起動し、端末から遠隔で仮想マシンのデスクトップに接続して使用する仕組みである。

1) RDP（Remote Desktop Protocol）はリモートデスクトップのサービスが起動しているコンピュータのデスクトップを遠隔の端末に送るプロトコルである。

2) TSS（Time Sharing System）は時分割シ
ステムのことで、1台のコンピュータのCPU
時間を細かく切り分けることで複数のユーザが
あたかも同時に使えるようにする技術である。
3) VDA（Virtual Desktop Access）はVDI環境
で利用する場合の使用許諾に関するものであ
る。5) VDT（Visual Display Terminal）はパソ
コンの画面などの画像表示端末のことである。

問 49 正解：5

5) SaaS（Software as a Service）はPaaSの
上にアプリケーションなどのソフトウェアを
サービスとして提供するクラウドサービスモデ
ルである。

1) BaaS（Backend as a Service）はスマート
フォン向けの開発環境を提供するクラウドサー
ビスである。2) DaaS（Desktop as a Service）
はリモートデスクトップ環境を提供するクラウ
ドサービスである。3) IaaS（Infrastructure as
a Service）はCPUやメモリなどハードウェア
環境をサービスとして提供するクラウドサービ
スモデルである。4) PaaS（Platform as a Ser-
vice）はIaaSの上にミドルウェアやOSを提供
するクラウドサービスモデルである。

問 50 正解：4

4) データマイニングはデータをマイニング
（mining、採掘）することを意味する。大量の
データを解析することによりまだ知られていな
い規則や関係を抽出することである。

1) SDN（Software-Defined Networking）は
VLANなどの仮想ネットワークをソフトウェ
アで動的に展開、管理などを行う概念である。
2) OLAP（OnLine Analytical Processing）は
BI（Business Intelligence）ツールの1つで、組
織経営上の意思決定ためのデータ処理に迅速に
対応するものである。3) ビッグデータ（Big
data）は巨大なデータ（またはデータ群）のこと
を一般的に指す。5) データウェアハウス（Data
WareHouse、DWH）はデータの分析を目的に
集められたものを指す。

問 1　正解：5

5）マンモグラフィは乳がんの診断に使われ、病変部を影として捉えるため、カラー画像を利用しない。

1）CT検査は組織や造影剤の流れに着色して精密な診断を行う。2）眼底カメラは色調で血管や病変の評価を行う。3）超音波検査は血流や組織の弾性などをカラーで表示する。4）内視鏡検査は表面の色彩の相違や染色による色彩変化で病変部位を同定する。

問 2　正解：1、2

1）統計資料の作成および2）臨床研究、疫学研究は直接患者には還元されないので二次利用に該当する。

患者の診療で3）提供したサービスの記録は医療行為の公的書類作成のために、4）患者ケアの計画立案と実施の根拠は計画したケア内容を患者や医療専門職間で共有するために、5）包括（DPC）・出来高払い保険請求の根拠は患者に実施した診療内容に基づいて作成・請求するために利用され、これらは一次利用に該当する。

問 3　正解：2、4

2）J-DREAMSは匿名化・暗号化され糖尿病患者の同意を得て登録される。4）指定難病患者データベースは利用目的を明示し本人の同意を得る必要がある。

1）MID-NETは個人を識別できないよう処理されておりあらかじめ本人の同意を得る必要はない。3）DPCデータベースは医療機関から本人を特定しうる情報を匿名加工されたデータとして受け取るため本人の同意を得る必要はない。5）介護保険総合データベースは提出前に個人を特定できる情報を匿名化した介護レセプトデータなどを収集したもので本人の同意を得る必要はない。

問 4　正解：4

患者の最終的な治療方針や日程は、紹介先で診療を受けた後に決まるものであり、手術が必要となればその診療科で予約が行われる。したがって、地域医療連携室における4）手術予約機能の必要性は低い。

地域医療連携室では、病病・病診連携をスムーズに行うため、1）紹介状管理、2）紹介元管理、3）返書作成機能、5）返書送付等のための宛名ラベル印刷機能は業務に必要である。

問 5　正解：4

4）一般的に、病理検査は検査技師などが行い、病理診断については病理医が行う。その結果が主治医に報告され、診療に用いられる。

1）退院時要約、3）入院診療計画書は主治医が作成する。2）病名は主治医が決定し、入力する。5）患者プロファイルは「現在の病状の要約」「現在の健康状態に繋がる背景の要約」とされており、主治医が入力する情報も多い。

問 6　正解：2または5

2）外来診療予約機能はシステムの機能として実装されていても、地域医療連携室などを通さずにオンラインで診療予約ができることは運用上の課題があって利用されていないことが多い。5）一般的には外来診療予約を複数診療科で「同一日時」にはとらない。ただし、外来診療で1時間とか午前中、といった広い時間帯で予約を取る病院もある。この場合は、同一日時に複数予約を入れる必要がある。上記により、2）、5）の双方を正解とした。

1）、3）、4）はいずれも必要な機能である。

問 7　正解：2

2）マイナンバーは社会保障、税務、災害対策に関する手続きのために行政機関や金融機関、勤務先などに提供するもので、医療機関では収集・保管せず医事会計システムにも登録されない。

1）連絡先として勤務先が登録されることが多い。3）〜5）は医事会計業務に必要な情報である。

問 8　正解：2、5

患者への医療費請求を行ううえで未払い情報を管理する2）未収金管理が必要となる。DPC対象病院ではDPC別包括評価方式に基づいた5）DPC請求管理機能が必要である。

1）空床管理機能は病床を適切に利用できるよう看護管理支援システムに含まれる。3）物品購入管理機能は診療に使用する薬品や医療材料の適正数を保持するよう物流管理システムに含まれる。4）臨床研究管理機能は、臨床研究管理センターなどで治験管理と合わせてシステム化されることが多い。

問 9　正解：1または4

「医師事務作業補助体制加算」の要件として、診療報酬の請求事務、看護業務の補助は、医師事務作業補助者の業務としないとされている。

1) は診療報酬請求事務の一部である。4) 患者の移送は看護業務の補助にあたる。したがって、1)、4) の双方を正解とした。

2)、3)、5) はいずれも医師事務作業補助者の業務である。

［参考：要件全体］

医師事務作業補助者の業務は、医師（歯科医師を含む）の指示の下に、診断書などの 文書作成補助、診療記録への代行入力、医療の質の向上に資する事務作業（診療に関するデータ整理、院内がん登録などの統計・調査、医師などの教育や研修・カンファレンスのための準備作業など）ならびに行政上の業務（救急医療情報システムへの入力、感染症サーベイランス事業に係る入力など）への対応に限定するものであること。なお、医師以外の職種の指示の下に行う業務、診療報酬の請求事務（DPC のコーディングに係る業務を含む）、窓口・受付業務、医療機関の経営、運営のためのデータ収集業務、看護業務の補助ならびに物品運搬業務などについては医師事務作業補助者の業務としないこと。

問 10　正解：2

2) 診療報酬請求業務は医事部門（課）が担当する。

診療情報管理部門は診療記録を適切に管理し活用を図ることにより、医療の評価と質の向上、診療記録の開示、病院経営管理、教育研究に寄与する。診療情報を元に 1) がん登録を実施し、DPC 対象病院では 3) DPC コーディング支援を行う。診療情報管理士が二次利用に耐えうる質と精度を確保するようチェックして 4) データ抽出とその分析、それに基づく改善が行われる。5) クリニカルパス作成・改定の支援は医療の評価と質の向上に貢献する。

問 11　正解：2、4

物品（物流）管理システムは、病院内で消費される医療用物品（薬剤、医療材料）およびその他消耗品の在庫管理、施設内部署への払出し管理、業者への発注・購入管理を目的としたシステムである。物品の在庫は診療現場へ定数配置されるもの、院内の物流倉庫等で集中管理されるものがある。医療用物品は医師の処方や処置等のオーダ（依頼情報）によりその使用（消費）が指示されるため、物品管理システムはオーダエントリシステムとの連動が必要である。

よって、依頼情報により払い出し物品が定ま

るため、2) で食い違いは生じない。ただ、払い出された物品はそのまま消費されるとは限らず、実施者により依頼情報は修正・変更のうえ実施される場合があるため、1) は食い違いが生じうる。さらに保険請求は実施情報により行われる必要があるため 4) の食い違いは生じないが、3) は生じる。1)、4) で食い違いが生じるため 5) も食い違いは生じうる。

問 12　正解：1

レジメン（regimen：順序立てて計画・管理されるシステムを意味する）は、がん化学療法おける用量・用法を時系列に明示した治療計画である。医療安全の確保、がん薬物療法の標準化、業務の効率化を目的として施設内にレジメン委員会などの審査組織を整備して作成・管理される。レジメンシステムはレジメンの承認・登録・実施運用をサポートするシステムである。

よって、抗がん剤などの投与量はレジメンに従いがん化学療法に精通した医師により決定される必要があり、1) 投与量の変更は誰でも可能とする運用はレジメンの目的を損なうため適切でない。

問 13　正解：2、4

2) 禁忌薬チェック機能は、疾病禁忌（疾病に対する使用禁忌の薬剤投与）や併用禁忌（副作用、作用の増強・減弱などの相互作用を引き起こす組み合わせの複数薬剤の投与）に関する病名および医薬品情報をオーダエントリシステムにマスター登録し、処方オーダ入力時にチェックしてエラーやアラートを発することで禁忌薬の投与を防ぐことを目的とする機能であり、医療事故防止に直接関与する。同様に、4) アレルギーチェック機能も、患者の薬剤・食物・造影剤などのアレルギー歴情報を登録し、処方・注射・給食・造影 CT オーダ時にチェックすることで、アナフィラキシーショックなどの医療事故発生の低減を目的とする機能である。

1)、3)、5) はいずれも直接には関与しない。

問 14　正解：1

インシデントレポートシステムは、医療安全に関するリスクマネジメントの一環として、施設内で発生した医療事故（アクシデント）のみならず、軽微なヒヤリハット事案（インシデント）であっても網羅的に、事案発生後速やかに報告（収集）し、効率的に集計・分析することで、医療安全の向上を目的とするシステムであ

る。よって、1) 報告数を削減できることは医療安全の向上の目的に合致せず、インシデントレポートシステムの導入目的でない。

問 15　正解：3

レポーティングシステムは、患者の主治医が検査を依頼し、専門医が検査結果を分析し診断した結果をレポートにまとめ、レポートを主治医に提示する業務運用をサポートする情報システムの機能を指す。放射線画像検査の画像診断レポート、病理検査の病理診断レポートなどの作成を支援するシステムが該当する。

レポーティングシステムにおいて管理されるレポートは、3) 検査を指示した医師により読まれるべきものである。既読管理の機能は、患者に対する診断・治療等の意思決定に必要となるレポートが主治医によって確実に既読となったことを管理するものである。

問 16　正解：1

1) レジメンに従いオーダされた抗がん剤の払い出しは、薬剤師による処方監査・調剤監査を経てその都度払い出される「一本渡し運用」が適している。

2) 在庫管理が部署ごとに行われる「定数配置運用」の方が、期限切れ薬剤の放置が発生しやすい。3) 患者の状態変化が激しく、注射オーダの変更・中止が頻繁に発生する重症系病棟では「定数配置運用」のほうが利便性は高い。4)、5) 部署ごとに一定数の薬剤の在庫を置く「定数配置運用」では、薬剤の取り出しに薬剤師の介入がなく「一本渡し運用」に比べ誤りが発生しやすい環境であり、病院全体の薬剤在庫も多くなる傾向を示す。

問 17　正解：2

輸血用血液を含む血液製剤は特定生物由来製品であり、その使用記録と患者の輸血歴を20年間保存することが義務づけられている。よって、輸血実施時に、輸血オーダおよび輸血部門システムの実施情報として記録が必要な情報には、1) 血液製剤種、3) 血液製剤番号、4) 輸血投与時刻などがある。5) 輸血実施時に生じた副作用についても、その都度記録が必要である。

患者の2) 輸血既往歴は輸血部門システムなどに記録し、副作用管理や取り違えミス防止など医療安全の確保に利用する必要があるが、輸血実施より前に記録されているべきである。

問 18　正解：2、4

輸液実施時の3点認証において、3) 実施者ID、1) 患者ID と 5) 輸液のバーコードを読み取ることにより、誰がいつ投与したのかの実施記録が残り、誤った患者へ投与しようとした場合に警告を発することができる。また、輸液ラベル発行後に指示変更があった場合に検知できる。

2) 病室番号は、入院の都度異なり入院中に変わることもあるので個人識別に用いることはできない。また、外来患者には付与されないデータのため、一般的には使用しない。4) 調剤担当薬剤師IDを輸液調剤時に読み取る施設もあるが、輸液実施時には薬剤師は関与しないので読み取る対象ではない。

問 19　正解：2、4

2)「持参薬オーダ」は治療指示となるため、医師の権限が必要である。4) 院内に採用されていない薬剤を他の薬剤に変更する場合は、特に注意が必要である。患者の状態や治療方針に基づき、持参薬と他の薬剤との関連など、薬剤師からの情報も参考にしながら医師が判断して処方する必要がある。支援機能として院内採用薬候補を表示する機能は必要であるが、自動的に変換することは規格などの問題があり医療事故のリスクがあるため、行ってはならない。

1)、3)、5) は持参薬の取り扱い上適切である。

問 20　正解：3

3) 療法士の労務管理は、単なるスケジュール管理だけではなく、労働時間の管理や休暇の付与なども含まれ、人事管理の一環である。

1)、2)、4)、5) はいずれも必要な機能である。「地域連携パス」を用いた診療では、予約、実施の段階でリハビリテーションも含めたパスに沿ったスケジュール管理などが必要となる。

問 21　正解：2、5

2) PACS は、モダリティ（画像撮影装置）で得られた画像データを、ネットワークなどを通じて受信して保管管理するとともに、電子カルテやレポートシステムと連携するシステムであり、単に画像を保存するだけのシステムではない。5) 実際に撮影が行われた（検査が行われた）時点で検査機器から RIS に検査終了通知が送付され、これにより RIS は会計情報を HIS に送付する。したがって、PACS は関与しない。

1) は必要な機能であり、3)、4) は標準的に

用いられている。

問 22　正解：3

3) てんかんは磁場による影響はなく、MRI検査時のチェックは必要ない。

1) 刺青には金属成分があり、導電流（渦電流）を生じることで火傷を負う危険性がある。2) 妊婦の場合はSAR (specific absorption rate) の増加による胎児の発達遅延など発育への影響に配慮する。4) MRI検査では閉所に入るため閉所恐怖症への配慮が必要である。5) ペースメーカーについても高磁場と電磁波による発熱や誤作動の危険がある。最近では影響のないMRI対応型のペースメーカーもあるものの確認が必要である。

問 23　正解：4

4) 医用モニタを使用することは望ましいが、医療機関と読影医との間での協議により決めることでよいとされている。

1)、2) は正しい。3) 昔のCRTモニタでは蛍光体の寿命を延ばすことができるが、液晶モニタでは画面は暗くなるが、液晶の奥に配置のバックライトは発光したままであり、寿命を延ばすものではない。5) 医用モニタの品質管理に関する業務の一部は、医療機関外部に委託することができる。

参考「医用画像表示用モニタの品質管理に関するガイドライン」https://www.jira-net.or.jp / publishing / files / jesra / JESRA_X-0093B_2017.pdf

問 24　正解：1、5

1)、5) は運用上および医療安全の観点から必要な機能である。

2) 選択食は特別食加算の対象でないため、医事会計システムに情報を転送する必要はない。3) 締め切り時間を過ぎた後でも、緊急入院や患者の状態変化に伴い食事内容を入力・変更しなければならない場合があるため、食事オーダができるようにする必要がある。併せて変更された情報を正しく伝達できる運用やシステムを検討しておく必要がある。4) 食事アレルギーへの対応は診療報酬上の加算対象ではないが、すべての患者に必ず行わなければならない。

問 25　正解：4

歯科衛生士は歯科医師の指導の下に歯科衛生士の業をなすこと、と歯科衛生士法第2条に定められている。歯科医師は歯科衛生士へ保健指導の内容を指示し、それを診療録に記載する。指示を受けた歯科衛生士は患者に歯科保健指導を実施し、内容を記載した文書を患者に渡す。この文書の写しを歯科医師に提供し、業務記録を作成して一連の業務が完了する。歯科衛生士が単独で訪問した場合もこの手順が必要で、4) が誤りである。

1)〜3)、5) は正しい。

問 26　正解：3

歯科技工士法第2条に、「特定人に対する歯科医療の用に供する補てつ物、充てん物又は矯正装置を作成し、修理し、又は加工すること」と歯科技工の定義がある。歯科技工を行う場所が病院または診療所内にある場合を除き、歯科医師は技工指示書で装置内容を歯科技工士に伝達する。歯科技工士は指示に従って作成し、指示書は2年間の保存義務がある。この際、技工士の判断で装置の材料を選択してはならず、3) は誤りである。

1)、4)、5) は正しい。診療録には装置完成日ではなく装着日を記載するため、2) は正しい。

問 27　正解：1

1) 看護職員の月単位の勤務表作成は、看護管理支援システムの機能である。

看護業務支援システムには、看護職が提供する業務『診療の補助（オーダの実施入力、実施すべきオーダを確認できるなど）』(3)、5) など) と『療養上の世話（患者の身体的ケア、介助など）』(2)、4) など) を交代勤務の中で遂行していくためのタスクが管理できる機能や、看護師の観点から患者ケアの計画・実施の進捗管理ができる機能が必要である。

問 28　正解：2

RFI (Request For Information) は病院外の情報を把握するために行うものである。したがって、RFIはベンダーに対して、提供してほしい情報を文書としてまとめたものになる。2) 調達の範囲は、病院が決定するため、RFIには含まれない。

1)、3)〜5) はRFIに含まれる。

問 29　正解：2

単一障害点とは、システムを構成する要素のうち、1つが停止するとシステム全体が停止する部分のことである。単一障害点をすべて排除

しようとすると、多岐にわたる冗長化による価格の高騰、必要なシステムが存在しないなどの問題が発生する。したがって、すべて排除することは現実的ではなく、2)は考慮しなくてよい。

1)、3)〜5)はいずれも調達仕様を検討する際に考慮すべきである。

問 30 　正解：1
リースとは、リース会社が物件の利用を希望するユーザの代行として、その物件を購入し、ユーザとの間にリース契約を締結することである。物件の所有権はリース会社側にあるが、物件の管理についてはユーザ側が行うため1)は誤りである。

2)〜5)はいずれもリース契約の特徴を示しており、正しい。

問 31 　正解：3
電子レセプトは、医科点数表、DPC点数表、歯科点数表、調剤点数表ごとに、「電子レセプト作成の手引き」を元に、標準仕様および記録条件仕様に従って、レセプト電算マスターコードを使用して作成する。したがって、ベンダーを変更する場合においても、既存の仕様があるため、3)電子レセプト提出方法を検討する必要がない。

1)、2)、4)、5)は、いずれもベンダー変更時に検討が必要である。

問 32 　正解：2
病名は、各種統計、病院機能評価、臨床研究などに後利用（二次利用）される。したがって、標準的な傷病名マスターを利用し、後に利活用できるよう構築する必要がある。一方、レセプト電算請求を行う際には、レセ電算コードが必要である。よって2)に同意すべきでない。

現在、レセ電算コード、ICD-10コードに対応しているICD-10対応標準病名マスターがMEDIS-DCから提供されている。

1)、3)〜5)はいずれも電子カルテに必要な機能として同意してよい。

問 33 　正解：2
当該ガイドラインの6.2.3　リスク分析、③個人情報等のデータを格納したノートパソコンなどの情報端末において、a情報端末の持ち出し、bネットワーク接続によるコンピュータウイルスなどの不正なソフトウェアによるアクセス、改ざん、き損、滅失、漏えい、cソフトウェ

ア（Winnyなどのファイル交換ソフトなど）の不適切な取扱いによる情報漏えい、d情報端末の盗難、紛失、e情報端末の不適切な破棄があげられている。

この中で2)画面キャプチャー機能によるリスクは記載されていない。

問 34 　正解：5
当該ガイドラインにおいて、『医療に関する業務等に支障が生じることのないよう、スキャンによる情報量の低下を防ぎ、保存義務を満たす情報として必要な情報量を確保するため、光学解像度、センサー等の一定の規格・基準を満たすスキャナを用いること。』としている。放射線フィルムなどの高精細な情報に関しては、「デジタル画像の取り扱いに関するガイドライン 3.0版」に示されているフィルムデジタイズ装置を電子保存に用いる場合の説明を参考にするように明記されており、一律に100 dpiでスキャニングすることはできない。

1)〜4)はいずれもガイドラインに準拠した対応である。

問 35 　正解：1
保存性とは、法律で定められた保存義務期間を通じて、復元可能な状態で情報を保存できる措置を講じていることであり、1)は誤りで、5)は正しい。1)情報の所在管理は見読性として求められる。

真正性とは、改変又は消去の事実の有無およびその内容を確認でき、かつ、記録作成の責任所在を明らかすることであり、2)、4)は正しい。見読性とは、電子計算機その他の機器に表示および書面を作成できることであり、3)も正しい。

問 36 　正解：3、4
3)、4)は「医療情報システムの安全管理に関するガイドライン第5.0版」7　電子保存の要求事項のうち真正性の確保についての記載を参照のこと。

1)真正性の確保のために、削除、訂正を含めた情報の履歴を明らかにする必要があるので誤り。2)代行入力であっても、個人を特定する必要があるので，誤り。5)代行入力の確定までの時間はできるだけ短いことが好ましく、適切に管理するためには、遅滞なく記録されていることが必要である。

問 37　正解：2

2) 必要に応じて電磁的記録に記録された事項を出力するためで見読性確保にあたる。

1) 操作ログを残すこと、3) 利用者認証の精度向上をはかること、4) タイムサーバで記録時刻の正しさを担保すること、5) システムの機能ごとに職種による操作制限を加えることは、いずれも真正性確保が主目的である。

問 38　正解：1、2

管理者が医療情報保護の体制を構築し管理する局面における責任についての問題である。1) 説明責任は、システムの機能や運用方法が、電子保存の基準を満たしていることを患者などに説明する責任のことで、正しい。2) 管理責任は、システムの運用管理を行う責任にあたり、正しい。3) 賠償責任は、システム等に不都合な事態（典型的には情報漏えい）が生じた場合に対処すべき事後責任にあたり、誤り、4) 公開責任は、ガイドライン第5版に記載がなく、誤り、5) 瑕疵担保責任は、ベンダー側の責任にあたり、誤りである。

問 39　正解：5

5) OS の設定やアプリケーションの管理、ネットワークの管理などを管理者のもとで行えない限り、BYOD は行えない。

1) 安全管理上の基本機能であり、適切、2) 職種による利用制限ができるので、適切、3) 情報セキュリティ管理上の基本対策であり、適切、4) 従業者の故意または過失による事故の経緯がわかるため、適切である。

問 40　正解：4

PKI は、公開鍵とその持ち主の対応関係を、認証局を用いることで保証するための技術であり、通信における本人認証に用いる。HPKI とは保健医療福祉分野の公開鍵基盤（Healthcare Public Key Infrastructure）の略称であり、HPKI 証明書は、ISO17090 で定義された電子証明書である。厚生労働省が ISO17090 に準拠した「保健医療福祉分野 PKI 認証局　証明書ポリシ」を取りまとめており、保健医療福祉分野の国家資格と院長などの管理者資格を認証することができる。また、電子処方箋の発行では「電子処方せんの運用ガイドライン」（厚生労働省）において、「医療情報システムの安全管理に関するガイドライン」（厚生労働省）に基づき、HPKI の電子署名とタイムスタンプを行うこと

とされている。

4) 国家資格と管理者資格を認証するものであり、医事課職員の証明に用いることはできない。

1)～3)、5) は正しい。

問 41　正解：2

2) バックアップデータを管理することは重要なことではあるが、医師個人に管理させることは情報保護の観点から問題があり不適切である。バックアップデータの管理は組織として行うべきである。

1)、3)～5) は病院における災害に対する備えとして適切な内容である。

問 42　正解：4

災害発生時の診療に必要なことは、患者の診療内容を把握して、診療を継続することである。4) 災害発生時には予約診療そのものが不可能になることも多く、また予約外で診療が必要となる可能性もあるので、再診予約日時情報の優先度は低い。

1)～3)、5) は診療の継続に必要な項目である。特に、1) 処方歴は薬剤を紛失した場合に直ちに再処方するために重要である。

問 43　正解：3、4

システム運用管理規程とは病院情報システムの安全かつ合理的な運用を図り、診療録・診療諸記録の電子媒体による運用の適正な管理を図るために必要な事項を定めるものである。3) システムを実運用するための規程であって、実装技術を記載するためものではない。4) 利用者のみに適用するものではなくシステム管理部門も適用の対象である。

1) 最高意思決定機関で承認を得るべきである。2) 規程を遵守させるために罰則があることが望ましい。5) ガイドラインに準拠すべきである。

問 44　正解：4

退職した人がシステムを利用できないようにする必要があり、4) ログイン権限を速やかに停止することは正しい。

しかし、退職した人がこれまで記録してきた内容は後に誰が記載したかが明確に示すことができるようにする必要があり、誰が記録したかがわからないようでは問題がある。したがって、1) アカウントを削除、2) ユーザ名を変更、3) ユーザ ID を変更することは適切ではない。

5) 残務処理は退職前に行うべきことであり、退職後数日間対応を行わないのは原則として適切ではない。

問 45 正解：4

4) UPS本体に問題があればバッテリ交換前から現象が出ていた可能性が高い。また、バッテリの不良、交換時の不適切な作業により影響を生じる可能性があるが、他の選択肢と比較して可能性が高いとは言い難い。

1) 電子レンジは強力な電磁波を用いるのでノイズ発生源になりうる。2) 5) 無線を用いる機器の増設は輻輳を生じる可能性がある。3) LED電球は点灯のために整流と電圧変換を行っており、機器の不適切な設計、劣化などにより電波障害の原因となりうる。

問 46 正解：3

病院情報システムに障害が発生した際、最も優先すべきなのはできるだけ通常の業務に支障をきたさないようにすることである。3) 原因の究明は重要ではあるが、全面的な停止は業務に支障をきたす。稼働できる範囲で部分的でも運用を行うべきである。

1) 再発の防止策は重要である。2) 早期に障害範囲を把握することは重要である。4) 対応策を考えることは適切である。5) 代替運用によって業務への影響を少なくするべきである。

問 47 正解：1、4

医療情報システムの安全管理に関するガイドラインでは、障害を「①サイバー攻撃によるIT障害」「②非意図的要因によるIT障害」「③災害によるIT障害」に分けているが、運用障害とは、②のうちシステム運用上の瑕疵に起因する障害を指している。1) はマスター設定上、4) は操作ミスにおけるユーザ側の瑕疵に起因する障害である。

2)、3)、5) は、ベンダー側の瑕疵もしくは偶発的な理由に起因する障害であり、運用障害とはいえない。

問 48 正解：1

医療情報システムは複数のシステムが連携して稼働するものであるから、1つのシステムでプログラムやマスターなどの設定を変更すると、他のシステムに影響を及ぼすことも多い。よって作業対象システムのみの動作検証では不十分であり、連動する他のシステムにも影響が生じていないか検証すべきであるため、1) は

不適切である。

2)～5) はいずれも情報担当者が行うこととして適切である。

問 49 正解：1、2

1) 院内の要望にすべて対応すると、全体最適を損なうことがある。システムの導入目的を踏まえ、予算や納期なども考慮し要望を整理することが必要である。2) システムの入れ替えは、そのシステムを利用し患者に対して医療を提供する立場にあるユーザが責任を持つべきである。よって責任分界点を明確にして業務を委譲することは差し支えないが、すべてをベンダーにまかせるのは適切でない。

3) リリース時には、医療サービスに支障がないことを確認する観点から、現場の責任者が立ち会うことが望ましい。この際、現場の責任者からの仕様外の改修要求には応える必要はない。4) テスト結果が仕様書を満たすものであるか、必ずしもユーザとベンダーの間で同じ認識になるとは限らない。そのため報告書の確認は必須である。5) 院内では多様な要望があがり、そのすべてを実現することは困難であるため、要望の承認プロセスには透明性が重要である。

問 50 正解：1、4

1) 安易にサーバを再起動すると、障害の原因が特定できず復旧が遅延することもあり、更に連動する他のシステムにも障害を引き起こすことがある。再起動が有効な場合は多いが、障害直後に行うのは不適切である。4) 障害の範囲や復旧までの時間を考慮して、やむを得ない場合には帳票対応が望ましい場合もある。しかし、帳票対応には事後のデータ入力や他システムとの連動など課題も多いので、障害直後に安易に行うべき対応ではない。

2)、3)、5) は障害発生直後に行うべき対応として適切である。

問 51 正解：3、5

端末の反応が遅くなった場合の対応として、ソフトウェア、ハードウェア、ネットワークのいずれに原因があるのかを把握することが重要である。3) ネットワーク機器の故障や配線の手違いなどが原因である場合は、ネットワークの経路を変更する方法で確認できる。5) ネットワークが原因である場合は、サーバへの通信を要する電子カルテ以外のアプリケーションも正常に動作しない。よってネットワークが原因

であることの切り分けに有効である。

1）、2）、4）は反応が遅くなった端末固有の
ハードウェアもしくはソフトウェアの不具合を
確認するためには有効だが、ネットワークに不
具合があっても確認できない。

問 52　正解：2

医療情報システムの安全管理に関するガイド
ラインでは、システム監査は、「仕様や運用方
法が当初の方針のとおりに機能しているかどう
か」の説明責任や、定期的に見直しを行い必要
に応じて改善するという責任を果たす一環とし
て行うものとしている。2）外部からの評価を
上げることは一義的な目的とはならない。

1）、4）、5）は改善を行う責任、3）は説明責
任につながる。

問 53　正解：5

GS1-128は、商品コード、個体識別番号、有
効期限、包装単位などを表現できる汎用性の高
いコードである。医療用医薬品やカテーテルな
どの医療材料に限らず、医療以外の分野でも使
用されている。

問 54　正解：2

2）ICNP（International Classification of
Nursing Practice）は、『看護実践国際分類』の
ことであり、国際看護師協会（ICN）が、既存
の看護用語を収集し、概念により分類した用語
集のことである。

1）、3）～5）の組み合わせは正しい。

問 55　正解：3

HOTコードは、{処方用（7桁）＋会社判別用
（2桁）＋調剤用（2桁）＋物流用（2桁）}で構成
される13桁の数字列である。それぞれの要素
によって、医薬品目の販売会社、包装形態・包
装単位（数）、包装総量（数）を表現している。
各要素の数字列は単なる整理番号であり、再利
用されないルールが定められている。

3）使用中止されるまでのコードとしての履
歴があり、再利用すると同じコードで2つの医
薬品名を持つことになってしまうため、再利用
しないルールが定められている。

1）、2）、4）、5）はHOTコードの正しい説明
である。

問 56　正解：3

JLAC10は、日本臨床検査医学会が制定した
臨床検査の標準コードで、5つの要素（分析物、
識別、材料、測定法、結果識別コード）を連ね
た最長17桁の英数字列である。検査依頼時に
は結果識別を除いた4要素による15桁コード
で、結果報告時には5要素による17桁コード
で運用されることを想定している。

3）レセプトに使用する際は、臨床検査マス
ターによりJLAC10コードを請求用のコードと
対応づける必要がある。

問 57　正解：4

4）は誤りである。データベースは使用しな
い。

1）は正しい。HL7 v2.5で記載できるものは、
そのテキスト形式でフォルダに保存されるが、
それ以外の文書、画像は拡張ストレージとして
別のフォルダに保存される。2）、3）は正しい。
HL7 v2.5で記載できるものは標準化ストレー
ジのフォルダに保存される。5）は正しい。

問 58　正解：4

4）Viewerアプリケーションについては、医
療機関のものを使うこともあり、CD-Rに同梱
したり、自動的に起動させる機能は必要としな
い。Viewerアプリケーションに対して、コン
ピュータウイルスなどの感染リスクを回避する
ために、病院情報端末の自動起動設定を無効に
しておく必要がある。

1）～3）、5）は正しい。

問 59　正解：5

5）はオプトアウト型の同意でよいとされて
いる。

1）～4）は次世代医療基盤法に記載されてお
り正しい。

問 60　正解：4

4）使用した医師が正しい。通知では、診断、
治療などを行う主体は医師であること、医師は
その最終的な判断の責任を負うこと、当該診療
は医師法第17条の医業として行われるもので
あることが明確化され、周知された。

1）～3）、5）の各関係者には最終的な責任は
負わされておらず該当しない。

2018年度・医学・医療系

設問	解答番号	正解	設問	解答番号	正解	設問	解答番号	正解	設問	解答番号	正解
1	(1)	5	14	(14)	3,4	27	(27)	1	40	(40)	5
2	(2)	4	15	(15)	3,4	28	(28)	5	41	(41)	4
3	(3)	2	16	(16)	3	29	(29)	1	42	(42)	1
4	(4)	5	17	(17)	3	30	(30)	2,3	43	(43)	5
5	(5)	1,3	18	(18)	2	31	(31)	4	44	(44)	5
6	(6)	3	19	(19)	3	32	(32)	1	45	(45)	4
7	(7)	2	20	(20)	1	33	(33)	2	46	(46)	2
8	(8)	2	21	(21)	2	34	(34)	5	47	(47)	3
9	(9)	3	22	(22)	3	35	(35)	3	48	(48)	1
10	(10)	4	23	(23)	4	36	(36)	3	49	(49)	5
11	(11)	2	24	(24)	2または3	37	(37)	2,3	50	(50)	1
12	(12)	2	25	(25)	4	38	(38)	1			
13	(13)	5	26	(26)	1	39	(39)	4			

2018年度・情報処理技術系

設問	解答番号	正解	設問	解答番号	正解	設問	解答番号	正解	設問	解答番号	正解
1	(1)	2	14	(14)	3	27	(27)	3	40	(40)	3
2	(2)	4	15	(15)	3	28	(28)	5	41	(41)	1
3	(3)	3	16	(16)	2	29	(29)	2	42	(42)	4
4	(4)	1	17	(17)	5	30	(30)	4	43	(43)	3
5	(5)	4	18	(18)	1	31	(31)	4	44	(44)	2
6	(6)	4	19	(19)	2	32	(32)	3	45	(45)	2
7	(7)	5	20	(20)	1	33	(33)	5	46	(46)	1
8	(8)	2	21	(21)	5	34	(34)	5	47	(47)	4
9	(9)	2	22	(22)	4	35	(35)	5	48	(48)	3
10	(10)	4	23	(23)	5	36	(36)	2	49	(49)	3
11	(11)	2	24	(24)	4	37	(37)	3	50	(50)	2
12	(12)	3	25	(25)	1	38	(38)	3			
13	(13)	4	26	(26)	5	39	(39)	4			

設問	解答番号	正解	設問	解答番号	正解	設問	解答番号	正解	設問	解答番号	正解
1	(1)	4	16	(16)	1	31	(31)	5	46	(46)	1
2	(2)	2,4	17	(17)	1	32	(32)	2,4	47	(47)	5
3	(3)	2	18	(18)	3	33	(33)	4	48	(48)	2,3
4	(4)	5	19	(19)	5	34	(34)	5	49	(49)	5
5	(5)	2	20	(20)	4	35	(35)	3	50	(50)	5
6	(6)	5	21	(21)	5	36	(36)	2	51	(51)	1,2
7	(7)	5	22	(22)	1,3	37	(37)	2	52	(52)	3,5
8	(8)	4,5	23	(23)	2	38	(38)	3	53	(53)	5
9	(9)	4	24	(24)	1	39	(39)	3	54	(54)	4
10	(10)	2	25	(25)	4	40	(40)	3	55	(55)	3
11	(11)	5	26	(26)	2,3	41	(41)	5	56	(56)	3
12	(12)	3	27	(27)	4	42	(42)	2	57	(57)	3
13	(13)	3	28	(28)	1	43	(43)	3,5	58	(58)	4
14	(14)	2	29	(29)	5	44	(44)	2	59	(59)	5
15	(15)	1,4	30	(30)	1,2	45	(45)	2	60	(60)	5

問 1　　正解：5

厚生労働省によれば、団塊の世代が75歳以上となる2025年を目途に、重度な要介護状態となっても住み慣れた地域で自分らしい暮らしを人生の最後まで続けることができるよう、地域包括ケアシステムの構築を実現するとされている。この地域包括ケアシステムで一体的に提供されるのは、「1) 医療、2) 介護、3) 予防、4) 住まい」と「生活支援」の5つである。「5) 子育て支援」は含まれていない。

問 2　　正解：4

4) セカンドオピニオンとは、患者が当事者（多くは主治医（担当医）、かかりつけ医）以外の、専門的な知識をもった第三者に求める「意見」または「意見を求める行為」であり、正しい。

1) 専門的意見を求める相手は医師である。2) まずは主治医にセカンドオピニオンを得たい旨を話して、他医への診療情報提供書を作成してもらう必要がある。3) 主治医ではなく、患者の意向で他の医師に意見を求める行為である。5) 患者紹介のことを説明しており、セカンドオピニオンのことではない。

問 3　　正解：2

インフォームドコンセントは、医師が診断・治療のプロセス、傷病名、病状、治療の方法、治療法のもつ特徴・利点・危険性、および予後、複数ある場合にはそれらの比較などについて十分説明し、患者が十分に理解したうえで医療行為を行うことに同意するプロセスをいう。

2) 病院や診療所が、入院や手術の際に誓約書を求めることはあるが、インフォームドコンセントとは無関係である。よって2) は適切でない。

1) 3) 4) 5) はいずれもインフォームドコンセントにおける医師の責務であり正しい。

問 4　　正解：5

厚生労働省によれば、「社会保障制度は、国民の「安心」や生活の「安定」を支えるセーフティネットであり、社会保険、社会福祉、公的扶助、保健医療・公衆衛生からなり、人びとの生活を生涯にわたって支えるものである。」とされている。よって1)〜4) は含まれている。

5) 生命保険は、社会保障制度には含まれていない。

問 5　　正解：1、3

国家資格は国の法律に基づいて実施する試験において知識や技術が一定水準以上に達していると認められた者だけに国が与える資格で、1) 管理栄養士は栄養士法、3) 臨床工学技士は臨床工学技士法で定められている。

一方、2) 医療情報技師は日本医療情報学会、4) 診療情報管理士は日本病院会を含む四病院団体協議会および医療研修推進財団が育成・認定している民間資格で、5) 医療事務作業補助者には民間団体の技能認定もあるが免許や資格制度はない。

問 6　　正解：3

職域保険である健康保険の未加入者を対象とした地域保険（制度名としては国民健康保険）の保険者は、市（区）町村または、特定の職種ごとに設立された3) 国民健康保険組合に属する。

問 7　　正解：2

2) 禁煙外来は、実施医療機関や対象者を限定し、条件を満たした場合には保険診療の対象となる。

自己診療、混合診療、労災保険対象の傷病、自然分娩、美容外科等は保険診療とは認められていない。したがって、自然分娩の一環である3) 妊婦健診や、4) 美容整形は保険診療にはならない。また、予防接種、健康診断などの予防的処置も、医療ではないので保険診療とはならず、1) がん検診や5) 人間ドックはこれに相当する。

問 8　　正解：2

2) 刑法における守秘義務は、第百三十四条に「医師、薬剤師、医薬品販売業者、助産師、弁護士、弁護人、公証人又はこれらの職にあった者が、正当な理由がないのに、その業務上取り扱ったことについて知り得た人の秘密を漏らしたときは、六月以下の懲役又は十万円以下の罰金に処する。」とされている。

1) 看護師や3) 保健師は保健師助産師看護師法 第42条の2において、「保健師、看護師又は准看護師は、正当な理由がなく、その業務上知り得た人の秘密を漏らしてはならない。」と定められている。管理栄養士や臨床心理士には法律上の規程はないものの、各関連団体が制定する倫理綱領等で謳われている。

問 9　　正解：3

3) ケアプラン（介護計画）は、ケアマネージャー（介護支援専門員）によって作成される。

医療ソーシャルワーカーではない。医療ソーシャルワーカーが行う業務は、①療養中の心理的・社会的問題の解決調整援助、②退院援助、③社会復帰援助、④受診・受療援助、⑤経済的問題の解決調整援助、⑥地域活動である。

1) 2) 4) 5) はいずれも介護保険の説明として正しい。

問 10　正解：4

人口動態調査は我が国の人口動態事象を把握し、人口及び厚生労働行政施策の基礎資料を得ることを目的に行われている。「戸籍法」及び「死産の届出に関する規程」により届け出られた出生、死亡、婚姻、離婚及び死産の全数を調査対象としている。

表　人口動態統計の調査概要

調査票	概要
出生票	出生の年月日、場所、体重、父母の氏名及び年齢等出生届に基づく事項
死亡票	死亡者の生年月日、住所、死亡の年月日等死亡届に基づく事項
死産票	死産の年月日、場所、父母の年齢等死産届に基づく事項
婚姻票	夫妻の生年月、夫の住所、初婚・再婚の別等婚姻届に基づく事項
離婚票	夫妻の生年月、住所、離婚の種類等離婚届に基づく事項

問 11　正解：2

特定健康診査の基本的な健診項目は下表に示す通りである。

2) 体脂肪率は判定項目には含まれない。

1) 腹囲、3) 収縮期血圧、4) HbA1c、5) HDLコレステロールは判定項目に含まれている。

表　特定健康診査における基本的な健診項目

項目	備考
既往歴の調査	服薬歴および喫煙習慣の状況に係る調査（質問票）を含む
自覚症状及び他覚症状の有無の検査	理学的検査（身体診察）
身長、体重及び腹囲の検査	腹囲測定に代えて、内臓脂肪面積の測定でも可
BMI の測定	
血圧の測定	
肝機能検査	GOT (AST)、GPT (ALT)、γ GTP
血中脂質検査	中性脂肪 (TG)、HDL コレステロール、LDL コレステロール
血糖検査	空腹時血糖または HbA1c
尿検査	尿糖および尿蛋白

問 12　正解：2

2) 採血は認められていない。

救急救命士は救急救命士法施行規則（平成 26 年改正）において、心肺停止患者に対しては、厚生労働大臣が認める 1) 輸液、3) 気道確保、および 5) 薬剤の投与が、心肺停止状態ではない患者に対しては、1) 輸液、4) 血糖値測定（自己検査用グルコース測定器による）、および 5) 薬剤の投与が業務として行える。

問 13　正解：5

医療の質の評価において、ドナベディアンはストラクチャー（構造）、プロセス（過程）、アウトカム（結果）の 3 つの指標を使うことを提唱している。

5) 抗菌薬使用ガイドラインの遵守率は、実際の診療の適切さなど、医療の過程を測る指標であるプロセス指標に該当する。

1) SCU の有無や 4) ICU 専属医師の有無は、ストラクチャー指標に該当する。2) 手術後死亡率や 3) 病院標準化死亡比は、アウトカム指標に該当する。

問 14　正解：3、4

病院の財務分析方法には、外部に対する説明のための病院会計準則等による財務会計と、病院運営改善を目的とした管理会計の 2 つがある。

管理会計では、3) ABC 原価計算、4) 損益分岐点分析が用いられる。

財務会計では、1) 損益計算書、2) 貸借対照表、5) キャッシュフロー計算書の財務三表が用いられる。

問 15　正解：3、4

m-SHEL モデルは医療事故の原因となる 5 つの因子に加え、全体のバランスをとるためにマネジメントも不可欠であると捉えたモデルである。

3) H は Hardware で機器、道具、構造などを表し、4) E は Environment で作業環境を表すので、上記の組み合わせは誤りである。

1)、2)、5) はそれぞれ、m (management：経営方針、安全管理など)、S (Software：手順書、運用ルールなど)、L (Liveware：人的要素) であり正しい組み合わせである。

問 16　正解：3

医療事故調査制度は、医療安全の確保・医療事故の再発防止が目的であり、個人の責任追求

を行うものではなく [2)]、また医療過誤の有無を問わない。医療事故とは、医療機関が提供した医療によって発生した死亡又は死産であって、管理者が死亡又は死産を予期しなかったものが報告対象となる（義務）。医療事故が発生した場合、医療機関の管理者は、遅滞なく、必要な事項を医療事故調査・支援センターに報告 [5)] するとともに、遺族等に説明しなければならない [1)]。また、原因究明のために必要な院内調査を実施し、調査結果についてセンターに報告する必要がある [3)]。センターでは医療事故調査の相談・支援、院内調査結果の整理・分析 [4)] のほか、医療事故の再発防止のための普及・啓発活動を行う。したがって、3) が正解である。

問 17　正解：3

第5次改正医療法により、医療機関の種別ごとに以下の項目が義務付けられている。

	特定機能病院	一般病院及び有床診療所	無床診療所
① 医療安全管理に関する指針の整備	○	○	○
② 医療事故等の院内報告体制	○	○	○
③ 医療安全管理委員会の開催	○	○	
④ 医療安全に関する職員研修	○	○	○
⑤ 感染制御体制の整備	○	○	○
⑥ 医薬品安全管理体制の整備	○	○	○
⑦ 医療機器安全管理体制の整備	○	○	○
⑧ 専任の安全管理者の配置	○		
⑨ 医療安全管理担当部門の設置	○		
⑩ 患者相談窓口の設置	○		

3) 臨床倫理委員会の設置義務はない。
1) 2) 4) 5) はいずれも義務付けられている。

問 18　正解：2

クリニカルパスにおいてアウトカムは目標を意味し、1) アウトカムのうち治療に重大な影響を与えると思われるアウトカムを 5) クリニカル・インディケーター（臨床指標）という。日々、アウトカムの達成・未達成を評価し、アウトカムの達成度から計画との差異 2) バリアンスを 3) アセスメント（分析）する。アウトカム達成状況やバリアンスを分析することでクリニカルパス内容を検討することを 4) アウトカムマネジメントという。

問 19　正解：3

下記はエビデンスレベルの1例として、「Minds 診療ガイドライン作成の手引き」で採用されているエビデンスレベルである。

Ⅰ　システマティック・レビュー／ランダム化比較試験（RCT）のメタアナリシス
Ⅱ　1つ以上のランダム化比較試験による
Ⅲ　非ランダム化比較試験による
Ⅳa　分析疫学的研究（コホート研究）
Ⅳb　分析疫学的研究（症例対照研究、横断研究）
Ⅴ　記述研究（症例報告やケース・シリーズ）
Ⅵ　患者データに基づかない、専門委員会や専門家個人の意見

これらから分かるように 3) が正しい。

問 20　正解：1

看護師の業務は保健師助産師看護師法で診療の補助と日常生活援助（療養上の世話）と規定されている。
1) 薬の処方は医師の独占業務であるため、誤っている。
患者の回復を促すケアやチーム医療の調整、患者・家族の意思決定支援、地域連携との連絡調整は看護師の業務であるため、2)～5) は正しい。

問 21　正解：2

看護実践用語標準マスターとは、看護実践現場で実際に使用されている用語を収集、整理した、看護業務における電子的記録に用いる用語集である。
2) 厚生労働省の委託事業として医療情報システム開発センター（MEDIS-DC）で作成されているので、誤りである。
無償で提供されており、看護計画の具体的なケア（看護行為）の基本的な用語と、助産・母性、在宅領域の用語が階層化して収載されている「看護行為編」と観察項目とその結果である結果表記のための用語が収載されている「看護観察編」で構成されている。

問 22　正解：3

3) 鎖骨は肩甲骨と共に肩帯を構成する骨であり、椎骨には含まれない。
椎骨は 2) 頸椎、1) 胸椎、腰椎、4) 仙骨、5) 尾骨から構成される。

問 23　　正解：4

外因には、栄養障害、物理的因子、化学的因子、生物学的因子がある。4) 毒物は化学的外因のため誤っている。

物理的因子は1) 温度、2) 気圧、3) 光線、5) 放射線があり、関係する疾患の一例は表の通りである。

表　物理的外因と疾患

物理的外因		疾患名
温度	高温	熱傷、熱中症
	低温	凍傷
気圧	高圧	潜水病
	低圧	高山病
光線	紫外線	日光皮膚症、皮膚がん
電気		電撃傷（感電）
放射線		皮膚障害
機械的		擦過傷、挫傷、骨折等

問 24　　正解：2または3（いずれも正解）

左房と左室の間にある弁は、2) 僧帽弁である。

【注】一般的に二尖弁は、本来三枚の弁尖のはずの大動脈弁が二尖で成り立っている稀な生まれつきの状態をいうが、僧帽弁も2枚の弁膜からなるので二尖弁ということもあり、3) も正解とした。

問 25　　正解：4

膵臓は、炭水化物分解のアミラーゼ、脂肪分解のリパーゼ、タンパク質分解のトリプシン、キモトリプシンなどの消化酵素を含む外分泌腺と、内分泌腺としてインスリンやグルカゴンなどの糖代謝調節を行うランゲルハンス島からなる臓器である。

問 26　　正解：1

血小板は、凝固因子とともに血管の損傷部位に粘着・凝集して血栓を作り、止血する。

問 27　　正解：1

1) 劇薬は毒薬と同様に医薬品医療機器等法（第48条）により、他の物と区別して、貯蔵し、又は陳列しなければならないとされているが、施錠保管は義務づけられていない。

2) 毒薬は医薬品医療機器等法（第48条）により、3) 麻薬は麻薬及び向精神薬取締法（第34条）により、5) 向精神薬は麻薬及び向精神薬取締法（第50条）・麻薬及び向精神薬取締法施行規則（第40条）により、4) 覚せい剤は覚せい剤取締法（第22条）により、施錠保管が義務づけ

られている。

問 28　　正解：5

特定生物由来製品は医薬品医療機器等法（第68条）により、使用した患者氏名・住所・薬品名・製造番号・使用日を記録し20年間保存することが義務づけられている。

問 29　　正解：1

1) 保険医療機関で交付される院外処方箋の使用期間は、交付日を含めて4日以内と定められている。これには休日や祝日も含まれるので注意が必要である。なお、長期の旅行等特殊の事情があり、医師や歯科医師が、処方箋に別途使用期間を記載した場合には、その日まで有効である。

2)～5) は正しい。

問 30　　正解：2、3

算定点数は2号用紙に記載し、歯式は歯の部位を示すために用いるので、2)、3) は正しい。

1) 診療録の保存期間は、歯科医師法第23条により5年間と定められており医科と同じである。4) 自由診療に関わるものは、保険の診療録とは別の用紙に記載する。5) 歯周検査の記録は2号用紙に直接記載するか、別紙に記載することになっている。

問 31　　正解：4

4) 看護必要度は対象に必要な看護量の程度を評価するものであり、看護過程には含まれない。

看護過程は看護の知識体系と経験に基づいて対象の看護上の問題を明確にし、計画的に看護を実施・評価する系統的・組織的な活動であり、5) アセスメント、看護診断、2) 看護計画立案、実施、1) 評価を行う一連のプロセスをいう。3) 共同問題は疾患、症状、治療内容によって生じ、看護を行う対象が持つ何らかの課題や問題となるため看護過程に含まれる。

問 32　　正解：1

1) IVR（Interventional Radiology）とは、血管内カテーテルなどをX線透視下で画像を見ながら操作して、血管の形成や薬物の局所注入などの治療を行うもので、例えば経皮的冠動脈形成術（PCI）などが挙げられる。

2)～4) は、画像診断が主で、治療は伴わない。5) カプセル内視鏡は、カメラを内蔵した小型のカプセルを呑み込んで食道～直腸までの

消化管全体の撮影を行うものである。処置具を使うことができないため止血や切除などの治療は行えない。

問 33　正解：2

酵素は、種々の生体内の化学反応に関係する蛋白質で、酵素ごとに特定の臓器・組織で合成・分泌されている。酵素検査とは、血液中の酵素の濃度や活性を測定して、当該酵素が主に含まれる臓器の障害（臓器から逸脱した酵素の活性）や機能、代謝状態の変化等を調べる。

2）ナトリウムは、電解質（塩分）であり、酵素ではない。

その他は酵素であり、1）クレアチンキナーゼ（CK）は、心臓・筋肉など、3）ALT、4）AST は両者ともトランスアミナーゼの一種で肝臓など、5）乳酸脱水素酵素（LDH）は LD とも呼ばれ、肝臓、赤血球、筋肉、悪性腫瘍などと関連が深い。

問 34　正解：5

5）スパイロメトリーは、肺活量、1秒率等の基本的な換気機能を調べる検査で用いられるため正しい。

1）脳波は脳の神経活動を調べる検査、2）筋電図は筋活動を調べる検査、3）心電図は心臓が拍動するときに生じる起電力の時間的変化を波形として記録する検査、4）PSG 検査は睡眠時に脳波、呼吸、眼球運動、心電図、動脈血酸素飽和濃度等の生体信号を同時記録し、睡眠時無呼吸症候群などの睡眠障害を評価する検査である。

問 35　正解：3

3）脳出血の出血病変は、CT 検査にて明瞭に高輝度領域として描出されるので、脳出血の診断に CT 検査は不可欠である。

1）妊娠は CT でも判別できるが、CT 検査は放射線を使った検査であり、胎児被ばくにより流産や胎児奇形など重大な影響を与えるリスクがあり、妊娠の診断のために行うことはあり得ない。妊娠の画像診断には超音波検査を行う。2）糖尿病には、血液検査（血糖値や HbA1c 値など）、4）高血圧症は、血圧測定、5）高脂血症は、血中脂質値の測定により診断され、CT 検査などの画像検査では診断できない。

問 36　正解：3

3）MRI（Magnetic Resonance Imaging、磁気共鳴画像）は、2）CT 検査と同様に体内の断面像が得られる検査であるが、CT 検査が X 線を用いて X 線の透過性を画像化するのに対し、X 線を用いずに、強い磁場と電波により体内の主に水素原子の分布状況を画像化する検査である。

1）胃透視、5）逆行性腎盂造影は X 線を通しにくい造影剤を用いて、胃の表面の性状や腎盂・尿管の状態を調べる X 線撮影検査、4）胸部単純撮影は造影剤を用いない X 線撮影検査である。

問 37　正解：2、3

3）核医学検査（アイソトープ検査、RI 検査）は、がんや特定の臓器に集まりやすい微量の放射性元素を含んだ化合物を投与し、一定時間後にその物質から放出される放射線を体外においた放射線検出器で画像化する機能的な画像検査である。がんに取り込まれやすい検査薬を用いて全身におけるがんの発見、心筋に取り込まれやすい検査薬を用いて心筋の血流の評価などを行う。2）PET 検査は陽電子放出断層像の略称であり、シンチグラフィや SPECT とともに核医学検査の一種である。放射性物質の局在に関して断層画像が得られることが特徴であり、X 線 CT と組み合わせて解剖学的な部位との関係を明らかにする PET-CT 検査もある。

1）CT 検査、5）血管造影検査は体外から X 線の照射を行う検査であり、4）超音波検査は超音波を用いるものである。

問 38　正解：1

超音波検査は、皮膚に密着させたプローブから非常に高い周波数の音波を照射してその反射波の性状から内部構造を観察する。

1）超音波検査で用いられる音波は非常に周波数が高いため、直進性が高い一方、減衰性も高くなり、空気や脂肪組織中では著しく減衰する。そのため空気が存在するとそれより奥は観察できない。

また、5）肥満（皮下脂肪）が強いと内臓の観察は困難になる。2）人体に対する影響は少なく胎児の観察も可能である。3）近距離部分の観察で反射波の戻りが早いこと、断面表示処理は比較的容易なためリアルタイムな動画像表示が可能である。4）ドップラー効果を測定することにより画像内で血流の向きや速度を擬似カラーにより表示できる。

問 39　正解：4

4）内視鏡的治療は、消化管などの管腔や、

腹壁などに加えた小切開孔に内視鏡を通して内臓等に治療を行うものであり、腹壁を切開し、直接、対象臓器に対する手術治療を行う開腹手術と比べて人体に与える影響（侵襲）はかなり小さい。

観血的治療とは切開等による出血を伴う治療をさすが、1) 放射線治療は専ら体外からがん組織に放射線を照射する治療であり非観血的である。2) 外科的治療は観血的である。3) 内科的治療には生活指導等も含まれるが、多くは投薬による治療、すなわち薬物療法である。5) 理学療法のように医師以外のコ・メディカルによって実施される治療は多数あるが、医師による指示のもとで行われる。

問 40　正解：5

5) 作業療法とは、身体又は精神に障害のある者の応用的動作能力又は社会的適応能力の回復を図るため、日常生活動作（ADL）訓練、家事、外出、工芸や工作等の作業を行わせることをいう。

1) 歩行訓練、2) 筋力強化訓練、4) 関節可動域訓練は理学療法に分類されるものであり、3) 言語聴覚訓練は言語聴覚療法に分類されるものである。

問 41　正解：4

4) 支持療法は、患者の自我を支えて情緒的な安定を図り、適応能力を回復させるために行う精神専門療法として最も広く用いられている。

1) 訓練療法は現実の体験をやり直させることで心理的構えを修正する方法で、代表的なものに森田療法、内観療法などが挙げられる。2) 芸術療法は、芸術作品を鑑賞したり自ら作成することで精神機能の回復を図るもので、言語による接近が困難な場合に用いられることが多い。3) 作業療法は日常生活動作（ADL）訓練、家事、外出、工芸や工作等の作業を行わせるものである。5) 洞察療法は本人が自分の病理性を自ら洞察するように取り計らう方法で、代表的なものに精神分析療法・非支持的精神療法が挙げられる。

問 42　正解：1

診療録等の医療記録は法律や規則によって一定期間の保存・保管が義務付けられている。

1) 助産録は保健師助産師看護師法第42条によって5年間保管しなければならないと定められているので、誤っている。

2) 診療録は医師法第24条と歯科医師法第23条、3) 調剤録は薬剤師法第28条、4) 歯科技工指示書は歯科技工士法第19条、5) 救急救命処置録は救急救命士法第46条により定められており、2)～5) はいずれも正しい。

問 43　正解：5

5) 生活習慣病の有無は患者が今までかかった疾患名や治療中の疾患について聴取する既往歴の項目に含まれる。

1) 職業、習慣、2) 嗜好物、3) 飲酒、4) 喫煙などの項目が生活歴に含まれる。

問 44　正解：5

5) 治験審査委員会では、治験計画の事前審査が行われる。すなわち、提出された「治験実施計画書」等をもとに、治験を実施することの倫理的・科学的および医学的・薬学的見地からの妥当性について審議を行う。また、治験期間が1年を超える場合には、年に1回以上、当該治験継続の適否について審査する。結果の評価を行う組織ではないので誤りである。

1)～4) は正しい。

問 45　正解：4

システマティック・レビューとは、バイアスによるデータの偏りを避けるため、広く文献を調べて質の高い研究データを抽出し、分析を行うことであり、導かれた結果はエビデンスレベルがもっとも高く、しばしば診療ガイドラインに反映される。

4) は、良い結果が得られた研究データのみを抽出する段階で偏りを生じるため誤っており、1)～3)、5) は正しい。

問 46　正解：2

2) 横断的研究とは、対象集団のある時点での有病率を用いて、疾病の有無と何らかの要因保有状況との関連を明らかにする方法である。

1) 介入研究とは、対象集団を介入の有無に分け、両者を比較して介入の効果を調査する方法、3) 症例対照研究とは、特定の危険因子の効果について、疾病との関連を、患者集団と病気に罹っていない対照集団とで比較検討する方法、4)、5) コホート研究とは、特定の共通特性を持つ固定集団を一定期間追跡調査して仮説を検証する方法である。

問 47　正解：3

3) 特異度とは、非罹患者中の検査陰性者の

医学・医療系 2018・

割合のことであるので誤っている。

1)、2)、4)、5)はそれぞれ正しい定義である。

問 48　正解：1

一様分布は、どの結果が起きる確率も等しいものをいい、たとえば、サイコロを振ったときの目の出方が該当する。

正規分布（normal distribution）は、下の図に示すように分布は左右対称であり、平均値（mean）と中央値が一致し、平均値と標準偏差（SD）で分布が定まる。平均値 ± 1SD の区間に全体の約 68％ が、平均値 ± 2SD に約 95％ が入る。

よって 1) は誤っており、2)〜5) は正しい。

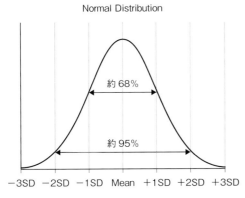

Normal Distribution

約68%

約95%

−3SD　−2SD　−1SD　Mean　+1SD　+2SD　+3SD

問 49　正解：5

仮説検定の手順を整理すると以下のようになる。

① 帰無仮説と対立仮説を立てる。
　例：帰無仮説：新しい降圧剤はこれまでの薬と効果に差が無い。
　　　対立仮説：新しい降圧剤はこれまでの薬より効果が大きい。

② 有意水準を決める（たとえば、 $a = 0.05$）。

③ 検定のために使う統計量を決める。
　例：拡張期血圧の平均値

④ 観測したデータから検定統計量の値を計算する。
　例：t 検定の t 値

⑤ 検定統計量に基づいた帰無仮説の棄却域（ $a = 0.05$ ）を計算する。

⑥ 観測したデータから計算した検定統計量が棄却域に含まれれば帰無仮説を棄却し、対立仮説を採用する。

したがって、5) が誤りである。

問 50　正解：1

1) NCD（National Clinical Database）とは、全国の外科手術症例について集積されたデータベースである。外科系諸学会が中心となって推進しており、わが国の一般外科医の行う 95％ 以上の手術がカバーされている。

2) NDB とは、レセプト情報・特定健診等情報データベース（ナショナルデータベース）であり、医療機関から保険者に対して発行されるレセプト情報と、特定健診・保健指導の結果を集積したデータベースである。3) DPC データベースとは、DPC 制度のもと、各種診療実態データが DPC 調査により大規模に集積されているものであり、一部は公開データとして利用できる。4) ゲノム情報データベースとは、ゲノムと疾患に関する知見を集積したもので各種のデータベースが存在する。5) 全国がん登録データベースとは、がん登録推進法により、がんと診断されたすべての患者のがんに関するデータを国に登録して集積されたデータベースである。

2018年度・情報処理技術系　解答と解説

問 1　正解：2

16進数の73を2進数で表すと01110011、16進数のF5を2進数で表すと11110101となる。各桁の論理積（AND）を取ると、両方1の桁は1、それ以外の桁は0となるので、結果は2)の01110001となる。

問 2　正解：4

選択肢中にある情報の単位の接頭辞はE、G、P、Tの4種類である。Eはexa（エクサ）の頭文字で10^{18}を表す。Gはgigaの頭文字で10^9を表す。Pはpetaの頭文字で10^{15}を表す。Tはteraの頭文字で10^{12}を表す。したがって、小さい順に並べたものは、4)のG＜T＜P＜Eとなる。

問 3　正解：3

3) dpi（dots per inch）は、画面上の1インチ当たりのドット数として空間分解能を表す。

1) byteは、一般には1byte＝8bitとされ、データサイズ、記憶容量を表す。2) pixelは、picture elementまたはpicture cellからの造語で、画像データの最小構成要素（画素）の個数を表す。4) Hzは、1秒間の周波数、振動数を表す。5) bpsは、bits per secondの略で、1秒間当たりのビット数としてデジタルデータの伝送速度を表す。

問 4　正解：1

選択肢中で10進数の数字は127（10）と129（10）の2種類である。それぞれに対応する2進数、16進数は下記のとおりである。
127（10）＝ 0111 1111（2）＝ 7F（16）
129（10）＝ 1000 0001（2）＝ 81（16）
したがって、正解は1)の「129（10）、1000 0001（2）、81（16）」となる。

問 5　正解：4

4) RAID 6は、データを2台以上のハードディスクに分散保存すると共に、異なる2種類の誤り訂正符号（パリティ）を算出して別のハードディスクに保存する。

1) RAID 0は、データを2台以上のハードディスクに分散保存する。2) RAID 1は、データを2台以上のハードディスクに複製保存して冗長化する。3) RAID 5は、RAID 6の元になる方式で、パリティを1種類だけ用いる。5) RAID 10は、RAID 1で冗長化したハードディスク群をRAID 0で統合する。

問 6　正解：4

4) LTO（Linear Tape-Open）はコンピュータ用磁気テープ技術のひとつである。大容量データを比較的低コストで保存が可能なため、長期保管に向く。

1) FD（Floppy Disk）は、磁気ディスクの一種で、磁性体を塗布・蒸着した樹脂製小円盤を樹脂製の保護ケースに入れたもの、2) HD（Hard Disk）は、磁性体を塗布した円盤を高速回転し、磁気ヘッドを移動することで情報を記録し読み出す補助記憶装置、3) MO（Magneto-Optical (disk)）は、赤色レーザー光と磁場を用いて磁気記録を行い、レーザー光を用いて再生を行う記録媒体、5) SSD（Solid State Drive）は、半導体メモリをディスクドライブのように扱える補助記憶装置のひとつである。

問 7　正解：5

5) 2次元バーコードの一種であるモザイク状の四角いドットで構成される「QRコード」を光学的に読み取る装置である。

1) マウスは、机上においた本体を水平に動かすことで縦横方向それぞれの移動量を光学センサーやボールの回転で検出し、その信号を送る装置、2) キーボードは、操作者が文字・数字・記号・制御用の各キーを押し、そのキーに対応する信号を送る入力装置、3) タッチパネルは、ディスプレイの表面を指や専用のペンで触れることで、画面上の位置を入力する装置、4) ICカードリーダは、ICカードに記録されたデータの読み込みを行うもので、接触型、非接触型の各々に対応したものがある。

問 8　正解：2

ICカードは、ICチップを内蔵したカードの総称であり、電子マネーなどに利用されている。磁気カードと比較して大量の情報を記録でき、偽造が困難という特徴がある。カード表面上のICチップに接続する端子に直接接触させて情報の読み書きを行う接触式と、内蔵のアンテナで微弱な電磁波を送受信して情報の読み書きを行う非接触式とがある。2)は、非接触式ICカードの特徴である。

1)の特徴を持つ装置の例としては静脈認証がある。また、3)は磁気カード、4)はバーコード、5)はエンボスがそれぞれ対応する。

問 9　正解：2

RAID 5は、ストライピングしたデータとパリティ値を、構成するディスクに分散して記録

することによって、高速で耐障害性を高めたハードディスク構成である。RAID 5では3台以上のハードディスクで構成し、その内の1台分にパリティ値を格納する。実効容量を見積もる計算式は、

　［実効容量］＝［1台あたりの実効容量］×（［構成台数］－ 1）

となる。いま、必要台数をnとすると、

　　　4［TB］＝ 1［TB］×（n － 1）
　　　　　　　n ＝ 5

となる。

問 10　正解：4

OSの代表的な機能には、メモリ管理、プロセス管理、周辺装置の制御、ネットワークのサポート、ファイルシステム管理、ユーザ管理、ユーザインターフェースの提供、言語環境のサポート、電源管理などがある。このうちファイルシステム管理では、プロセスがファイルを操作する際に外部記憶装置の物理的な構造を意識することなく処理できるための機能を提供し、複数プロセスの同時アクセスによって不整合が起こらないようにファイルの読み書きの監視制御などを行っている。したがって、正解は4）となる。

問 11　正解：2

2）ドライバはキーボードやマウスなどのコンピュータに接続した周辺装置（デバイス）を制御するプログラムのことである。

1）タスクはオペレーティングシステムから見た処理の実行単位のこと。3）リソースはコンピュータを構成するCPU、メモリ、ハードディスクなどのハードウェアや、その上で動作するファイルシステムのうち、プログラムからの要求によって利用できる「もの」（リソース）。4）スクリプトは機械語への翻訳を必要とせずに実行できるプログラムのこと。5）システムコールはアプリケーションのプログラムがオペレーティングシステムの機能を使用するために呼び出す仕組みのこと。

問 12　正解：3

変数XとYは定数なので変化しない。XXとYYには初期値としてそれぞれXとYを代入した後、その値を比較して小さいほうにXまたはYの値を加え、最終的にXXとYYが等しくなるまで繰り返す。つまり、XとYの値の最小公倍数を求めるフローチャートである。各変数のループごとの変化を下表に示す。

XXとYYの値の変化に注目し、最終的にXX＝YYのときのXXの値が答えである。

	X	Y	XX	YY	XX < YY
1	12	33	12	33	Yes
2	12	33	24	33	Yes
3	12	33	36	33	No
4	12	33	36	66	Yes
5	12	33	48	66	Yes
6	12	33	60	66	Yes
7	12	33	72	66	No
8	12	33	72	99	Yes
9	12	33	84	99	Yes
10	12	33	96	99	Yes
11	12	33	108	99	No
12	12	33	108	132	Yes
13	12	33	120	132	Yes
14	12	33	132	132	XX = YY

問 13　正解：4

4）マルチタスキングは、複数のプロセス（タスク）を短い時間間隔で切り替えて処理を行うことで見かけ上同時並行的に処理する技術である。

1）仮想化は、物理リソースを論理的に分割または統合したりする技術である。2）カプセル化は、複数の要素を組み合わせる複雑な実装を隠蔽化する技術である。3）システムコールは、アプリケーションプログラムがOSの機能を使用するために呼び出す仕組みである。5）プラグアンドプレイは、周辺装置をOSが自動的に認識しドライバなどをインストールする仕組みである。

問 14　正解：3

3）PNG（Portable Network Graphics）は、GIFに代わるビットマップ形式の可逆圧縮フォーマットである。

1）CSV（Comma Separated Values）は、文字や数値のテキストデータを項目ごとにカンマ（,）で区切って表現したファイル形式で、圧縮形式ではない。2）MP3（MPEG-1 Audio Layer3）は、MPEGで策定された非可逆な音声圧縮形式である。4）XML（eXtensible Markup Language）は、文章の論理的な構造や見栄えなどの指定を文章とともにテキストファイルに記述するマークアップ言語で圧縮形式ではない。5）JPEG（Joint Photographic Experts Group）は静止画像の非可逆圧縮方式で、画質の劣化を抑えながら効果的な圧縮を行う。

問 15 　正解：3

3) デッドロックは、2つのトランザクション（処理）がお互いに相手のロックした表などのリソースを解除されるのを待ち、動作が止まってしまう状態である。

1) アボートは、トランザクションを中断することである。2) コミットは、トランザクションのすべての処理が成功したときの確定操作である。4) ロールバックは、トランザクション処理を実行する前の状態に戻すことである。5) ロールフォワードは、データベースが最後にストレージに書き込みをした後の処理をログファイルに沿って復元し、障害発生以前の状態に戻すことである。

問 16 　正解：2

主キーとは表（テーブル）中の行を一意に識別することができる列または列の組み合わせをいい、ひとつの表に主キーは一つである。したがって、"処方記録"の表を一意に特定する列は"処方コード"になるので正解は2) になる。また、"医薬品"と"患者マスター"の表の主キーはそれぞれ"薬品コード"と"患者コード"で、"処方記録"からそれらの主キーを参照しているので"処方記録"では"外部キー"になる。

問 17 　正解：5

5つの選択肢は、"外来受診記録"表から患者コードを表示するSQL文で、この結果が2行になることが設問である。5) は、保険種別が"協けん・本"の患者コードは"18006"と"18001"の2件の合計3件になるが、GROUP BY により患者コードでまとめるので"18006"と"18001"の2行になり、正解である。

1) は患者コードで GROUP BY するので8件表示される。2)、3) はそれぞれ"自費診"、"国保・本"で抽出されるので3件と1件になる。4) は"労災・本"の2件が患者コードで GROUP BY を行うので1件になる。

問 18 　正解：1

以下の例のように表1と表2からすべての行を取り出して表3を作成する。重複する行を1行にしたものが表4である。この表は和を表すので、正解は1) である。

2) 差は、一方に所属してもう一方には所属しないものを取り出すので、この例では、表1（PtID 18001、18002） － 表2（PtID 18002、18003）では 18001 になり、表2（PtID 18002、18003）－表1（PtID 18001、18002）では 18003

になる。3) 積は、両方の表に所属するもので、この例では 18002 になる。4) 結合は、患者表と検査予約表などを1つの表として扱うときに用い、内部結合と外部結合がある。5) 直積は、2つの表の各要素のすべての組み合わせを作る操作である。

表1

患者コード	患者氏名	性別
18001	札幌　太郎	M
18002	東京　花子	F

表2

患者コード	患者氏名	性別
18002	東京　花子	F
18003	大阪　二郎	M

表3

患者コード	患者氏名	性別
18001	札幌　太郎	M
18002	東京　花子	F
18002	東京　花子	F
18003	大阪　二郎	M

表4

患者コード	患者氏名	性別
18001	札幌　太郎	M
18002	東京　花子	F
18003	大阪　二郎	M

問 19 　正解：2

OSI 参照モデルとは ISO により策定された通信プロトコルを7つの階層構造に分割したモデルである。

2) ネットワーク層は、異なるネットワークを相互通信するための規定で、通信経路の選択（ルーティング）やデータ転送やデータ中継を行う。

1) セッション層は、通信プログラム間の通信の確立、維持、終了の規定である。3) トランスポート層は、ノード間のデータ転送の信頼性を確保するための規定で、プロトコルは TCP もしくは UDP が使われる。4) アプリケーション層は、ファイルやメールの転送などを提供する規定で、HTTP や FTP 等の通信サービスがある。5) プレゼンテーション層は、文字コードなどのデータの表現形式の規定で、異なる文字コードの変換を行う。

問 20 　正解：1

UDP（User Datagram Protocol）はストリーム配信などによく使われ、TCP と同じ OSI 参照モデルのトランスポート層にある通信プロトコルである。インターネットプロトコル（IP）を使ったネットワークにおいて、アプリケーション同士が最小限の仕組みでデータを送受信できるシンプルなプロトコルで、TCP のよう

技術系
情報処理
2018・

に、コネクションが確立しているかどうかを確認する状態が無いのでプロトコルが簡素なため、信頼性には劣るがストリーミングなどのリアルタイム性が重視される通信で使われる。

問 21　　正解：5

通信規格の最大速度 600 Mbps で実効速度 50％であれば、伝送速度は 300 Mbps、すなわち 1 秒間に 300 Mbit のデータを送信することが出来る。1 byte ＝ 8 bit であるから、300 Mbyte のファイルをビットに直すと 300 M × 8 bit ＝ 2,400 Mbit となり、ダウンロードするのに要する時間は 2,400 Mbit ÷ 300 Mbit ＝ 8 sec（秒）となる。

問 22　　正解：4

32 bit で表現される IPv4 のアドレスは、ネットワーク部とホスト部で構成される。IP アドレス表記では、" ／ " の後の数字がネットワーク部の bit 数を表すことから、32 bit 中 23 bit がネットワーク部に割り当てられ、32 bit － 23 bit ＝ 9 bit がホスト部に割り当てられる。この場合のホスト数は 2^9 ＝ 512（台）となるが、ネットワークアドレスとブロードキャストの 2 つは使用できないため、512 － 2 ＝ 510（台）となる。

問 23　　正解：5

5) RARP（Reverse Address Resolution Protocol）は、物理的アドレス（MAC アドレス）から IP アドレスを問い合わせるためのプロトコルである。
1) ARP（Address Resolution Protocol）は、RARP の逆の働きをするプロトコルで、IP アドレスから通信相手の MAC アドレスを知るためのプロトコルである。2) RIP（Routing Information Protocol）は、複数のネットワークを経由してデータを送るときに、最短のルートを見つけるプロトコルである。3) DHCP（Dynamic Host Configuration Protocol）は、ホストのネットワーク設定を自動化する仕組みで用いるプロトコルである。4) HTTP は HyperTextTransfer Protocol の略で、HTML で記述されたファイルを送受信するプロトコルである。

問 24　　正解：4

NAPT（Network Address Port Translation）はプライベートアドレスとグローバルアドレスを対応付けるための手法の 1 つで、同じような機能に NAT（Network Address Translation）

がある。NAT はプライベートアドレスとグローバルアドレスを 1 対 1 で変換するため、複数端末が同時にアクセスしたい場合は、端末の数だけグローバルアドレスが必要になる。これに対して、NAPT は IP アドレスに加えポート番号を組み合わせた変換テーブルを用いることにより 1 対 n の変換を可能にし、1 つのグローバルアドレスに複数のプライベート IP アドレスをもつ端末を接続することが可能となる。

問 25　　正解：1

1) ipconfig は、Windows OS で自端末のネットワークの設定内容を確認するコマンドであり、正解である。
2) nslookup は、DNS サーバに対して問い合わせを行い、ホスト名と IP アドレスの対応の確認、各種 DNS レコードの参照に用いるコマンドである。3) ping は、相手先ホストやネットワーク機器へパケットを送信し、相手先機器の稼働とネットワーク疎通を確認するコマンドである。4) telnet は、対象のコンピュータにリモートログインし、ネットワーク経由で遠隔操作や情報参照を行うためのコマンドである。5) tracert は、Windows OS で、相手先のホストに到達するまでに経由するネットワーク機器を順次表示し、ネットワークの途中経路を確認するコマンドである。

問 26　　正解：5

5) SMTP（Simple Mail Transfer Protocol）で使用されるポート番号は 25 であり、110 は誤っている。ポート番号 110 は POP3（Post Office Protocol Version 3）である。
1) ssh（Secure Shell）、2) HTTP（Hypertext Transfer Protocol）、3) HTTPS（Hypertext Transfer Protocol Secure）、4) POP3s（POP3 over SSL／TLS）で使用されるポート番号はそれぞれ 22、80、443、995 であり、いずれも正しい。

問 27　　正解：3

3) IMAP4（Internet Message Access Protocol Version 4）は、電子メールの受信を行うプロトコルであり、正解である。
1) ホスト名の解決には DNS（Domain Name System）が用いられ、ホスト名と IP アドレスの対応や、メール配送先サーバの決定等に利用される。2) Web 参照やクライアントからのメールの送受信時の通信データの暗号化では、SSL／TLS（Secure Sockets Layer／Transport

Layer Security）等が用いられている。4）ダイアルアップ接続は、接続先の電話番号へダイヤルし、電話回線経由でネットワーク接続を行うものである。主なプロトコルにはPPP（Point-to-Point Protocol）がある。5）コンピュータの時刻の同期には、NTP（Network Time Protocol）が用いられる。

問 28　　正解：5

IPv6のアドレス長は、5）128ビットである。表記する際は、「2001:db8:0:0:1:0:0:1」のように、16ビットごとに8つのフィールドに分け、「:」で区切った16進数で表記する。また、IPv4のアドレス長は32ビットである。

問 29　　正解：2

IEEE802.11acは5GHz帯のみを使用し、最大通信速度はWave 2規格で6.9Gbpsであり、2）が正解である。

2.4GHz帯のみを使用する規格にはIEEE802.11b/gがあり、2.4GHz帯および5GHz帯を使用する規格にはIEEE802.11nがある。5GHz帯のみを使用する他の規格にはIEEE802.11aがある。最大通信速度は、IEEE802.11a/gが54Mbps、IEEE802.11nが600Mbpsである。

問 30　　正解：4

防犯カメラの設置は、設置場所の状況を記録・モニタリングすることで、災害や人的破壊行為等を検出し、設備や装置等を保護するものであり、4）物理的安全対策である。

利用者教育やルールの作成・遵守ではないため、1）人的安全対策、3）組織的安全対策ではない。ネットワークやコンピュータ等に対して情報技術を用いて行う対策ではないので、2）技術的安全対策でもない。また、防犯カメラによる対策は、モニタリングによるセキュリティ・インシデントの記録と発見であるため、5）予防的安全対策ではない。

問 31　　正解：4

公開鍵暗号方式で必要となる鍵は「公開鍵」と「秘密鍵」である。利用手順は、まず受信者が鍵ペア（「公開鍵」と「秘密鍵」）を生成し、公開鍵を送信者に送付（または公開）する。送信者はこの公開鍵を用いて暗号化したメッセージを送付し、受信者は自身が持つペアとなる秘密鍵を用いて復号する。複数人でやり取りするために必要な鍵の数はnを人数とすれば2nであ

る。したがって、250人の場合に必要な鍵の数は500であり、正解は4）である。

問 32　　正解：3

この通信ではA病院が「送信側」であり、B病院は「受信側」である。ここでは公開鍵方式を用いるので、暗号化に用いる鍵は、「受信者が作成した公開鍵」となる。したがって、正解は「B病院の公開鍵」であり、3）である。

問 33　　正解：5

5）ワンタイムパスワードは一定時間ごとにパスワードが更新される認証の仕組みである。

1）コールバックは電話回線を用いた通信において、正しい発信元であることを確認するために、着呼した発信元番号を記録して一旦電話を切り、記録した番号に発呼する仕組みである。2）マイナンバーは「行政手続における特定の個人を識別するための番号の利用等に関する法律」に基づき国が国民一人一人に対して発行した12ケタの番号である。3）バイオメトリクスは指紋や虹彩、掌もしくは指の血管、声紋、顔などの情報であり「生体情報」とも呼ばれる。4）シングルサインオンは複数システムへのログイン時の認証を1回で一括可能にした状態を指す。

問 34　　正解：5

可用性とは「情報が必要なときはいつでも利用できる状態であること」である。したがって、5）が正解である。

1）アクセス制限は不正アクセスを防ぐ目的であり「機密性」を高める。2）デジタル署名はメッセージの正当性を確認するものであり「完全性」を高める。3）のハッシュ関数とはメッセージダイジェスト（ハッシュ値）の計算手順であり、MD5やSHA-1がある。「完全性」を高める。4）タイムスタンプは電子署名では明らかにできない文書等が作られた日時を証明するために作られたものであり、「真正性」を高める。

問 35　　正解：5

タイムスタンプは一般に電子データの作成・更新等が行われた日時情報である。しかし、電子データはクライアントの内部時計に依存し書き換えも容易なので、信頼できる第三者機関によって発行された情報を用いて信頼性を保証可能とする。具体的には文書のハッシュ値を第三者機関に送付し、第三者機関はこの値に日時情

報を付与して電子署名を行う。したがって、タイムスタンプにより電子データが編集されたかどうかが判断できるが、タイムスタンプのみでは内容について証明はできない。またタイムスタンプには有効期限がある。以上から正解は5)である。

問 36　正解：2

2) スパイウェアは、ユーザが閲覧したホームページの履歴や実行した操作の内容、個人情報や入力履歴などの情報を外部に送信する不正プログラムである。

1) アドウェアは、広告を目的としてさまざまな動作をするプログラムである。3) フィッシングは、正規の機関からのメールやウェブサイトを装い暗証番号やクレジットカード番号などを詐取する詐欺行為のことである。4) ランサムウェアは、感染したコンピュータを使用不能にした後、元に戻すことと引き換えに「身代金」を要求したりする不正プログラムである。5) エクスプロイトコードは、コンピュータの脆弱性を利用するために記述されたスクリプトやプログラムのことである。

問 37　正解：3

3) ゼロデイアタックはソフトウェアにセキュリティホールが発見されたとき、脆弱性を修正するセキュリティパッチが提供されるより前に脆弱性を突く攻撃をすることである。

1) F5アタックは、多くの Web ブラウザで再読み込み（Reload）が割り当てられているキーボード上の「F5」キーの連打により多量のデータの再送リクエストを送ることで、サーバのサービスを停止させようとする攻撃である。2) DDoS アタックは標的となるサーバに多数のコンピュータから過負荷を与えることでサービスを停止させようとする攻撃である。4) ブルートフォースアタックは、パスワードに使われている可能な組み合わせの文字列を全て試みることにより、パスワードを不正に入手する行為である。5) バッファオーバーランアタックはバッファを超えるデータを投入しデータを溢れさせることにより、システムを運用不能にしたり、不正侵入をしたりする攻撃のことである。

問 38　正解：3

3) 情報資産において脅威がつけこむことのできる弱点のことを脆弱性と言う。

1) 瑕疵（かし）とはキズ・欠点のことである。法律上用語として、何らかの欠陥や欠点がある

状態をいう。2) 脅威によって情報資産が損なわれる可能性をリスクと言う。4) アクシデントと5) インシデントについて、情報資産関係の用語としてアクシデントは用いず、情報システムの障害や事故などサービスの質を低下させる、または低下させる可能性のある事象のことをインシデントと呼んでいる。医療の世界では、インシデントは誤った医療行為等のうち未然に防げたものや医療事故には至らなかった事象を、アクシデントは医療事故に至った事象を指すことがある。

問 39　正解：4

4) WAF（Web Application Firewall）は Web アプリケーションの脆弱性を悪用した攻撃からアプリケーションを防御するファイアウォールである。

1) DMZ は外部ネットワークと内部ネットワークの間に置かれ、どちらのネットワークにも属さないファイアウォールに守られた領域のことである。2) IPA（Information-technology Promotion Agency）は独立行政法人 情報処理推進機構のことである。3) 侵入防止システム（IPS：Intrusion Prevention System）は、通信を監視して不正なアクセスを検知すると自動的に防御するシステムである。5) WPA は TKIP を採用した無線 LAN の暗号化方式である。

問 40　正解：3

SSL／TLS はインターネット上で情報を暗号化し送受信するためのプロトコルである。HTTP、SMTP などを安全に送受信する目的で使用される。SSL／TLS を用いることでデータの盗聴、改ざん、なりすましを防ぎ、機密情報を安全に送受信できるようになる。

1) URL を秘匿する、2) 通信監視、4) コンテンツフィルタリング、5) コンピュータウイルスの駆除といった機能は提供しない。

問 41　正解：1

1) ウォーターフォールモデルは開発をいくつかの工程に明確に区分し、それぞれを順番に終わらせ次の工程に進んでいく。

2) 短期間で開発・評価を繰り返すのは RAD（Rapid Application Development）の特徴である。3) 基盤部分／共通部分を先行開発するのは段階的モデルの特徴である。4) 要件変更を受け入れる反復型モデルはスパイラルモデルの特徴である。5) プロトタイプ（試作品）によるユーザとの仕様誤認を防止するのはプロトタイ

ピングモデルの特徴である。

問 42　正解：4

4) ネットワーク図は、プロジェクト管理における各工程間の依存関係を、工程を"→"、その開始と終了をノード"○"で表した図で、各工程の遅れの影響を把握できる。

1) E-R 図は、データベースによって管理するものを現実世界から抽出してモデル化するために使われる図で、実体 (Entity) と関連 (Relationship) によって表される。2) 状態遷移図は、情報システムの状態がイベント（ユーザ操作など）によってどのように遷移するかを表したものである。3) データフロー図 (DFD) は情報システム内部のデータの流れを図的に表現するものである。5) ユースケース図は、UML で定義されているもので、開発するシステムの基本的な機能・振る舞いを表現するものである。

問 43　正解：3

ホワイトボックステストはプログラムの内部構造に基づいて、可能性のあるケースを網羅的に用意するテスト技法である。3) 制御パステストは、すべての経路（パス）を通過させるようにテストケースを作成するテストであり、ホワイトボックステストの一手法である。

その他のテストはブラックボックステストに分類され、内部構造は考慮せず、外部仕様による入出力の組み合わせなどをテストケースとするが、それぞれテストデータの作成方法が異なっている。

問 44　正解：2

組織内で端末台数やユーザ数の上限を定めずにソフトウェアを利用できる契約形態は、2) サイトライセンスである。

3) サーバライセンスはライセンスサーバで利用者数や端末台数を管理し、5) ボリュームライセンスは利用できる端末台数が決まっている。1) コアライセンスはサーバ上で稼働する CPU のコア総数を制限し、4) プロセッサライセンスはサーバ機のプロセッサ数を制限する契約形態である。

問 45　正解：2

2) スループットは単位時間当たりのトランザクション数を表す性能指標である。

1) 輻輳回数は同時アクセスの集中などにより通信ができなくなる状況の発生回数である。3) レスポンスタイムはコマンドを入力して処理要求をしてから処理が行われ、結果が返し始められるまでの時間である。4) ネットワーク回線使用率は回線容量に対する実際に伝送に使用可能な容量の割合である。5) ターンアラウンドタイムはコマンドを入力して処理要求をしてから処理結果が出力されるまでの時間である。

問 46　正解：1

1) SLA (Service Level Agreement) はサービスの提供者と利用者の間に結ばれるサービスレベルに関する合意のことで、主に通信サービスなどの品質保証の契約に用いられる。

2) EULA (End-User License Agreement) はソフトウェアの使用許諾契約書のことである。3) ISMS (Information Security Management System) は情報セキュリティに特化してリスクマネジメントを構築したものである。4) ITIL (Information Technology Infrastructure Library) は IT サービスマネジメントにおけるベストプラクティスをまとめた書籍群のことで、5) PMBOK (Project Management Body Of Knowledge) はプロジェクトマネジメントにおけるベストプラクティスをまとめた書籍群のことである。

問 47　正解：4

4) ホットスタンバイは本番系と同じ構成のシステムを稼働状態のまま待機させておく耐障害設計である。

5) コールドスタンバイは本番系が正常に稼働している間、待機系は電源を切っているか別の処理を行いながら待機する耐障害設計である。1) ミラーリングは同一のデータを複数のハードディスクに記録する耐障害設計である。2) クラスタリングは複数の独立したシステムを一つのシステムとして稼働させる耐障害設計である。3) フェールセーフはシステムに障害が発生した場合、被害を最小限にとどめる耐障害設計である。

問 48　正解：3

CSIRT (Computer Security Incident Response Team) は、組織内の情報セキュリティに関するインシデント対応を専門に行うチームを指す。

ウイルス感染や情報漏洩といった情報セキュリティ問題が発生した場合の様々な対応に関する中心的な存在として活動するが、運用管理や調達管理などを行うことはない。

問 49　正解：3

CPU やメモリなどのハードウェアリソースを扱うクラウドサービスは、3) IaaS (Infrastructure as a Service) である。

1) BaaS (Backend as a Service) は Web アプリケーションのサーバ側で動く機能（バックエンド）を提供する。例えば、モバイルアプリなどサーバ側の機能の上にアプリを作る場合のサーバ機能の提供を行う。2) DaaS (Desktop as a Service) は、PC などのクライアントにデスクトップ環境（仮想デスクトップ環境）を提供する。4) PaaS (Platform as a Service) はシステム開発環境の提供、5) SaaS (Software as a Service) は アプリケーションの提供を行う。

問 50　正解：2

スマートデバイスの一括管理に用いるのは、2) MDM (Mobile Device Management) である。MDM によりアプリケーションの導入制限やデータの遠隔からの削除などが行える。

1) IoT (Internet of Things) は、日本語で「モノのインターネット」と呼ばれるもので、PC だけでなく様々なデバイスがネットワークに接続すること、またはその仕組みを指す。3) SDN (Software Defined Network) はネットワーク機器の集中制御によりネットワーク構成や設定を動的に変更する技術を指す。4) SIM カード (Subscriber Identity Module Card) は、主にスマートフォンや携帯電話の加入者を特定するための ID 番号が記録された IC カードのことであり、SIM と略して呼ばれることが多い。5) BYOD (Bring Your Own Device) は、業務上で利用するデバイス（主にスマートフォンや PC）を病院などの組織が配布するのではなく、個人所有のデバイスを職場に持ち込み業務に活用することである。

問 1　　正解：4

4) 心臓超音波検査では血流をカラードップラー法により観察・記録することが必要であり、カラー動画像で記録される。

1) 心電図はコード化されたデータで保存されることがほとんどで、波形として保存する標準規格として MFER がある。静止画像で保存されることはあるが、動画で保存されることはない。2) 心臓 CT 検査は白黒静止画像で記録される。3) 心臓 MRI 検査では白黒静止画像からカラー画像を構築することがあるが、記録は静止画像である。5) 心臓カテーテル検査は血液の流れを動画で記録するが、白黒動画像である。

問 2　　正解：2、4

患者の診療情報の利用がその該当患者に直接関係する場合を一次利用といい、その患者とは直接関係がない場合を二次利用という。

2) は患者の診療報酬に関する利用、4) は患者の診療に直接関わる利用であるので、一次利用にあたる。

1)、5) は医療機関の運営や経営に関する診療情報の活用、3) は保健行政活動等に関する診療情報の活用であり、それぞれ二次利用にあたる。

問 3　　正解：2

「個人情報の保護に関する法律」において、病歴は要配慮個人情報として最も守られるべき情報とされており、本人の同意無く第三者に提供してはならない。しかし、子どもの場合は本人の同意なく親権者に伝えることに問題はない。したがって、2) 親権者である母親に情報を提供することに問題はない。

1) 親族であっても同意は必要である。3) 本人は判断ができない場合でも親権者の同意が必要である。4) 裁判所の命令に基づく情報提供は例外として認められているが、証人からの問い合わせには本人の同意が必要である。5) 健康診断結果の提供には本人の同意が必要である。

問 4　　正解：5

個人情報保護委員会が定めるガイドライン（「個人情報の保護に関する法律についてのガイドライン（通則編）」他3編）では、①組織的安全管理措置、②人的安全管理措置、③物理的安全管理措置、④技術的安全管理措置の4つの安全措置をとることが求められている。

5) アクセス者の識別と認証は④技術的安全管理措置に該当する。

1) 組織体制の整備と 4) 管理規程に基づく運用は①組織的安全管理措置、2) 入退館（室）の管理は③物理的安全管理措置、3) 担当者の監督と教育は②人的安全管理措置に該当する。

問 5　　正解：2

PHR（Personal Health Record）は、個人の医療情報を本人が管理するものである。個人が管理するものであることから、「2) 保険者が管理する」は誤りである。

1) 法的記録ではなく、3) 記載内容に制約はない。また、4) 個人がコントロール権を有し、5) 生まれてから亡くなるまでの情報を含みうる。よって1)、3)、4)、5) は正しい。

問 6　　正解：5

直接の対面診療に代替し得る手段においては、患者の心身の状況に関する有用な情報が得られることが求められるので、セキュリティを確保した上で、個人が特定でき、双方向性であることが必要となる。

5) 電子掲示板システム（BBS：Bulletin Board System）は個人の特定が困難であり、個人情報の保護もできないので代替し得る手段とはならない。

1)〜4) は上記条件を満たすことが可能である。

問 7　　正解：5

5) 薬剤の処方は処方箋の原本に基づいて行うことが定められており、あらかじめ送られてきた FAX により処方の準備を行うことは問題ないが、患者に処方薬を渡す際には原本との引き換えで行う必要があるので、誤りである。

1)〜4) は調剤薬局における通常の業務である。

問 8　　正解：4、5

地域包括ケアシステムは、医療機関や介護施設、各種団体などが連携して必要なサービスを提供することである。おおむね30分以内に必要なサービスが提供される圏域（中学校区などが単位として想定される）での連携が想定されている。

4)、5) 市町村の役割として、地域に不足するサービスの創出、担い手の養成、関係者間の情報共有、サービス提供主体間の連携の体制作り、地域の支援ニーズとサービス提供主体の活

動のマッチングなどがある。4)、5) は市町村
が提供すべき情報といえる。

1) 施設の経営的健全性を知るために必要な
ものであり、市町村がそれを把握していること
が望ましいが、市町村が直接提供できる情報で
はない。2)、3) も 1) と同様に、市町村が外部
評価、第三者評価に関わっていないかぎり、直
接提供できる情報ではない。1) も含めて、施
設、サービスの主体が積極的に公表すべき情報
である。

問 9　　正解：4
2008 年度から実施されている特定健診では、
健診機関が健診結果情報を電子的なデータで提
出する。この電子的なデータ標準様式は、HL7
CDA Release 2 に準拠して定義され、データは
XML で表される。

4) 検体検査結果については JLAC10 17 桁
コードが用いられている。

1) MFER は心電図や脳波などの波形情報の
標準フォーマットであるが、特定健診の心電図
検査結果は所見のみの報告であり、単なる文字
列で表記される。2) 特定健診の項目に画像検
査はないので DICOM は利用されていない。が
ん検診等の同時実施をふまえてフォーマットの
定めはあるが、所見のみ文字列での報告であ
る。3)、5) 問診は服薬の有無のみ、「医師の診
断（判定）」は文字列でコード化されていないの
で、疾病分類コードである ICD10 も手術およ
び処置コードである ICD9-CM も利用されてい
ない。

問 10　　正解：2
2) 地域医療連携情報システムを使用する費
用を保険者に請求することはない。また診療に
係る費用は個々の医療機関が別個に保険者に請
求するものであるから、2) を検討する必要性
は低いといえる。

1) 同一人物を改姓などで別個の人物として
扱うことや、同姓同名の別人を同一人物として
扱うことがあってはならない。複数の属性を確
認して同一人物であるかどうかを確認する名寄
せの方法は慎重に検討する必要がある。3) 患
者の同意を得る方法は参加する医療機関で統一
した内容、方法で行われることが望ましい。4)
メンテナンスの運用方法は円滑な運用のために
費用負担も含めて十分に検討する必要がある。
5) セキュリティの確保は最重要課題である。

問 11　　正解：5
5) 地域医療連携情報システムは、参加医療
機関が共通に使う一つのシステムである。その
運用管理規程が各医療機関で異なることは想定
できない。

1) システム側で用いる個人識別 ID と 1：1
に対応していれば、医療機関の診察券番号を統
一する必要はない。2) 標榜診療科の名称は各
科の診療の内容が明らかであれば統一する必要
性は低いと言える。3)、4) 病院情報システム
は各医療機関が独自に選定し運用管理するもの
であり、統一する必要はない。

問 12　　正解：3
病院情報システムは複数の部門システムから
構成されている。各システム間の情報の連携を
理解していれば解答可能である。

3) D は実施情報、実施行為情報、使用物品
情報を受け取って、請求を行うシステムであ
り、医事会計システムのことである。

1) 部門システムは各部門に固有のシステム
のことであり図の C にあたる。2) 物流管理シ
ステムはこの図では E にあたる。4) 電子カル
テシステムは、一般的には医師が自身の医療行
為を記載するものであり図の B にあたる。5)
オーダエントリシステムは入力されたオーダ情
報を必要な部門に伝達する役割があり図の A に
あたる。

問 13　　正解：3
患者プロファイルは患者基本情報とも呼ば
れ、紙カルテの 1 号用紙に記載される管理情報
（氏名、生年月日、保険情報、1) 初診日など）
や基本的な診療情報として部門間で共有すべき
情報（感染症情報、血液型、5) アレルギー情報
など）が集約されている。また、各診療科で共
有可能な情報（既往歴、入院歴、4) 告知情報な
ど）も項目として登録されていることもある。
紹介元は、地域医療連携のために患者プロファ
イルに入れることが多い。基本的に変更頻度が
少ない情報である。

3) 再診予約日時は、外来受診のたびに次回
の予定として決められるもので常に変化する項
目であるため、通常は患者プロファイルに含め
ない。

問 14　　正解：2
医事会計システムは、診療報酬の請求に関わ
る種々の業務を行うものである。医事会計用の
データベースを基本として収入金管理、未収金

管理、DPC 管理、レセ電算管理などの機能を持つ。

2) 在庫管理は、物流管理システムとして院内の医薬品・医療材料、その他消耗品などの払い出し状況を管理するものである。

1) 患者登録、4) 入退院登録は医事データベースで行われる。3) 医事課の支払い窓口では、後日支払い・振込支払い・分割払いなどさまざまなケースが発生するため、収入金管理で患者への医療費請求情報の管理を行い、医療費の二重請求や未請求を防止している。また、もちろん、5) 診療報酬明細書作成の機能も医事会計システムの機能に含まれている。

問 15　正解：1、4

1) 術式は、主治医あるいは術者が登録する。

4) 行った医療行為に対し診療報酬点数表に基づいて算定されるため、手術依頼時に一部が算定されることはない。

2) 算定情報は算定基準に照らして適切かどうか医事課等での判断が必要である。3) 手術部では、事前に手術室の割り振りが行われるのに合わせて、麻酔医、手術を補助する看護師だけでなく、必要に応じて臨床工学技士の配置も事前に決めておく場合がある。5) 手術、麻酔などの出来高請求する部分は、診療報酬明細書に詳細情報などの診療報酬額を記載する必要があるため、算定項目を分けて送信する。

問 16　正解：1

1) 紹介状は、一般に初診時に登録するため、再来受付システムの機能としては誤っている。

2)～5) 再来受付システムは、繰り返し来院する患者の情報管理や再来時の受付処理を行うシステムである。外来患者の再来時に受付を行い、受付番号を発番した後に外来予約情報を「来院」ステータスに変更する。発券した受付票に診察予約情報や、当日検査情報を出力し、患者に当日の予定を確認できるようにしている。

問 17　正解：1

3点認証の目的は、対象者（主に患者）に薬剤を投与する前、採血を実施する前などに、実施者および対象者（患者）の ID と対象物（ラベルのバーコード）を読ませることにより、誰がいつ実施したのかの記録を残すことである。また、誤った対象者に実施しようとした場合、誤った対象物（指示変更になった・他患者の薬剤・検査）を実施しようとした場合に警告を発

することができる。したがって、3点に該当するものは 1) 対象者・対象物・実施者となる。

問 18　正解：3

3) 重症度は、患者の病状の変化などにより随時変わるものであり、通常入院患者のリストバンドには印字しない情報である。

入院患者のリストバンドには、その患者を識別するために最低限必要な情報として、5) 患者氏名、1) 性別、4) 患者 ID、病棟名などが印字されている。バーコードを印字して、PDAなどを用いて読み取り、3点認証システムとして使用している病院もある。2) 血液型は、輸血実施専用リストバンドを作成して印字している病院もある。

問 19　正解：5

5) 代行入力が認められるためには、以下の説明にあるような条件を満たしたうえで、指示者と代行入力者が明確に管理されなければならない。

1) 入力者を明確にする必要があるため、代行入力者の ID でログインする。2) 事前に規則で申し合わせた範囲においてのみ、一定時間後に自動承認・確定が可能である。3) 最終的責任は、代行入力を依頼した医師や病院管理者になる。確定者は代行入力者が正しく入力できているか、その内容を個々に確認してから承認・確定する必要がある。4) 代行入力の業務範囲や権限は、運用管理規程などによって規定される。

問 20　正解：4

4) 患者の状態等により実施されないこともあるので、看護師等の実施入力を受けて、実施情報を医事会計システムに転送する。

1) 注射は経口投与できない場合や、迅速な薬効が必要な場合に投与する。状態が変化しやすい患者が対象なので、投与指示の変更も多い。2) 1本渡し方式とは、薬剤部門から病棟部門への薬の引き渡しを、1回の投与ごとに行う方式である。病棟部門の在庫は減るが、配送や引き渡しの手間が増加する。3) 定数配置薬方式とは、使用頻度の高い薬剤を病棟等に予め配置しておき、使用するたびに、薬剤を補充する方式である。緊急時に速やかな投与が可能だが、病棟部門の在庫が増える。5) 緊急時などは医師の口頭指示によって注射を実施し、その後にオーダ入力を行う。

5) 後発医薬品の使用を前提とした処方をする場合、後発医薬品の商品名を挙げるのではなく、一般名を挙げて処方することが推奨され、診療報酬制度でも「一般名処方加算」が設けられている。

1) 薬価差を表示すると、その差が少ない場合はかえって後発医薬品の処方を抑制しかねないため、必ずしも適切とはいえない。2)〜4) 医師には、医学的理由から先発品と後発品を選択する裁量権がある。このため、一方的に先発品の処方を妨げる機能を実装することは、不適切である。

問 22　正解：1、3

1) 一度禁忌登録された薬品は、無期限でチェック対象とすべきである。

3) アレルギーを起こした薬剤であっても慎重に必要性を判断した上で投与することはある。このため注意喚起する機能を実装することは差し支えないが、投与させない機能とすることは不適切である。

2) 食品など幅広いアレルギー情報をチェック対象とすることが望ましい。4) 薬剤アレルギーについては、過去に履歴があるものと同一の薬剤でなくても、同系統のものであれば発症するリスクが高い。5) 禁忌の注射薬がある場合、薬効成分が近い内服薬・外用薬についても使用できないことが多いため、チェックは必須である。

問 23　正解：2

2) 洗浄・消毒の指示は患者と紐づける必要がない機器管理に係ることなので、内視鏡検査オーダとは関係しない。

1) 内視鏡検査で得た組織等は病理検査部門に送ることも多く、連携機能は重要である。3) 内視鏡検査では抗凝固剤など出血を惹起する薬剤を使用している場合、休薬することがある。このため、薬歴のチェックは重要である。4) 内視鏡検査を実施した医師が報告書を作成する際に、用語集を利用できることは有意義である。5) 診療報酬制度では、検査時に使用した薬剤は、検査料と併せて請求することとされている。このため、加算情報とともに内視鏡検査オーダに含めることが適切である。

問 24　正解：1

1) 病理部門は、主治医の診断を病理学的に支援する役割を担っている。治療計画の作成

は、主治医の役割であって、病理部門の役割ではない。よって、治療計画の作成機能は、病理部門システムでの必要性は低い。

2)〜5) いずれも病理部門の基本的な機能である。

問 25　正解：4

造影 CT 検査においてチェックすべき項目は、X 線被曝の問題からは妊娠の有無である。造影剤禁忌情報としては、造影剤アレルギー、気管支喘息、重篤な腎障害のある患者等が重要である。特に腎能低下患者に対する造影剤の投与に関しては eGFR 値による対処方法がガイドラインにて記載されており、選択肢の中では4) が最も重要である。

3) 刺青の有無と5) ペースメーカーの有無は、MRI 検査の際に必ず確認を行う。刺青は MRI 検査の際に火傷の危険性があり、機器の故障や誤動作の危険性がある。

問 26　正解：2、3

2) 患者基本情報と 3) 放射線治療の依頼情報は、放射線治療システムで必要な情報であり病院情報システムから送信される。

1) 照射実施情報と 4) 照射回数分の治療予約情報は逆の流れとなる。5) 治療計画用の CT 撮影オーダは治療部門内で発生し、部門内で実施されるものであり、通常の画像検査オーダの流れとは異なる。

問 27　正解：4

PACS は Picture Archiving and Communication System の略であるので、4) 検査画像の保存、参照が正解となる。

2) 検査予約業務は病院情報システムや放射線情報システム (RIS) に関連する。1)、3)、5) は RIS の機能である。

問 28　正解：1

1) 病状が不安定なため、パスを適用しにくい患者が多くなる。このため、パス作成管理機能の必要性は低い。

2) 補助循環など一般病棟では使用されにくい特殊治療を行うことがあり、その指示や記録の機能が必要である。3) 入院患者は、点滴を複数のルートから同時に行うことが多く、その指示や実施を確実に記録する必要がある。4) 心電図モニタ、動脈圧など特殊なモニタの測定値や、人工呼吸器の設定値を、経過表に併記する。記録の迅速化や誤記を防ぐため、生体モニ

タとの連携を通じて入力されることが望ましい。5) 入院患者は、病態が不安定なため、頻繁に速度変更を要する薬剤（昇圧剤など）を投与する場合がある。

問 29　正解：5

歯科領域の予約では、他スタッフとのスケジュール調整や感染症への配慮が必要である。

5) 歯科の電子診療録では直近を含め過去の検査結果参照が必要であるが、予約システムではそこまでの必要はない。

1) 複数の予約枠は担当医の他、口腔衛生指導を行う歯科衛生士や歯科技工物を作製する歯科技工士と連携した診療実施のため必要である。2)～4) 感染症患者さんの診療では、二次感染予防のためディスポーザブル機器の準備が必要で、診療後も診療チェアーの消毒に必要な時間を空けて、次の予約がとれる設定が必要である。

問 30　正解：1、2

管理栄養士は主治医の指導のもとで傷病者へ栄養指導を実施する必要がある（栄養士法第5条の5）。1) 食事オーダは医師または医師の指示のもと看護師が入力し、入院患者の食事を準備するための指示を給食部門、管理栄養部門に伝達する。2) 栄養指導オーダは医師が入力し、管理栄養士へ栄養指導の指示を伝達する。

3) 栄養管理計画書は、栄養管理実施加算の算定に必要な文書で、入院患者に特別な栄養管理が必要と判断された場合、入院後7日以内に作成する必要がある。4) 栄養指導報告書は、栄養指導オーダに対応する実施情報となる報告書である。栄養治療実施計画書および5) 報告書は、栄養サポートチーム加算の対象患者に対し、栄養治療の方法について説明するために交付される文書である。したがって、3)～5) はいずれも管理栄養士の業務である。

問 31　正解：5

BI は、経営や会計などの領域で使われており、経営判断に関わる過去・現在・未来予測の視点が提供できるとされている。

5) 分析加工、意思決定の迅速化は、BI の重要な要素である。

1)、2) BI は業務の可視化や業務プロセスの再構築には直接関与しないので、これらは該当しない。3)、4) 複数システムあるいは異なるシステムの連結、情報共有だけでなく集積した情報を分析することが BI の特徴であり、これ

らは該当しない。

問 32　正解：2、4

検査予約は、時間を要する検査や専門家や装置数が少ない場合などに必要である。

2) 細菌検査のための検査用器具や装置は、医療機関内に充分準備されている。4) 単純撮影は短時間で終了するため、通常は予約不要である。

1) CT 検査装置は一般に医療機関あたりの設置台数が少なく、検査時間を要するため必要である。3) 通常の病理検査では必要ないが、手術中に切除範囲を決めるため行う迅速検査は、病理診断医や関連機器確保のため必要となる場合がある。5) ホルター心電計は通常24時間装着して検査するもので、貸し出す機器の数も限られており事前に取り扱い説明などを行うことから必要である。

問 33　正解：4

血液型は患者固有で変化しないと考えられるが、白血球の血液型（HLA 型）をもとに行われる骨髄（造血幹細胞）移植では、移植後に赤血球の血液型（ABO 型）が変わることがある。

4) ドナーの同意書はレシピエントの側で管理する必要性は低い。

1) 移植の前処置と関連して起こる感染症や貧血のほか、移植後の免疫に関する合併症が報告されており、基礎疾患の記録は必要である。2)、3) 移植前後の血液型は必須である。5) ドナーの HLA 型は必須である。

問 34　正解：5

経営戦略策定でしばしば用いられる手法に SWOT 分析がある。会社等の経営に関して、内部環境要因となる強み（Strength）、弱み（Weakness）、および外部環境要因となる機会（Opportunity）、脅威（Threat）の4つにわけて、会社等を取り巻く環境を分析する。

5) 医療機器のメンテナンス状況は医療機関と関連する内部環境要因である。

1)～4) はいずれも外部環境要因である。

問 35　正解：3

CIO（Chief Information Officer）とは "最高情報責任者" または " IT 担当役員" のことで、日本の各府省では、主に官房長が CIO に任命されている。

医療 CIO は、医療機関の情報化戦略の立案・実行、情報技術に基づいた経営戦略の提案、部

門間や外部との調整などを主な職務としている。

3) ベンダーの提案通りではなく医療機関内・外で充分な調整を行って導入するものであり、適切でない。

1)、2)、4)、5) 何れも CIO の行動として適切である。

問 36　正解：2

「医療情報システムの安全管理に関するガイドライン第5版」にもある通り、システムは技術的な対策のみでなく運用管理による対策との併用により安全に使用できるよう準備する必要があり、施設規模や業務内容に応じて病院側で必要な様式・内容で 2) 運用管理規程を定める必要がある。

1) 外部仕様書は画面イメージや帳票のフォーマット等を設計したもの、3) システム設計書はプログラミングに必要な情報やプログラムの統合方法、動作検証方法を設計したもの、4) 操作マニュアルは各システムの操作方法を記載したもの、5) データ移行計画書は移行対象、手順、スケジュールの計画でいずれもシステムベンダーが病院側の協力を得て作成する。

問 37　正解：2

2) 必要な機器を確実に導入する名目で特定のベンダーが開発したかまたは取り扱う具体的な商品名を記載することは、公正なベンダー選定を進める上で不適切であるため、可能な限り必要な要件を具体的に記載することが必要である。

1) 一つの項目には原則一つの要件を記載することで、評価結果を明確に判定できるようにし、3) ベンダーが見積に必要な情報を、別添資料として添えることで要件に対して最適な提供価格の提示を可能とする。5) 現場と管理者で要求が相反する場合は要件の整合性を図るために調整することおよび 4) 全体のバランスがとれているかシステム担当責任者が確認することは、システム導入の目的を満たすかを確認する上で必要である。

問 38　正解：3

要求仕様書は病院からベンダーに対して求める仕様を提示するための文書であるため、ベンダーから 3) 病院へ確認する事項は含まれない。

1) 機能要求仕様は、実装すべき機能について、2) 非機能要求仕様は、機能要求以外のア

クセシビリティや拡張性、可用性等についての仕様であり、要求仕様書に含まれるものである。各仕様は、5) システム導入の前提条件および制約条件に則り、4) 仕様を作成するうえで設定したシナリオに基づいて作成される。

問 39　正解：3

レンタル契約では、3) 物件の管理は、所有権を持つレンタル会社が実施する。

4) 所有権はレンタル会社にあり、レンタル会社が所有する物品を必要な期間貸し出す仕組みである。期間指定による物件賃貸借契約であるため、レンタル契約では、1) 使用後は返却し、2) 中途解約が可能である。5) 契約期間はリースより短期であり、1日から設定可能である。

問 40　正解：3

3) 内部設計はシステム開発者のための設計であり、データ処理や管理の方法、アルゴリズム等を設計する。したがって、ベンダー側だけで行うのが一般的である。

4) 要件定義は開発に先立って要件を確定する上で病院職員の参加が必要である。1) 外部設計は画面イメージや帳票のフォーマット等のユーザインターフェースを設計し、病院職員がそれを確認する。2) 操作教育は導入されるシステムの使用方法を病院職員が習得する目的で行われる。5) リハーサルは院内組織や人員構成を元に病院側でシナリオを作成し病院職員が参加する。

問 41　正解：5

医療サービスの特性上 5) レアケースに対するシステム対応を重視することを求められる場合もあるが、全てに対応できるシステムを構築することは困難なため、運用での対応を検討することも必要である。

1) 部門の利益のみを優先せず、全体最適を目指す必要がある。システム化を契機に 2) 従来の業務フローに固執せずシステムを再構築する必要がある。解決すべき病院の課題を整理し優先順位を付ける等、3) プロジェクトの目的を見失わないようにする。部門間での情報連携や運用が変更される場合もあるため、4) お互いの業務内容をよく理解して支障なく業務を進められるよう調整する。

問 42　正解：2

2) 経営戦略は IT 資源調達より上流工程で策

定されるものである。
　作成した 3) IT 導入計画に基づいて、4) 調達案件定義により調達する対象や時期や評価方法を決め、当該調達を進める上で提案を求めるプロセスとして 1) RFP を発行し、調達プロセスに則って 5) 調達先の選定・契約を行うことはいずれも IT 資源調達フェーズの作業項目である。

問 43　正解：3、5
　3)「電子署名を用いた暗号化」とあるが電子署名は暗号化の手段ではない。
　5) タイムスタンプが検証可能であり、タイムスタンプが付与された時点で有効な電子署名があれば、その後、その電子署名が有効ではなくなっても文書の真正性は担保される。
　1) e- 文書法により記名押印に代わって電子署名を施すことで電子保存が可能となった。2) 処方箋の内容に疑義がある場合は、調剤できない。調剤が終わると薬剤師が記名押印して調剤済みの処方箋となる。これを電子化して保存するので、その内容を修正した場合、薬剤師の電子署名が必要となる。4) の記述の通りである。

問 44　正解：2
　電子保存の 3 基準とは、真正性、見読性、保存性のことである。真正性は、①故意または過失による虚偽入力、書換え、消去及び混同を防止すること。② 作成の責任の所在を明確にすること。見読性は、①情報の内容を必要に応じて肉眼で見読可能な状態に容易にできること。②情報の内容を必要に応じて直ちに書面に表示できること。保存性は、電磁的記録に記録された事項について、保存すべき期間中において復元可能な状態で保存することができる措置を講じていることである。したがって、2) は病院の情報管理上の内容であるため該当しない。1)、3) は真正性、4) は保存性、5) は見読性に該当する。

問 45　正解：2
　「医療情報システムの安全管理に関するガイドライン第 5 版」では、経済産業省の定める「医療情報を受託管理する情報処理事業者向けガイドライン」や、総務省の定める「クラウドサービス事業者が医療情報を取り扱う際の安全管理に関するガイドライン第 1 版」の要求事項を満たしていることとしている。
　2) 受託業者の専有する建造物、建造物の独立した領域において管理することが望ましいと

されているが、設置場所の秘匿については言及されていない。

問 46　正解：1
　1) 市販のソフトであっても、業務端末にインストールをした場合にウイルス感染の可能性や他の端末と異なる環境により病院情報システムに影響を及ぼす可能性があるため適切とはいえない。
　2)、5) はセキュリティ面を考えた場合に検討、実施する必要がある。3) についてもウイルス感染を発生することにつながるため通知する必要がある。4) も他の端末に被害が拡大する事を防止するために適切な対応といえる。

問 47　正解：5
　5) 不正アクセスを発見した場合、速やかに管理者に報告する必要がある。利用者が調査をしている間にも他の端末へ不正アクセスを行う時間を発生させてしまう可能性があり、被害が拡大する。
　1) は、印刷した紙には個人情報が記載されているため、取り扱いには注意を払う必要がある。2) はログアウトしない場合、他の利用者がなりすましをする、記載内容が周囲にいる人に見られてしまう可能性がある。3) も他の利用者がなりすまし行為をしてしまうため、真正性が担保されない。4) は個人情報の保護に関する法律において、目的外利用をしてはならないと定められている。

問 48　正解：2、3
　「患者紹介等に付随する医用画像についての合意事項 (2016 年 9 月改定)」において、2)、3) ともに明記されている。1)、4)、5) はそれぞれ、禁止事項として明記されている。

問 49　正解：5
　「医療情報システムの安全管理に関するガイドライン第 5 版」の ISMS プロセスに適用される PDCA モデルの概要において、PDCA の D は ISMS 基本方針、管理策、プロセス及び手順の導入及び運用としている。したがって、5) が D の運用に該当する。
　1)、4) は P に、2) は C に、3) は A に、それぞれ該当する。

問 50　正解：5
　医療事故防止等のため、医療用医薬品へのバーコード表示について、平成 24 年 6 月「「医

療用医薬品へのバーコード表示の実施要項」の一部改正について」により、平成27年7月1日（特段の事情がある場合は平成28年7月）以降は、すべての医療用医薬品の調剤包装単位と販売包装単位について、5) GS1データバーを利用することになった。

1) NW-7、2) CODE39、4) ITFシンボルは検体検査の自動化で利用（国際標準では、CODE128推奨）、3) QRコードは一般的に広く利用されているが、医療機関においては処方せん情報、患者リストバンドなどに利用されている。

問 51　正解：1、2

製造販売業者から出荷される医療用医薬品には、調剤包装単位、販売包装単位、元梱包装単位でバーコード表示が義務づけられている。調剤および販売包装単位では「商品コード」、「有効期限」、「製造番号または製造記号」の3つの項目、元梱包装単位では「数量」も加えた4つの項目を読み取れるようにする。

1) 薬価、2) 商品名はバーコードに含まれない項目である。

なお4) ロット番号は「製造番号または製造記号」にあたる。

問 52　正解：3、5

3) Kコードは診療報酬点数表の手術の領域に割り当てられたコードであり診療報酬請求に用いられる。5) ICD9-CMは国際疾病分類第9版をもとに米国で医療行為の分類として作成され、手術や処置の識別コードを含む。

1) ICD10は国際疾病分類第10版で死亡統計や標準病名マスターに利用される傷病名コード、2) JLAC10は日本臨床検査医学会による臨床検査項目分類コード、4) HOTコードは医薬品HOTコードマスターの13桁の管理番号で、4種類の医薬品コードを相互に関連付けている。

問 53　正解：5

5) 各装置の適合性宣言書に記載されている範囲で接続性が担保される。

DICOM規格には、1) 放射線治療の内容も含まれており、放射線治療計画の情報もDICOM形式で保存できる。ただし、対応するビューワーは限られている。2) DICOM-SRという構造化レポートの形式が規定されている。3) DICOM規格は通信の規格であり、そのなかには可搬媒体による情報交換も含まれる。4) 検

査実施結果情報はMPPS (Modality Performed Procedure Step) で規定され、検査終了時にモダリティからRISに送信される。

問 54　正解：4

JJ1017指針は、DICOM規格における「予約情報」および「検査実施情報」の利用指針として策定されている。手技、部位、姿勢体位、撮影方向等がコード化されている。また超音波画像に関してもコード化されている。また、照射方法、管電圧（ピーク値または平均値）、管電流について定めがある。

4) 撮影の分野では、管電圧、管電流、撮影時間・照射時間の定めはあるが、照射線量そのものは規定されていない。治療の分野では、HL7に代表される一般的な情報連携仕様における実装でも十分目的を果たすことから、JJ1017化する必要はないとされている。

1)～3)、5) については、上述のようにコード化されている。

問 55　正解：3

3) CDISC (Clinical Data Interchange Standards Consortium) は、医薬品開発に関する臨床試験データを規制当局へ申請するのに用いるデータフォーマットの標準、症例報告書等のデータ収集や治験実施計画書を記述するための標準、臨床研究分野の用語・略語集や統制語などさまざまなCDISC標準を開発している。

1) HOTは医薬品コード、2) MFERは医用波形の電子データ記述、4) SS-MIXは電子カルテ情報の標準化ストレージ、5) HL7 CDAは診療文書交換のための規格である。

問 56　正解：3

3) XDS (Cross Enterprise Document Sharing) は施設間で医療ドキュメントを相互に参照するIHEの仕組みであり正解である。

1) PDQ (Patient Demographic Query) は名寄せのため各サーバから患者情報を取得するIHEの仕組み、2) PIX (Patient Identifier Exchange) は名寄せ結果情報の共有のIHEの仕組みで、各サーバに対する患者IDのリスト等をサーバから取得できる。4) XML (eXtensible Markup Language) は文章の見た目や構造を記述するためのマークアップ言語の一種で、IHEでも使われるが、IHEの仕組みではない。5) ATNA (Audit Trail and Node Authentication) は監査証跡とノード認証のためのIHEの仕組みである。

問 57 正解：3

3) PCD (Patient Care Device) は患者ケアデバイス、ベッドサイド機器に関するドメインであり誤っている。

1) PCC (Patient Care Coordination) は患者ケア連携に関するドメイン、2) RAD (Radiology) は放射線部門に関するドメイン、4) LAB (Laboratory) は臨床検査部門に関するドメイン、5) IT (IT infrastructure) は臨床分野のワークフローの実現の基盤となるドメインで、いずれも正しい。

問 58 正解：4

SS-MIX2標準化ストレージは、標準規格に準拠して生成された診療データを取扱う。HL7 v2.5で記述された診療データ、HL7 CDA-R2で記述された診療文書、IHE PDI に準拠したCD 内のファイル群を保存する。標準規格が定まっていない診療データは、XML や PDF、オフィスソフトの文書ファイルなど、汎用の形式で非標準化データのまま SS-MIX2拡張ストレージに保存する。

4) 退院時要約のフォーマットは標準化されておらず（2018年8月現在）、拡張ストレージへ保存する診療データである。

1)～3)、5) は、オーダエントリシステムから HL7 v2.5にてエクスポートされ、SS-MIX2標準化ストレージに保存される診療データである。

問 59 正解：5

データクレンジングとは、データの中から欠損、重複、誤り、ノイズ、データ表現の揺れなどを探し出し、補完、削除、修正、ノイズ除去、データ表現の標準化などを適用することで、データの品質を高めることを言う。

5) 病院情報システムに保存されるデータ構造がどのようなものであっても、各施設の病院情報システムから臨床検査データをエクスポートした後で、1)～4) のクレンジング操作を実施できる。よって、5) はデータクレンジングにおいて考慮すべき事項でない。

問 60 正解：5

5) の臨床研究審査委員会は、臨床研究法（2018年4月施行）に該当する研究を実施する場合の適否について調査審議することを目的とした組織のことであり、誤りである。

次世代医療基盤法（2018年5月施行）は、診療録や検査データなど患者の医療情報を複数の医療機関から収集し、医療機関に代わって匿名加工情報を作成する事業を可能とするもので、その目的として2) は正しい。

この事業は1) により認定された事業者が担う。医療情報は要配慮個人情報であるが、匿名加工医療情報作成事業者への第三者提供はオプトアウトが認められる。匿名加工医療情報は、患者本人の同意なく利用・提供が可能であることから、3)、4) が促進され、その成果を健康長寿社会のために資することが立法の趣旨である。

医療情報技師能力検定試験 過去問題・解説集 2024

2024 年 4 月 5 日　発行

編集者　一般社団法人日本医療情報学会
　　　　医療情報技師育成部会
発行者　小立健太
発行所　株式会社 南 江 堂
〒113-8410 東京都文京区本郷三丁目 42 番 6 号
☎(出版)03-3811-7198　(営業)03-3811-7239
ホームページ https://www.nankodo.co.jp/
印刷・製本 真興社

Healthcare Information Technologist Examination Questions and Answers 2024

© Japan Association for Medical Informatics Healthcare Information Technologist Fostering
　Taskforce, 2024

定価は表紙に表示してあります.
落丁・乱丁の場合はお取り替えいたします.
ご意見・お問い合わせはホームページまでお寄せください.

Printed and Bound in Japan
ISBN978-4-524-21079-4